国家出版基金项目
NATIONAL PUBLICATION FOUNDATION

U0103939

中医历代名家学术研究丛书

主编 潘桂娟

Academic Research Series of Famous
Doctors of Traditional Chinese
Medicine through the Ages

"十三五"国家重点图书出版规划项目

张卓文 陈建杉 编著

张聿青

全国百佳图书出版单位
中国中医药出版社
·北京·

图书在版编目（CIP）数据

中医历代名家学术研究丛书．张聿青／潘桂娟主编；
张卓文，陈建杉编著．—北京：中国中医药出版社，
2022.8

ISBN 978-7-5132-7654-2

Ⅰ．①中…　Ⅱ．①潘…②张…③陈…　Ⅲ．①中医
临床—经验—中国—清后期　Ⅳ．① R249.1

中国版本图书馆 CIP 数据核字（2022）第 100747 号

中国中医药出版社出版

北京经济技术开发区科创十三街 31 号院二区 8 号楼
邮政编码　100176
传真　010-64405721
河北品睿印刷有限公司印刷
各地新华书店经销

开本 880×1230　1/32　印张 12.25　字数 313 千字
2022 年 8 月第 1 版　2022 年 8 月第 1 次印刷
书号　ISBN 978-7-5132-7654-2

定价　89.00 元
网址　www.cptcm.com

服务热线　010-64405510
购书热线　010-89535836
维权打假　010-64405753

微信服务号　zgzyycbs
微商城网址　https://kdt.im/LIdUGr
官方微博　http://e.weibo.com/cptcm
天猫旗舰店网址　https://zgzyycbs.tmall.com

如有印装质量问题请与本社出版部联系（010-64405510）

2005 年国家重点基础研究发展计划（973 计划）课题"中医学理论体系框架结构与内涵研究"（编号：2005CB532503）

2009 年科技部基础性工作专项重点项目"中医药古籍与方志的文献整理"（编号：2009FY120300）子课题"古代医家学术思想与诊疗经验研究"

2013 年国家重点基础研究发展计划（973 计划）项目"中医理论体系框架结构研究"（编号：2013CB532000）

国家中医药管理局重点研究室"中医理论体系结构与内涵研究室"建设规划

"十三五"国家重点图书、音像、电子出版物出版规划（医药卫生）

2021 年度国家出版基金资助项目

项目来源及国家重点图书出版计划

前言

　　中医理论肇始于《黄帝内经》《难经》，本草学探源于《神农本草经》，辨证论治及方剂学发轫于《伤寒杂病论》。在此基础上，历代医家结合自身的思考与实践，提出独具特色的真知灼见，不断革故鼎新，充实完善，使得中医药学具有系统的知识体系结构、丰富的原创理论内涵、显著的临床诊治疗效、深邃的中国哲学背景和特有的话语表达方式。历代医家本身就是"活"的学术载体，他们刻意研精，探微索隐，华叶递荣，日新其用。因此，中医药学发展的历史进程，始终呈现出一派继承不泥古、发扬不离宗的繁荣景象。

　　中国中医科学院中医基础理论研究所，自 2008 年起相继依托 2005 年国家重点基础研究发展计划（973 计划）课题"中医学理论体系框架结构与内涵研究"、2009 年科技部基础性工作专项重点项目"中医药古籍与方志的文献整理"子课题"古代医家学术思想与诊疗经验研究"、2013 年国家重点基础研究发展计划（973 计划）项目"中医理论体系框架结构研究"，以及国家中医药管理局重点研究室（中医理论体系结构与内涵研究室）建设规划，联合北京中医药大学等 16 所高等院校及科研和医疗机构的专家、学者，选取历代具有代表性或学术特色突出的医家，系统地阐释与解析其学术思想和诊疗经验，旨在发掘与传承、丰富与完善中医理论，为提升中医师临床实践能力和水平提供参考和借鉴。本套丛书即是由此系列研究阶段性成果总结而成。

　　综观历史，凡能称之为"大医"者，大都博览群书，学问淹博赅洽，集百家之言，成一家之长。因此，我们以每位医家的内容独立成书，尽可能尊重原著，进行总结、提炼和阐发。本丛书的另一个特点是，将医家特色学术观点与临床实践相印证，尽可能选择一些典型医案，用以说明理论的实践价值，便于临床施用。本丛书列选"'十三五'国家重点图书、音像、电子出版物出版规划""医药卫生"类项目，收载民国及以前共 102 名医家。第一批 61 个分册，已于 2017 年出版。第二批 41 个分册，申报 2021 年国家出版基金项目已获批准，出版在即。

丛书各分册作者，有中医基础和临床学科的资深专家、国家及行业重点学科带头人，也有中青年骨干教师、科研人员和临床医师中的学术骨干，来自全国高等中医药院校、科研机构和临床单位。从学科分布来看，涉及中医基础理论、中医各家学说、中医医史文献、中医经典及中医临床基础、中医临床各学科。全体作者以对中医药事业的拳拳之心，共同努力和无私奉献，历经数年完成了这份艰巨的工作，以实际行动切实履行了"继承好、发展好、利用好"中医药的重大使命。

在完成上述科研项目及丛书撰写、统稿与审订的过程中，研究团队暨编委会和审订委员会全体成员精益求精之心始终如一。在上述科研项目负责人、丛书总主编、中国中医科学院中医基础理论研究所潘桂娟研究员主持下，由常务副主编陈曦副研究员、张宇鹏副研究员及各分题负责人——翟双庆教授、钱会南教授、刘桂荣教授、郑洪新教授、邢玉瑞教授、马淑然教授、文颖娟教授、陆翔教授、杨卫彬研究员、崔为教授、江泳教授、柳亚平副教授、王静波副教授等，以及医史文献专家张效霞教授，分别承担或参与了团队的组织和协调，课题任务书和丛书编写体例的起草、修订和具体组织实施，各单位课题研究任务的落实和分册文稿编写、审订等工作。编委会多次组织工作会议和继续教育项目培训，推进编撰工作进度，确保书稿撰写规范，并组织有关专家对初稿进行审订；最终，由总主编与常务副主编对丛书各分册进行复审、修订和统稿，并与全体作者充分交流，对各分册内容加以补充完善，而始得告成。

2016 年 2 月，国家中医药管理局颁布《关于加强中医理论传承创新的若干意见》，指出要"加强对传承脉络清晰、理论特色鲜明的古代医家的学术思想研究"。2016 年 2 月，国务院颁布《中医药发展战略规划纲要（2016—2030 年）》，强调"全面系统继承历代各家学术理论、流派及学说"。上述项目研究及丛书的编写，是研究团队对国家层面"遵循中医药发展规律，传承精华，守正创新"号召的积极响应，体现了当代中医人敢于担当的勇气和矢志不渝的追求！通过此项全国协作的系统工程，凝聚了中医医史、文献、理论、临床研究的专门人才，培育了一支专业化的学术队伍。

在此衷心感谢中国中医科学院及其所属中医基础理论研究所、中医药信息研究所、研究生院，以及北京中医药大学、陕西中医药大学、山东中医药大学、云南中医药大学、安徽中医药大学、辽宁中医药大学、浙江中医药大学、成都中医药大学、湖南中医药大学、长春中医药大学、黑龙江中医药大学、南京中医药大学、河北中医学院、贵州中医药大学、中日友好医院 16 家科研、教学和医疗单位对此项工作的大力支持！衷心感谢中国中医科学院余瀛鳌研究员、姚乃礼主任医师、曹洪欣教授与北京中医药大学严季澜教授在项目实施和本丛书出版过程中给予的悉心指导与支持！衷心感谢中国中医药出版社有关领导及华中健编辑、芮立新编辑、伊丽萦编辑、鄢洁编辑及丛书编校人员的辛勤付出！

在本丛书即将付梓之际，全体作者感慨万千！希望广大读者透过本丛书，能够概要纵览中医药学术发展之历史脉络，撷取中医理论之精华，承绪千载临床之经验，为中医药学术的振兴和人类卫生保健事业做出应有的贡献！

由于种种原因，书中难免有疏漏之处，敬请读者不吝批评指正，以促进本丛书的不断修订和完善，共同推进中医历代名家学术的继承与发扬！

《中医历代名家学术研究丛书》编委会

2021 年 3 月

凡
例

一、本套丛书选取的医家，为历代具有代表性或特色思想与临床经验者，包括汉代至晋唐医家6名，宋金元医家19名，明代医家24名，清代医家46名，民国医家7名，总计102名。每位医家独立成册，旨在对医家学术思想与诊疗经验等内容进行较为详尽的总结阐发，并进行精要论述。

二、丛书的编写，本着历史、文献、理论研究有机结合的原则，全面解读、系统梳理和深入研究医家原著，适当参考古今有关该医家的各类文献资料，对医家学术思想和诊疗经验加以发掘、梳理、提炼、升华、概括，将其中具有理论意义、实践价值的独特内容阐发出来。

三、丛书在总体框架上，要求结构合理、层次清晰；在内容阐述上，要求概念正确，表述规范，持论公允，论证充分，观点明确，言之有据；在分册体量上，鉴于每个医家的具体情况不同，总体要求控制在10万～20万字。

四、丛书的每一分册的正文结构，分为"生平概述""著作简介""学术思想""临证经验"与"后世影响"五个独立的内容范畴。各分册将拟论述的内容按照逻辑与次序，分门别类地纳入以上五个内容范畴之中。

五、"生平概述"部分，主要包括医家姓名字号、生卒年代、籍贯等基本信息，时代背景、从医经历以及相关问题的考辨等。

六、"著作简介"部分，逐一介绍医家的著作名称（包括现存、已经亡佚又经后人辑复的著作）、卷数、成书年代、主要内容、学术价值等。

七、"学术思想"部分，分为"学术渊源"与"学术特色"两部分进行论述。前者重在阐述医家之家传、师承、私淑（中医经典或前代医家思想对其影响）关系，重点发掘医家学术思想的历史传承与学术渊源；后者主要从独特学术见解、学术成就、学术特点等方面，总结医家的主要学术思想特色。

八、"临证经验"部分，重点考察和论述医家学术著作中的医案、医论、医话，并有选择地收集历代杂文笔记、地方志等材料，从中提炼整理医家临床诊疗的思路与特色，发掘、总结其独到的诊治方法。此外，还根据医家不同情况，以适当方式选录部分反映医家学术思想与临证特色的医案。

九、"后世影响"部分，主要包括"学术影响与历代评价""学派传承（学术传承）""后世发挥"和"国外流传"等内容。其中，对医家的总体评价，重视和体现学术界共识和主流观点，在此基础上，有理有据地阐明新见解。

十、附以"参考文献"，标示引用著作名称及版本。同时，分册编写过程中涉及的期刊与学位论文，以及未经引用但能体现一定研究水准的期刊与学位论文也一并列出，以充分体现对该医家研究的整体状况。

十一、附以丛书全部医家名录，依照时间先后排列，以便查验。

十二、丛书正文标点符号使用，依据中华人民共和国国家标准《标点符号用法》（GB/T 15834—2011）。医家原书中出现的俗字、异体字等一律改为简化正体字，个别不能对应简化字的繁体字酌予保留。

《中医历代名家学术研究丛书》编委会

2021年3月

内容提要

　　张聿青，名乃修，晚年号且休馆主，聿青乃其字；生于清道光二十四年（1844），卒于清光绪三十一年（1905）；江苏常州人，清末著名医家。张聿青少承家学，精研《内经》，更私淑于张仲景、刘完素、李东垣、朱丹溪、薛生白等诸家；一生博阅经史，行医于无锡、沪上，医声翕然；平生论述甚多，惜大多散佚，仅存有医论治案若干卷待刊，由其门人吴玉纯整理编次为《张聿青医案》。张聿青精通古今医学典籍，其杂糅诸家之说，形成了独具特色的学术思想。其医术高明，临证擅长内、外、妇、儿诸科，治愈了许多疑难疴疾。本书内容包括张聿青的生平概述、著作简介、学术思想、临证经验及后世影响等。

张聿青，名乃修，晚年号且休馆主，聿青乃其字；生于清道光二十四年（1844），卒于清光绪三十一年（1905）。江苏常州人，清末著名医家。张聿青少承家学，精研《内经》，更私淑于张仲景、刘完素、李东垣、朱丹溪、薛生白等诸家；一生博阅经史，行医于无锡、沪上，医声斐然；平生论述甚多，惜大多散佚，仅存有医论治案若干卷待刊，由其门人吴玉纯整理编次为《张聿青医案》。张聿青精通古今医学典籍，其杂糅诸家之说，形成了独具特色的学术思想。其医术高明，临证擅长内、外、妇、儿诸科，治愈了许多疑难痼疾。

现代学者对张聿青的学术思想多有探讨与研究。笔者以"张聿青"为关键词，在中国知网（CNKI）上，检索了自1959年至2020年相关学术论文40篇；以"张乃修"为关键词，在中国知网（CNKI）上，检索了自1959年至2020年相关学术论文4篇；以"张聿青医案"为关键词，在中国知网（CNKI）上，检索了自1959年至2020年相关学术论文15篇。除去重复论文，共计47篇论文。其中，中国期刊全文数据库论文45篇，学位论文2篇，中国重要会议论文全文数据库相关论文2篇。在超星数字图书馆，以"张聿青"为关键词检索，有关张聿青著作的书籍1部，但未见与本书内容类同的研究专著。现代以来，有关《张聿青医案》的整理研究著作有：李家庚总主编、范恒主编的《张聿青经典医案赏析》；秦伯未整理撰写的《清代名医医案精华：张聿青医案精华》；徐衡之、姚若琴编纂的《清代名医医案大全（四）：张聿青医案》等。上述现代研究文献的内容，主要涉及以下几个方面：其一，张聿青临证经验探析；其二，张聿青著作的主要内容、学术特色、用药规律探析；其三，张聿青医案研究；其四，张聿青膏方研究等。

笔者以《张聿青医案》为蓝本，管窥其学术思想。根据张聿青的生活时代，本书首先阐述了张聿青的生平、时代背景、从医经历等。其次，对张聿青现存于世的著作即《如梦录》《张聿青医案》进行简要介绍。在此基础上，从学术渊源、学术特色方面，深入探讨张聿青的学术思想。本书还在"临证经验"部分，选取疗效较好、病案分析巧妙的张聿青医案加以批注，旨在为读者提供参考。张聿青生活在清朝末年社会动荡不安的年代，一生忙于接诊，所留著作甚少。张聿青临床诊病，集诸家之长，融会贯通，论病处方变化多端，治病必探其本，临证疗效极佳，声名远播。张聿青善于治疗内科病症，尤工温病，其学术思想和临床诊疗经验，对民国以后迄今的医家、学者影响巨大。探究张聿青学术思想和临证特点，还可管窥清末江南医家的学术风范，对提高中医临床技能具有重要意义。

本次整理研究依据的张聿青著作版本：1963 年，上海科学技术出版社出版的《张聿青医案》20 卷；2006 年，人民卫生出版社出版的《张聿青医案》；2014 年，国华校注，中国医药科技出版社出版的《张聿青医案》。

感谢浙江中医药大学连建伟教授长期以来的谆谆教诲！感谢中国中医科学院中医基础理论研究所潘桂娟老师、陈曦老师对本书编写的支持与指导！在浙江中医药大学图书馆赵兴官老师、狄碧云老师、陈洁老师，台州职业技术学院魏春老师，浙江中医药大学第一临床医学院 2019 级中医内科研究生施侠威的帮助下，有幸查阅到浙江中医药大学图书馆馆藏民国石印本《张聿青医案》、台州学院图书馆馆藏《如梦录》等相关文献资料。成都中医药大学临床医学院中医学本科学生周婧、黄军、严露三位同学协助查找资料、校对医案文字，在此一并致谢！

同时，感谢参考文献的作者及支持本项研究的各位同仁！

浙江中医药大学　张卓文

成都中医药大学　陈建杉

2020 年 7 月

目　录

张聿青

生平概述

张乃修，字聿青，又作聿清、莲葆，晚年号且休馆主，以医行于世，晚清著名医家。祖籍江苏常州奔牛镇，其父张甫崖在张聿青将生之前，因谋得无锡南塘候补千总职，故迁居无锡。张聿青出生于清宣宗道光甲辰二十四年（1844）6月26日黎明寅末卯初，卒于清光绪乙巳三十一年（1905），享年61岁。张聿青出身于医学世家，自幼学文，并随其父学医。张聿青秉承家学，精研《黄帝内经》（以下简称《内经》），更私淑于张仲景、刘完素、李东垣、朱丹溪、薛生白等诸家；一生博阅经史，行医于无锡、沪上，医声翕然；平生论述甚多，惜大多散佚，仅存有医论治案若干卷待刊，由其门人吴玉纯整理编次为《张聿青医案》。张聿青精通古今医学典籍，其杂糅诸家之说，形成了独具特色的学术思想。其医术高明，临证擅长内、外、妇、儿诸科，治愈了许多疑难苛疾。

一、时代背景

（一）清朝末年政治环境

1. 清朝末年的自然灾害

清朝中期，由于社会的稳定，人口激增，加剧了人地矛盾，并致过度垦荒，自然环境因之破坏，这就成为清朝末年河流泛滥的隐患。清朝末年，清政府经济落后，水利失修，抵御自然灾害的能力极差。光绪初年（1875），陕西、河南发生灾荒，光绪十四年（1888），江苏、安徽、山东等省发生灾荒。光绪二十五年（1899），黄河决口，河北、河南、山东等省大片土地、村庄被洪水淹没。自然灾害以后，首先导致各种瘟疫的流行，使得百姓的处境雪上加霜。光绪十五年（1889）秋，由于连续阴雨，寒温异常以致湿郁热蒸，酿成痧喉之疫，扬州疫情最为严重，死者接踵，令人触目惊心。

瘟疫的流行，却是中医有识之士激发"天良"之时。在中华大地上，面对瘟疫的挑战，各地医家们对疫病的病因病机和治疗用药展开了深入的研究，从而促进了清朝末年医学的进步，更诞生了一批清末名医，救民之疾苦。一代名医张聿青即诞生在这种特殊的政治、自然环境之下。

2. 清朝末年的农民战争

清朝末年，封建统治和地主阶级，对农民的压迫和剥削空前加重。鸦片战争后，清政府为支付大量赔款，加重了对底层劳动人民的剥削。清王朝巧取豪夺，与外国资本主义的侵略交互为恶，使社会矛盾日益激化。阶级矛盾、民族矛盾相互交织，全国各地反对清王朝统治的斗争日益高涨，各地不断发生农民起义。

据不完全统计，鸦片战争之后的十余年间，全国各族人民的反清起义不下百余次，几乎遍及全国各地。1851 年，震惊全国的太平天国运动爆发。以洪秀全、杨秀清等人为首的太平军，自 1851 年 1 月 11 日在广西金田起义，仅两年多时间就发展数十万人，纵横广西、湖南、湖北、江西、安徽、江苏等六省之地，震惊中外。1853 年 8 月 19 日，太平军一举攻克南京，并定南京为国都，改称天京。太平天国运动，是中国历史上规模最宏伟、时间最持久的农民革命运动。它坚持斗争达 14 年之久，势力遍及 18 个省，占领了 600 多个城市，沉重地打击了清王朝的统治。在太平天国运动的影响下，各地民众纷纷举起义旗予以响应。然而，兵乱与自然灾害，带来的是人民流离失所、生活动荡和疾病流行。张聿青幼年生活在太平天国统治辖区内，目睹战争造成的疾苦，激发了学医的热情。

（二）江苏地区医学背景

江苏地区，自古以来在经济、文化等方面有着悠久的历史，是中华民族和中国文化诞生的摇篮之一。江苏省区域内，历来名医辈出。从春秋战国起，有文献记载或有史料可考的中医人物中，就有四千余名出自江苏。这些医家为中医学术的传承和发展，在多方面做出了重要的贡献。

1. 江苏历代名医辈出

江苏历代名医辈出。早在殷商时期，虞山（即今江苏常熟）的巫咸，就以巫祝之方法救民疾苦。晋代的葛洪，是丹阳郡句容（今江苏句容县）人，在《肘后救卒方》中，首次描述了天花在中国的流行情况。葛洪还创用狂犬脑外敷犬咬伤口，以防治狂犬病发作。还记载以竹片夹裹治疗骨折、食管异物取出术等。在其《抱朴子》一书中，记载葛氏炼丹术和几十种丹药，葛洪因之被后世尊为化学制药的鼻祖。北宋的许叔微，真州白沙（今江苏仪征）人，对《伤寒论》颇有研究，重视表里寒热虚实辨证，善治杂病，受后世众多医家的重视。明代薛己，吴郡（今江苏苏州）人，擅长内、外、妇、儿诸科，治病以治本为第一要义，以善用温补著称于世。明代缪希雍，江苏常熟人，擅长医术，精于本草，其善用轻清灵活、甘寒柔润之剂，开医学新风，尤其对清代的江南医学起着举足轻重的作用。吴有性，姑苏洞庭（今江苏苏州）人，在其所著《温疫论》中，首载温疫起因于"杂气"，认为"杂气"乃"从口鼻而入"，有很强的传染性；其对温疫病各个阶段的证候辨证和治疗，总结出了重要的经验，揭开了中医传染病学的新一页。清代叶天士，江苏吴县（今江苏苏州）人，创立卫气营血辨证大法，开创了温病学说的新纪元。清代吴鞠通，江苏淮阴（今江苏省淮安市淮安区）人，创立了温病三焦辨证体系，完善了温热病的清热养阴大法，促进了温病学的发展。清末名医丁泽周，武进孟河人，为孟河四家之一，近代著名的医学家、教育家，其发起成立"上海中医学会"和"江苏省中医联合会",使中医教育与学术并举。丁氏以中医学术会友,享名海上后,常与当时的名医张聿青、余景和、唐宗海等诸公交往,切磋学术。其他,尚有伤寒大家尤在泾、陆懋修等,均为清代江苏名医,在江苏地域上行医救世,在特定的时代里对中医学术发展产生了深远的影响。

2. 江苏著名医学流派

江苏中医的发展历史悠久,医学流派纷呈,对中医学术发展做出了巨大贡献。江苏医学流派中,最为有名的吴中医派享有"甲天下"之名,孟河医派有"冠吴中"之誉。其他,还有金陵医派、澄江针灸学派、外科学派等学术流派,各从不同角度形成医学的地方特色,解决医学的难题,发挥着救死扶伤的作用,也使得中医学理论与临床诊疗方法能够代代相传。吴门医派历史悠久,名家云集,对中医众多方面的学术发展起到了较大的推动作用。

吴中地处长江下游,指以苏州市为中心的苏州地区。吴中医派以"儒医多、御医多,医学世家多,著述多、温病学说发源地"等特点,著称于中医流派之林。孟河医派,起源于明末清初。孟河为武进县西北部的江南小镇,其地理位置优越,药材资源丰富,文化底蕴深厚,自19世纪中叶,孟河医家崛起,直到民国初期,延绵了一个多世纪。孟河医派,为江苏最主要的医学流派之一。其中最具代表性的,是费、马、巢、丁四大家。清朝末年,太平天国运动兴起,作为江防要塞的孟河镇遭受战乱,为躲避战乱之苦,孟河医家开始东行至无锡、常熟、苏州等地,在一定程度上促进了当地的医学发展。孟河医派世医相传久长,各家名医辈出,相互取长补短,为后人留下了宝贵的医学经验,也产生了极大的影响。孟河医派,也是清末之后中国中医药事业新发展的核心群体。

江苏地区有很多颇具地方特色的医学流派,对中医学术发展影响极大;流派的形成也是医学发达的体现之一,不仅孕育了大量的著名中医大家,同时也对中医学术的发展、交流和传承起到了巨大的促进作用。

3. 清政府的医政制度

清代对从医者都有着严格的要求。在江苏,对地方行医均实行统一考试制度。两江总督特令在省垣行医者一律考试,及格者给予文凭,准其行医;其下等或最下等的不给文凭,不准行医。清政府比较完善的医学考试制度,为中医人才的培养打下了良好的政治基础。清代,江苏医林人才众多,名医大家辈出,医学著作宏富,使得江苏中医的发展进入了一个鼎盛的时期。晚清时期,江苏南部因受太平天国运动的影响,持续多年的激烈战斗,使得江苏省损失惨重。据史料记载,太平军占领江苏等地后,曾积极地推行某些对医学发展有利的措施。据《如梦录》记载,张聿青曾于1863 年 2 月,随同其父进守将府为当时的守城主将诊病。

清代 295 年的历史之中,江苏约有医家 693 位,存世著作多达 388 部。清代的江苏,中医学术发展呈现繁荣景象,俨然成为中医学术发展的中心。

二、生平纪略

张聿青,清末江苏无锡人,祖籍江苏常州奔牛镇。其父张甫崖,素工医,彬彬儒雅;清中叶时,以戎迁居无锡城南市桥上塘街,设诊所于北乡寺头镇。

张聿青在家中排行第十,有兄四,即大兄润斋、三兄仲甫、五兄星斋、九兄晓帆,有二姐,即六姐与七姐,其余兄姐均早丧。三兄仲甫亦通医术,以医为业。

张聿青出生时,家境十分贫困,其母"思儿已成群,不能存活","拟坐压致毙",因见"儿目灼灼视母,母大哭,欲坐还止"。时至幼年,因其父仕途潦倒,"家无储粮",10 岁方得从师读书。以后又历经战乱流离颠沛及体弱多病之苦，张聿青从 17 岁在逃难之中开始习医，19 岁起随父门诊，二年后其父病逝，自此即自行谋生。22 岁（1866），悬壶无锡大市桥"信性堂"，晨夕苦读，废寝忘食。25 岁时聘杨树园长女，27 岁方完姻，44 岁时又娶姜永氏。其妻姜共生有五子三女，其中二子一女幼年夭亡。47 岁时合家借道江阴，乘轮船迁至上海。其后医名远播，生活也渐富足。（《如梦录》）

张聿青幼禀异常，勤奋苦读，少年博览经史，通晓大义。据《如梦录》记载"十三岁附入王莘锄先生塾中"，至"十四岁读易"；并"随星兄入冯氏教读馆，日读左传二十四行，会邑中文社，星兄与考，遂讲《左传》四首，以备四日读，至暮散馆，余则四首背诵一字不遗，由此每日讲四首以为常事"，且"特早毕功课"。张聿青童年时代，值逢太平军兵入无锡，与兄五人侥幸存活，刻骨铭心的童年经历，更加激励了他勤奋苦读。

张聿青学医之暇，兼攻举业。同治十二年（1873），赴江阴赶考（参加府院科举乡试），因"号舍低湿，得末疾"（《张聿青医案·张聿青先生传》），遂放弃科举，弃儒而专心习医。父诊病，必侍侧，留心察脉定方。张聿青锐志攻医，故题其书斋名为"师竹"。其闭门读书，据载"年余不窥园庭"（《张聿青医案·张聿青先生传》）。其学以张仲景之论为宗，而另取刘完素、李东垣、朱丹溪、薛生白诸家之书，认真研读，融为一体。其治病必探其本，处方变化万端，而不株守一家之言。

张聿青居住无锡三十余年，治病辄效，声闻遐迩。张聿青心怀悲悯，对贫穷患者不收任何报酬。故数百里间，造访求医者众。张聿青晚年厌嚣，更号"且休馆主"，侨居上海。求诊者仍然接踵而至。光绪年间，御招名医，诸士推荐之，以年老而辞之。光绪乙巳十月，卒于沪寓。

张聿青

著作简介

　　张聿青，一生忙于接诊，著述不多。1897年撰《张聿青医案》20卷，1918年刊行。后由其门人收录了各处散落的张聿青先生医案，并整理之，于1918年刊行，即现在通行的《张聿青医案》（一名《且休馆医案》）。张聿青还有一本书《如梦录》，记载了作者一生的经历。其中，涉及清咸丰十年（1860）太平军攻克无锡地区前后，当地的社会经济状况和清朝官绅的动向，以及太平天国的军队纪律、地方政权等情况。虽有一定参考价值，惜仅存抄本，现几乎无处觅得。

　　现就其存世的两本著作内容，简要介绍如下：

一、《张聿青医案》

（一）成书背景

　　《张聿青医案》，共计20卷，又名《治案医论》《且休馆医案》，张聿青撰，由其"门下士江阴吴文涵玉纯编辑，门下士江阴邵清儒正蒙附注，后学江阴郭汇泰级钦增校，姪孙无锡张克成绍曾参订"等共同整理而成。《无锡张聿青先生医案》"例言"中有云："先师向有编订付刊之志，而未竟厥功。原稿为哲嗣借出，去岁哲嗣云亡。追寻不得，姑将旧抄若干篇，附于本案之后。片鳞半爪，不忍抛弃，汇而集之，不惜诒讥于大雅也。"

　　张聿青之门人邵正蒙，因不忍先生医术医德湮没不传，于是"致书同门，征集方案，搜罗特广"，同时，邀请一直致力于搜集张聿青医案的江阴郭汇泰医生一同辑录。郭汇泰曾回忆说："幼侍先君读，先君尝与人谈医，亟称聿青先生审病之精、处方之当。"父殁后，"遗命从子安家叔学医，居常欲搜求张氏医案不得"。后因邵正蒙不慎染疾（1906）辞世，郭汇泰"尘事牵迫，未有宁晷"，张聿青医案一直未能梓行。1916年，郭汇泰又邀请张聿青门人吴文涵共谋出版之事。其后历经十余载，"由吴先生详加编次，泰任誊正之责，恐藏稿尚非全豹，邮函四达，借阅增补，冀其完璧。应之者有包君镜澄、张君绍曾。泰与吴先生邮筒往还越两载，始告厥成"。《张聿青医案》20卷，于1918年正式出版，即江阴吴氏铅印本。

（二）主要内容

《张聿青医案》前附有海虞俞钟銮次辂氏撰写的《张聿青医案·序》，门下士常熟萧蜕、江阴吴文涵分别撰写的《张聿青传》。此书收录张聿青临床诊治医案1100条例，按照外感、内伤、杂病的顺序编排。《无锡张聿青先生医案·例言》："是编次序，先外感，次内伤，次杂病。古则取法金匮，近则以准绳、医通诸家准。"本书共有20卷，1～3卷为中风、温热、伏暑等外感病案；4～6卷为内伤虚损、肺痈、血证等病案；7～14卷为气郁、吐泻、肝风等内科病案；15卷为耳鼻喉及眼疾病案；16卷为肩臂背痛病案；17卷为调经、崩漏等妇科病案；18卷为张聿青的医学论著；19、20卷为丸膏方药的临床应用。

《无锡张聿青先生医案·例言》："每病以主病为纲，而相类者附之，如类中附于中风门是。六经病总名伤寒，而东南之区，真伤寒少，温病为多。《内经》云：热病者，皆伤寒之类也。南阳于中风、伤寒后，即继以温病、风温两条。《难经》则云：伤寒有五。窃谓伤寒与温病，南北对峙。伤寒可以该温病，温病可以该伤寒。在冬为冬温，在春为风温，在夏为温热，长夏为湿温，交三伏后则为伏暑。在秋为秋燥，俗亦谓秋温。此就时令言之也。南阳则温病之重者为风温。今日亦或谓之伏温。故以风温为温病之提纲。而冬温温热秋燥皆附之。惟湿温与伏暑，截然不同。另立专门。鄙陋之见，向所得诸师承。加以数年之涉猎，略述编次之意如左（上）。"

《张聿青医案》，是张聿青一生临床经验的总结。其中所载病案，脉证精详，机理析微，所选各案理法方药悉备；案中有初诊情况，有病情演变，有随证施治大法，也有善后调养，整个病案因证析理，依理立法，据法用药，反映了张聿青在临床上精深的造诣。是一部具有很高学术价值的医案专著。

（三）版本概况

《张聿青医案》的现存版本，主要有 1918 年江阴吴氏铅印本及其 1923 年再版的铅印本；1929 年上海萃英书局石印本及其 1935 再版石印本；1963 年上海科学技术出版社整理重印本；2006 年人民卫生出版社整理重印本；2008 年中国中医药出版社整理重印本。

二、《如梦录》

（一）主要内容

《如梦录》是张聿青手撰的自传，详尽地记录了张聿青一生的经历和遭遇。特别是太平天国克复无锡后，张聿青的求学经历、生活状况、社会环境等情况。通过《如梦录》，可以管窥一代名医张聿青坎坷的人生经历、家庭情况、求学经历、身体状况、所处的社会环境等。《如梦录》中，记载了清朝末年的社会经济状况和清朝官绅的动向；太平天国时期的军队纪律、地方政权、土地政策、工商业政策等情况，有一定的史料价值。书中还记载有太平天国时期的中药处方。《如梦录》所载史料翔实，是研究张聿青生平、家庭及其思想，研究清末医学、社会状况的重要参考文献。书中的文字，值得细品读并窥其深义。

《如梦录》详细记载了张聿青全家在战乱中逃难时的状况。张聿青目睹了战争的残酷，亲人的生死别离，如"七姐殉节，三嫂重伤，五嫂砍伤，余无下落”，感叹“身世浮沉，烽烟烽刃，塚外之人，安得如塚中之鬼之安也”！

张聿青在“自序”中详尽地阐明了此书的意图：“谁知创业之艰，用叙所遭，示我三子，能继吾志。”因张聿青出身贫寒，自幼生活艰辛，又历尽贫病战乱之危困，深感“岁月如梭，浮生若梦”，故而命其书名为《如梦录》。全书内容侧重于记录张聿青本人的经历及其家庭成员的情况，突出了张聿青幼年生活之贫困、习医之艰难，又历尽战乱之辛苦、疾病之折磨。其笔调虽凄楚，同时又无不显示出作者的顽强意志。张聿青虽然曾习举子业，但并未孜孜以求，并很快将兴趣放在中医学术方面，无心应试。张聿青23岁时，曾与九兄晓帆筹资赴常州龙城书院应试。却于应考前以丁忧未满三年、“整容易服良所不忍”（《如梦录》）为由弃考。张聿青说：“我辈终身白丁，不为大辱。”其不喜功名，一心为医，实可敬也。

《如梦录》中还载有数则张聿青的治案。如《如梦录》“九风皆有汗，风邪亦能作”，遂购鲜薄荷根一两打汁，与梨汁相合，取服而获大效，三日即愈。此病案是张聿青32岁时因患“咳嗽、汗出、畏风，久不得愈”，用药食同疗之法而康复。由此病案可见张聿青医术之精，亦可管窥张聿青当时的身体状况。

33岁时，张聿青曾诊治一苏州妇人，其家豪富，有百万家私。该妇人为感谢张聿青，提出要出重金为张聿青捐一知县官职，却被张聿青断然拒绝。次年又有嘉善一寡妇求诊，愿以现洋五千元相托，对于这一非分之财，张聿青亦予以谢绝。对于他人赠以重金者，张聿青答曰：“贫由我贫，富由尔富，无故而赠以巨款，在尔则为苟予，在我则为苟取，安有聿青而苟取者乎？”此则医案显示出张聿青大医精诚，不为财物所动的高尚品质。

张聿青全家迁居沪上后，常为达官名流诊病。如《如梦录》载：“或潘宪相邀而待以嘉宾，或学宪敦请而留为上客。”其医名更远播江浙一带，已成为一代名医。张聿青把"名利"看作是"镜花水月，卑不足道"，即使在其闻名遐迩后，依然不辞辛劳、救民疾苦。其乐于为百姓解除病痛，"怎期历此辛劳，以娱晚境"，张聿青从医精勤不倦，加之一心为民，使其成为广受民众爱戴的名医大家。

张聿青自幼家境贫寒，所以十分同情广大劳苦大众。其侨居沪上后，看到当时的上海成为富商官僚寻欢作乐的天堂和外国冒险家的乐园，而多数人则穷困不堪，贫富悬殊尤为显著，感慨之下赋诗一首："檀板清歌楼上楼，千金一掷作缠头。可怜鹄首鸠形辈，得得车前代马牛。"该诗中流露出作者对当时社会贫富差距的感慨，也深刻地揭露了清朝末年社会的黑暗。

《如梦录》中还具体记载了太平军的军纪，如太平军尊重妇女、对侮辱妇女、破坏太平军声誉的行为实行坚决镇压等。书中也较为详细地记述了太平天国在江南地区的一些活动情况，包括教育制度、组织与战争情况等。

（二）版本概况

《如梦录》，现存有抄本一册（原南京中医药大学孟澍江教授保存），共约21000字，全书不分卷，自题为"且休馆主聿青氏记"。此书相关报道甚少，内容介绍亦难觅得。作者经查阅文献获悉，本书收录于"太平天国史料丛编简辑，第四册。北京中华书局出版发行"。《近代史资料》1955年期刊中，有《如梦录》的节录登载。

根据书前"自序"所说"吾且五十而有七矣"，可推测出此书始撰于1900年。该手抄本记载了张聿青自出生到47岁的全部经历。其中，记录到张聿青48岁到57岁间，出现了较多的缺字，书之最后显然没有抄完，其原因不得而知。在手抄本上还有少量的眉批，多属该书内容提纲性质，如当时张聿青的年龄等；至于是原书即有还是手抄者所加，尚无法断定。

综上所述，张聿青存世著作甚少，现仅存《如梦录》抄本部分内容，以及由其门人整理而成的《张聿青医案》20卷。诚如门下士萧蜕所云："平生论述甚多，散佚不存。"又如门下士吴文涵所曰："先生以毕世精神，消耗于诊治之事，常思老而退休，本生平之阅历，专心著述，天不假年，未遂厥志，著作阙如，行道而未暇明道，诚憾事也。"《如梦录》记载了张聿青一生的经历。《张聿青医案》记载了张聿青在三十余年的医疗实践中，其理论结合临床的心得体悟。

张聿青

学术思想

一、学术渊源 🦆

张聿青勤求古训，博采众长，其以《素问》《难经》为本，以张仲景思想为宗，又汲取刘完素、李东垣、朱丹溪、薛生白等各位医家的学说，形成了独具特色的学术思想。诚如张聿青门下士萧蜕在《张聿青先生传》中所云："以仲景之书为宗，而斟酌刘、李、朱、薛诸家之说，论病处方，变化万端，非姝姝守一先生之言者。"张聿青熔炼历代医家精华如一炉，兼收并蓄诸家医学成就，从而使其中医学术造诣达到了一个较高的水平。现就其学术渊源探讨如下。

（一）传承家传之学

张聿青行医，与其原生家庭背景及生活年代密不可分。其自幼随父亲学医，侍诊于左右，又亲睹三兄行医，时值清末农民战争起义，幼年遭受疾苦的折磨，坚定了其继承家学，攻读中医的信念。

1. 随父亲张甫崖学医

张聿青之父张甫崖，名朗亨，原籍常州，乃当时之名医；曾在张聿青将生之前谋得无锡南塘候补千总职，但终未能得补实缺，后又任南门团练局团董，故人都称之为"副爷"。张朗亨精于医术，但直到张聿青18岁时，由于仕途无望而方始正式挂牌行医。因世人知其名者不多，故应诊者甚少。张聿青建议父亲避讳易名行医，《如梦录》详细记载此事："先君子医名素重，而屡贴招纸，无人过问。""（咸丰十一年辛酉，1861）仲夏，仲兄与先君子复议招贴，余（张聿青）曰：'名无人知，招无益也。吾家朗亨二字，百不一知，副爷二字，人人共晓。然副爷字不合体例，又犯贼所忌。

惟以甫易副，以崖易爷，方为两全。'先君子以为然，于是招条所到之处，就诊者踵至，不旬日而座客满矣。"张朗亭做过无锡南塘千总，晚清民俗，"守备亦称总爷"，营千总为守备之副贰，敬称"副爷"，故张朗亭之医名以"张副爷"闻于遐迩。此段文字记载了太平天国避"爷"字讳，且"副爷"属于"妖称"，触犯时忌，遂以谐音改名"甫崖"。字虽改易，而音相同，后果然医名大振，慕名求医者甚众。张甫崖行医不及三年，因患热病发痉而逝于荡口，年72岁。"其时难民丛集，霍乱流行，因救死扶伤，积劳成疾而殁"（《中医人物词典》）。

据《如梦录》记载，驻锡太平军主将因患不寐，特派无锡县监军登张府招其父张甫崖前去诊治，张聿青亦随之而往，此时张聿青二十岁。"（张聿青）二十岁癸亥二月，……先君子诊良久，曰：'心脉洪大，肝脉结，肾脉混。就脉论证，当是不寐。'……隔五日，贼病大痉，复请进城，城中贼目辗转荐请，共诊十余处……"张甫崖根据主将之脉"心脉洪大，肝脉结，肾脉混"，判断其为不寐证，并为其治疗，使其得以痉愈。足见其脉理娴熟，张聿青侍其左右，尽得其真传。

张聿青自幼随父学习，极其用心。其父诊病时，他必侍侧，留心察脉定方。《如梦录》载："（先君子）就诊者接踵至，不旬日而座客满矣。从此（张聿青此时十八岁）门诊开方，出诊随侍，跬步不离。"不久，张聿青就能够独立应诊，并常代父开方出诊。张聿青与其父行医于无锡、常熟等地，不久，其父病故后，张聿青遂继之而悬壶。

2. 耳濡目染三兄行医

张聿青的三兄张仲甫亦精医术，在无锡寺头镇"授徒兼行医术"，且"在乡人情谙熟"（《如梦录》）。张聿青自幼受家庭熏陶，耳濡目染，对中医学术产生了浓厚的兴趣。在张聿青17岁时，其三兄在寺头行医，遂投靠之，一边教其侄读书，一边刻苦攻读医书。

张聿青出生于医学之家，特殊的社会环境，促使其很好地传承了家学，并青出于蓝，成长为清末一代名医。

（二）本于经典理论

从《张聿青医案》，可见其善用《黄帝内经》《伤寒论》等经典理论辨证施治。

1. 以《黄帝内经》理论指导处方用药

《素问·六微旨大论》载："气之升降，天地之更用也。""升已而降，降者谓天。降已而升，升者谓地。天气下降，气流于地。地气上升，气腾于天。故高下相召，升降相因，而变作矣。""出入废则神机化灭，升降息则气立孤危。故非出入，则无以生长壮老已；非升降，则无以生长化收藏。是以升降出入，无器不有。故器者生化之宇，器散则分之，生化息矣。故无不出入，无不升降。"《素问·六微旨大论》指出，春、夏、秋、冬四季更替轮转，是阴阳升降浮沉的轮转过程；而人之身，凡属阴阳者亦皆当升降有序。张聿青深谙经旨，善于运用《内经》升降理论，斡旋中州，疏理气机，处方用药。

比如，张聿青治疗赵左案。"烟体痰浊素盛，痰湿下注，发为泻痢，痢止而痰湿不行，升降开阖之机，皆为之阻，以致右胁作痛，痛势甚剧，按之坚硬有形，中脘板滞，不时呃逆，气坠欲便，而登圊又不立行。苔白罩霉，脉形濡细，此痰湿气三者互聚，脾肺之道路，阻隔不通，以致流行之气，欲升不能，欲降不得，所以痛甚不止矣。气浊既阻，中阳安能旋运，夹气上逆，此呃之所由来也。在法当控逐痰涎，使之宣畅。然脉见濡细，正气已虚，病实正虚，深恐呃甚发厥，而致汗脱。拟疏通痰气，旋运中阳，以希万一。即请明哲商进。生香附二钱，新绛七分，公丁香三分，橘红一钱，橘络一钱五分，磨刀豆子（冲）四分，竹茹（姜汁拌炒）一钱三分，炒枳壳一钱，旋覆花（包）三钱，磨郁金七分，葱管三茎。改方：服一剂后痛势大减，去郁金。加苏子三钱，炒白芥子一钱，乳香、没药各二分，牵牛子六分，六味研极细粉，米饮为丸如绿豆大，烘干，开水先服。其内香附，旋覆花一钱五分。原注：服药后右胁不痛，但便泄不止，改用连理汤出入"（《张聿青医案·卷九·胸胁痛》）。本案患者，平素嗜烟，烟毒伤胃，致使肝升胃降功能失职，脾运不及，湿阻生痰，气、湿、痰胶结，气机阻滞于胁下则胁痛；胃气失于肃降，胃气上逆故呃逆。张聿青以《内经》升降理论为指导，以祛痰理气、温运中阳、调和升降为大法，而收桴鼓之效。

又如，"虞右。木郁土中，中脘作痛，胃脘之间，时有烘热之象。脉细关弦。肝经之气火，冲侮胃土，急宜开展襟怀，使木气条达。醋炒柴胡，杭白芍，金铃子，广郁金，当归身，制香附，青陈皮，麸炒枳壳，粉丹皮，姜汁炒山栀。二诊：中脘烙热较退，痛亦略松。然每晨面肿，头晕耳鸣。无非火气生风蔓延所致。金铃子，制香附，川雅连、淡吴萸（同炒），麸炒枳壳，白蒺藜，东白芍，蜜水炒小青皮，十大功劳叶，桑叶。三诊：气注作痛渐轻，而咽中仍然如阻，时仍潮热。还是气火之郁。磨苏梗，朱茯神，生香附，炒枳壳，磨郁金，炒枣仁，煅龙齿，白蒺藜，粉丹皮，钩钩，逍遥丸"（《张聿青医案·卷九·脘痛》）。本案中，脘痛病机乃因肝、胃升降功能失司，气机失于条达所致。张聿青以辛开苦降、调和气机为大法，药用金铃子、粉丹皮、姜汁炒山栀、白芍苦寒之品以疏泄肝胃郁热；用醋炒柴胡、广郁金、制香附、青陈皮等辛散之品以和肝气；用辛温之当归养肝血以助肝气调达；用辛、苦之枳壳，辛能开，苦能降，具有升脾降胃、调整中焦气机之功。诸药合用，共奏调和肝胃、辛开苦降之功。待肝胃和畅，升降逐渐复常，而痛遂有减轻之势，仍宗调和升降法以巩固之。张聿青在诊治疾病时，但凡因升降功能失职者，皆以升降理论为指导，通过方药，使机体脏腑气机升降复常，病亦因之而愈。

关于睡眠的原理,《灵枢·营卫生会》曰:"日中而阳陇为重阳,夜半而阴陇为重阴。故太阴主内,太阳主外,各行二十五度,分为昼夜。夜半为阴陇,夜半后而为阴衰,平旦阴尽而阳受气矣。日中为阳陇,日西而阳衰,日入阳尽而阴受气矣。夜半而大会,万民皆卧,命曰合阴,平旦阴尽而阳受气,如是无已,与天地同纪。"《灵枢·口问》曰:"阳气尽,阴气盛,则目瞑;阴气尽,而阳气盛,则寤矣。"这两段经文阐述了人睡眠的原理。张聿青善用阴阳消长理论治疗不寐。如《张聿青医案·不寐》经莲山太守案中,即是以《内经》阴阳理论分析病机而处方用药的。又如,《张聿青医案·卷十四·不寐》右案,"经云:阳入于阴则寐,阴出于阳则寤。胃有湿痰,甲木不降,肝阳暗动,将寐之际,体辄跳动,以阳入于阴,而胆阳不降,致阳欲入而不能遽入也。痰在肝胃,拟化痰通降,阳气自潜入阴中"。在《张聿青医案·卷十四·不寐》某案中,亦言"卫气行于阳则寤,行于阴则寐。寐少寤多,卫之气偏于阳分,不入于阴,阴虚不能恋阳,阳不下潜。舍补阴别无他法"。

关于咳嗽的治疗,《素问·咳论》曰:"五脏六腑皆令人咳,非独肺也。"脾为生痰之源,脾虚健运失职,易生痰湿扰肺而生咳。所以,张聿青治疗咳嗽时,必求咳嗽病机之"本"。其云,"古人治痰八法,理脾原属首务";又言"脾运不及,生痰聚湿……邪与痰合,肺胃因而失降"。《素问·咳论》曰:"五脏之久咳,乃移于六腑。脾咳不已,则胃受之,胃咳之状,咳而呕。呕甚则长虫出。"张聿青以此为依归,并运用于临床。如"萧左,久咳曾经见红,两月前吐血盈碗。今血虽止住,而咳嗽暮甚,必致呕吐而咳方减,音塞不扬,脉形细数。经云:胃咳之状,咳而呕。良由肺肾并伤,中气亦损,损而难复,不可不防"(《张聿青医案·卷五·咳嗽》)。又如,《张聿青医案·卷八·痰火》载:"盛右,……每至动作,虚里辄大跳动,《内经》谓其动应衣,宗气泄也。病之着眼处,当在于此。"

又如，《张聿青医案·卷九·脘痛》顾左案载："辛通气分，中脘痞阻较定，痛呕泄泻，的是木乘土位。经云：寒则湿不能流，温则消而去之。"张聿青临证诊疾处方，尊奉《内经》理论，常收奇效。

2. 以张仲景理论指导处方用药

张仲景所著《伤寒杂病论》，为历代中医之准绳，为中医各家必读之书。门人吴玉涵，言张聿青读书治学"以《金匮玉函》为宗"。在《张聿青医案》中，有多处取法于张仲景的记载，或取张仲景辨证立法之意而不拘泥于其方，或取其方而不限于治疗伤寒之病证。张聿青法宗张仲景，以辨证施治为根本，临证灵活加减运用张仲景方，或将经方与时方熔于一炉，扩大了经方在临床的应用范围。

（1）法宗张仲景，灵活辨证，加减应用经方

张聿青熟读张仲景著作，深谙张仲景经方之法，熟稔经方之道，尊古而不泥古，常能融会贯通，根据所遇之证，灵活使用张仲景法，辨证加减张仲景方。如"沈左"案，"中虚湿阻，不纳不饥。脾土不运，胃土不降，二土气滞，木气遂郁。如种植然，其土松者其木荣，其土坚者其木萎，土病及木，大概如此。今诊六脉细弦，均有数意，舌红苔黄，微带灰霉。谷食不进，气冲哕恶。若以痰浊上泛，则脉象应当滑大，今细弦而数，其为土虚木乘无疑。夫土中有木，木土相仇，虽饮食倍常者，且将由此而减，而况先从脾胃起点乎？欲求安谷，必先降胃；欲求降胃，必先平肝。《金匮》厥阴篇中每以苦辛酸主治，即宗其意，以观动静如何。方草即请厚甫先生商政。台参须，另煎，冲，一钱，雅连四分，杭白芍二钱，橘白一钱，佩兰叶一钱，淡干姜三分，淡黄芩一钱，制半夏一钱五分，茯苓三钱，炒麦芽一钱，泽泻一钱，水炒竹茹一钱"（《张聿青医案·卷四·内伤劳倦》）。在本案中，张聿青四诊合参，判断其病机为木土之病，湿邪中阻又兼木旺，认为当取张仲景苦降辛开酸敛之法。即"欲求安谷，必先降胃；欲求降胃，

必先平肝，《金匮》厥阴篇中每以苦辛酸主治，即宗其意"。张聿青在张仲景泻心汤辛苦合化的基础上，加味酸之白芍柔肝敛肝，"能于土中泻木"；橘白、佩兰、茯苓、泽泻以化湿浊、利小便，湿则脾不受困。更加麦芽柔肝和胃，竹茹和胃化湿止呕。

又如，"金左"案，"先自木郁土中，中脘有形作胀。脾与胃以膜相连，胃土受侮，脾土亦虚，渐致腹筒胀大，肢肿面浮，目眦带黄，如是者已经数月。兹交立冬节令，忽然下利，澼澼不爽，脓血相杂，上则恶心呕吐，呕出亦带黑色，四肢厥逆，脉沉如伏。肝强土弱已极。肝为藏血之海，肝经之气纵横逆扰，则肝经之血不克归藏，有发厥之虞。《金匮》厥阴篇中每以苦辛酸合方，即师其法。能否应手，非敢知也。乌梅五分，川雅连五分，淡吴萸七粒，同炒，白芍三钱，黄芩一钱五分，干姜四分，甘草四分，茯苓三钱，佛手花四分，干橘叶一钱五分"（《张聿青医案·卷七·气郁》）。在本案中，张聿青仍取张仲景苦辛酸之法，治疗"肝强土弱已极"，以张仲景乌梅丸合泻心汤加减治疗。中焦痞甚，故加吴茱萸以增辛开之力；佛手、橘叶以增行气止痛、柔肝和胃之力。

再如，"聂左"案，"二诊，投剂之后，解出极为秽臭，腑中之浊得从外泄，而自利仍不稀疏。昨尚和平，今又腹中胀满，甚至有形上冲，直抵中脘，则恶心嗳噫，最为难堪。抚之摩之，其形方能降下。口甜干腻，苔白转黄，脉象转滑，关部独弦。湿热内蕴，清浊之气，不司升降，土气既滞，木气遂郁，致横暴之气，肆逆莫制。望六之年，恐正不胜病。《金匮》厥阴篇中每用苦辛酸，即遵其旨。川雅连六分，生甘草三分，淡子芩酒炒，一钱五分；车前子一钱五分，杭白芍三钱，白茯苓三钱，生熟木香各二分，土炒广皮二钱，淡干姜三分，省头草二钱"（《张聿青医案·卷十·泄泻》）。在本案中，张聿青又取张仲景苦辛酸之法，治疗"湿热内蕴，清浊之气，不司升降，土气既滞，木气遂郁"之证。以张仲景泻心汤加减化裁，加木香、土炒广陈皮增行气之力，气行则可化湿；车前子清热柔肝、利湿止泻。

上述三个医案中，皆言"《金匮》厥阴篇每用辛苦酸，即遵其旨"。因其病机相同，即木郁土壅，湿热中阻，湿重于热。张聿青认为，"欲求谷安，必先降胃；欲求降胃，必先平肝"。于是，其取法张仲景，以辛、苦、酸立法。在用药上，三方中均用辛味的半夏、干姜，苦味的黄芩、黄连，酸味的白芍。结合《张聿青医案》中其他相关病案，发现其用张仲景泻心汤法，药取半夏、干姜、黄芩、黄连，旨在辛开苦降以除中焦湿热；又因"木郁土中"，故在辛苦合化的基础上，加白芍柔肝敛肝。李时珍《本草纲目》记载，白芍"能于土中泄木"。白芍主以柔肝解郁时，用白芍佐助，用量宜少，常用 6～9g。此时用白芍的目的在于：一者因肝郁易化火、气逆，得辛香温燥之剂则尤甚，故用酸收性寒之白芍以防其变；二者于疏散之剂中，佐用少量酸收之品，此散中有收，开中有阖，可防其耗气伤阴；三者白芍补肝体，肝体得充，可助肝之疏泄。张聿青认为，半夏泻心汤之组方，寒热虚实、辛开苦降皆备，唯行气之力不够，故于辛开苦降法中，又常酌加木香、佛手、砂仁、蔻仁等理气之品，脾气行而湿化，使组方更为完备。

由上可见，张聿青善用张仲景寒热虚实、辛开苦降之法，以张仲景泻心汤加减，治疗木土不和、湿热中阻之证。《张聿青医案》中，类似用法甚多。其结合疾病特殊病机，善用张仲景法，化裁张仲景方，以应临证病变之多端。辛开苦降之法，亦是张聿青以《内经》升降理论为指导活用张仲景方的具体体现，后学者可细细品悟之。

（2）法宗张仲景，融会贯通，扩大使用范围

对于中焦痰饮，张仲景明示"病痰饮者，当以温药和之"，方用苓桂术甘汤等方。张聿青善用张仲景法，又根据多年临证经验，融会贯通之，其云："气之化与不化，悉视脾阳之转运如何，所以《金匮》有饮家当以温药和之之例也。然刚燥之药，多服劫阴，攻逐之剂，正虚难任。""其平时伏

有痰饮，发必致喘，投《金匮》苓桂术甘汤，屡如鼓桴，是内饮治脾之主方，自必投之辄效。特辛温之品，久恐伤阴。"又云："水谷之海，岂是停气、停湿、停痰、停饮之所，特温以煦之。其气既虚，血亦不足，刚燥之品，未免伤阴。拟用长沙栝蒌薤白汤出入，取辛润滑利，以开胃阳。"（《张聿青医案·卷七·痰饮》）张聿青认为，苓桂术甘汤治痰饮虽效，然治中焦痰饮，服用苓桂术甘剂"久恐伤阴"，对于此，张聿青常用"辛润通降法"，以张仲景瓜蒌薤白半夏汤加减，治疗中焦痰饮证。因辛能行水，且辛润之品专理气分，不比辛燥之属（如白术）易于伤津劫液。

众所周知，张仲景用瓜蒌薤白半夏汤治疗胸痹，其病机为"阳微阴弦，即胸痹而痛，所以然者，责之极虚也。今阳虚知在上焦，所以胸痹、心痛者，以其阴弦故也"（《金匮要略·胸痹心痛短气病脉证并治》）。吴鞠通对此分析说："胸痹因寒湿痰饮之实证，则宜通阳，补之不惟不愈，人参增气且致喘满；若无风寒痰饮之外因、不内外因，但系胸中清阳之气不足而痹痛者，……若再以薤白、栝楼、枳实滑之、泻之、通之，是速成劳也，断非人参汤不可。"（《温病条辨·卷三·下焦篇》）从其分析可以得知，瓜蒌薤白半夏汤所主之胸痹，非是阳气不足所致；而是浊阴上乘于阳位，阳气不通所致。其"辛润通降浊阴"，使阳气回复通畅。张聿青即据此以辛散饮，润制燥，温通阳，降浊以治疗中焦痰饮。

张聿青用瓜蒌薤白半夏汤加减，治疗中焦痰饮兼有吐下伤津，或兼阴血不足，或伴气火有余之证。张聿青认为，本方有通阳开闭之功，而无刚燥劫阴之虑。《张聿青医案·卷七·气郁》案中的"毕左"案等，均是以瓜蒌薤白半夏汤为基础方，随症加减变化，治疗中焦之痰饮为患出现的脘痛、噎膈等。

张聿青还用瓜蒌薤白半夏汤加减，治疗中焦痰饮兼腑气不通者。痰饮而兼腑气不通者，疏方瓜蒌薤白半夏汤最宜。此方辛润滑利，流通气机。

气机一通，大便自解。盖方中薤白辛散温通为主，散阴结而开胸痹；瓜蒌甘寒滑润，以清降为要，宽胸利膈而通闭。二药伍用，一通一降，通阳下气、祛痰散结、润肠通便之功益彰。如《张聿青医案·卷七·痰饮》曰："毛，向有肝气旧恙，秋季肢厥，胸闷头晕，有似发痧。盖气道闭塞，阳气上升，即肝木勃动之先声也。平复未久，忽复身热腹痛，右半胸腹尤甚，当脐坚硬跳动，缠绵已久。咳嗽痰多，经日盈碗。今痛势虽定，而遍右尚觉不舒。所最甚者，中宫窒塞，谷食难容，大便不解。六脉濡软，沉候俱弦，右关尤甚，寸细尺沉，左尺小涩。此肝木纵横，夹内伏之痰饮，乘于土位。肝脏居左，而土位居右。木既乘土，所以痛甚于右也。中脘属胃，胃为戊土，脐居一身之中，亦土位也，《金匮》当脐动气，有水邪干土之例，正与痰饮一层吻合。夫土中之木，木即气也，气乃无形之物，饮为有质之邪，事楚事齐，则是有形者急，无形者缓。欲治有形，可攻可下，可燥可劫，但可施之于壮实之躯，断难施之于尺脉小涩之体。今食喜暖热，舌苔薄白，而色淡质腻。长沙云：饮家当以温药和之瘥。饮为阴邪，阴霾闭塞，非阳光煦照，安能雾散云收。况胃为阳土，水谷至此，顷刻即消，吾身之一丹灶也。今气停于是，湿停于是，痰停于是，饮停于是。然则水谷之海，岂是停气、停湿、停痰、停饮之所，特温以煦之。其气既虚，血亦不足，刚燥之品，未免伤阴。拟用长沙栝蒌薤白汤出入，取辛润滑利，以开胃阳。而辛温大热之品，另制为丸，飞渡上焦，免致伤液。药能应手，尚有可为。特气弱年高，胜负之数，不能预决耳。管窥所见，尚乞高正。薤白头三钱，制半夏二钱，霞天曲炒，一钱五分；瓜蒌仁五钱，姜汁炒，研；广皮一钱五分，云茯苓三钱，煅白螺蛳壳二钱，生姜汁两茶匙，冲；上瑶桂三分，研细末，饭包丸，姜汤送下。服药前先服白酒一小杯，药后再服一杯。"

在本案中，张聿青以瓜蒌薤白半夏汤合苓桂术甘汤，去温燥之白术；

加白螺蛳壳以祛除老痰结滞，加霞天曲以补中化痰。霞天曲，是霞天膏入半夏曲而成。霞天膏，是黄牛肉煎汁炼膏而成。霞天曲，功善治中虚沉痼之痰。对于此证，若中阳不足明显者，张聿青常以"上瑶桂三分，研细末，饭包丸，姜汤送下"。半夏体滑性润，能通腑实，诚如《本草纲目·十七卷·草部》所云："半夏体滑而味辛性温也，辛温能散亦能润，故行湿而通大便，利窍而泄小便。所谓辛走气，能化液，辛以润之是矣。"《太平惠民和剂局方》用半硫丸治老人虚秘，皆是取其滑润。世俗皆以南星、半夏为性燥，误矣。湿祛则土燥，痰涎不生，而非二物之性燥。

由上可见，张聿青独辟蹊径，融会贯通，以张仲景瓜蒌薤白半夏汤治疗中焦痰饮，用薤白之"辛"以散饮，瓜蒌之"润"以制燥，半夏之"通"以通阳、"降"以降浊，扩大了张仲景方的应用范围，启示后世医者读书当于无字句处求之。

（3）法宗张仲景，复方图治，处方出奇制胜

张聿青临证处方，用药轻灵，多用时方。但亦不乏以经方合时方，复方图治者。如《张聿青医案·卷七·痰饮》记载："朱左，停饮凝痰，聚于胃腑，胃腑之气，升多降少，五七日辄呕黏痰涎水，二便不利。脉象沉弦。夫痰之与津，本属同类，清气化则随气布而上供，清气不化则液滞为痰而中阻。气之化与不化，悉视脾阳之转运如何，所以《金匮》有饮家当以温药和之之例也。然刚燥之药，多服劫阴，攻逐之剂，正虚难任。惟有分其清浊，使清津上升，浊液下降，虽难霍愈，或可减轻耳。制半夏二钱，云茯苓八钱，老生姜一钱，来复丹一钱，药汁送下。"此案中，张聿青以仲景小半夏加茯苓汤为主治疗痰饮，正符合张仲景原文"卒呕吐，心下痞，膈间有水，眩悸者，小半夏加茯苓汤主之"之义。同时，送服《太平惠民和剂局方》来复丹以增化痰之功。又如，"荣左，冬暖阳气不藏，交春阳气更加发泄，肾水亏损，不能制伏阳气，以致内火亢盛，上蒸肺胃，喉间肿痛，

喉关之内，已布白点白条，头胀恶寒发热，遍体不舒。津液为火所蒸，变成痰沫，以致痰涎上涌，正所谓痰即有形之火，火即无形之痰也。白喉风症，为时行险恶之疾。姑清肺胃之热，益肾之水以制火。生石膏五钱，薄荷头一钱，同打，绢包，大生地五钱，大元参三钱，知母二钱，大麦冬三钱，瓜蒌仁六钱，川贝母二钱，绿豆衣三钱，生甘草五分，金银花二钱，鲜芦根，去节，一两五钱"（《张聿青医案·卷十五·咽喉》）。在本案中，张聿青以张仲景白虎汤、增液汤、苇茎汤、银花甘草汤复方图治，以治气血两燔之重症。

由上可见，张聿青对张仲景之法与方均有独到见解，且能灵活运用于各科疾病治疗。张聿青结合个人学术思想，法宗张仲景，又能融会贯通、灵活辨证，加减应用经方，扩大了张仲景方的使用范围；张聿青治病首重病机，师法张仲景，复方图治，常能出奇制胜。

（三）汲取诸家特长

门人吴文涵，言张聿青读书治学"别取刘、李、朱、薛诸家论著，以资考证。尝谓读书宜知扼要，尤贵阙疑。临证慎思明辨，毋随众为疑。信于疑难症不可轻心掉之，宜别出心裁，以蕲其效"（《张聿青医案·吴文涵跋》）。张聿青，学医崇尚《内经》《难经》《伤寒论》《金匮要略》，其以四大经典为法，博采历代诸家经验，融会贯通，又斟酌古意，参合己见，而有进一步发挥。其论病处方变化多端，而不株守一家之言。在遇到疑难症状时，临证诊病处方，集各家之长。其师古而不泥，既善于继承，又勇于创新，尤其重视理论联系实际，能将各家思想娴熟地运用于临床之中。

1. 宗东垣重视调中

《张聿青医案·卷四·内伤劳倦》曰："饮食在胃，运化在脾，然所以运化者，阳气之鼓舞也……使脾胃之气，旋运鼓舞，则不治其满而满自退也。"张聿青全面而系统地继承了李东垣的脾胃学说，临证诊病十分重视脾胃。

　　脾为生痰之源，补脾可助其运化水湿；而湿聚辄为痰，脾健湿祛则痰亦因之消除。对于脾虚停饮所致咳喘，张聿青遵循治病求本的原则，主张从补益脾胃入手，培土以生金。张聿青治疗咳喘，除使用止咳平喘药物外，善于使用健脾药。张聿青曰："古人治痰八法，理脾原属首务。"如《张聿青医案·卷五·喘》顾石泉案载："肺主右降，胃腑居于肺下，肺胃之分，久为痰湿占踞之区，一朝而塞其右降之路，所以暴喘不止。"故以温脾化饮法处方施治。张聿青"升胃中之清气，降胃中之浊气"及"扶持中气"之法，其法源于李东垣。在咳喘发作休止期，张聿青用"和平中正之方，为先事预防之计"，认为"调理之策，唯有补脾降胃，鼓动气机，使气得流化，则不治痰而痰默消，不理湿而湿胥化"（《张聿青医案·卷七·痰饮》）。常以李东垣的补中益气汤、外台茯苓饮加减以补后天，脾旺湿化则痰消喘止。

　　张聿青在治疗脾胃内伤病时，善用李东垣之方。如《张聿青医案·卷十·痢》曰："徐左，痢后气滞下坠，每至小溲，辄漏粪水。此中气不足，清阳沦陷。拟升补之。大有芪，於术，茯苓，炙升麻，生熟谷芽，上安桂，党参，广皮，白芍。"此案以李东垣补中益气原方加减，治疗痢疾属"中气不足，清阳沦陷"者。又如本卷中"某"案载："苦辛以合化，淡渗以导湿，亥子之交，小溲即多，且极清利，独后重仍不能除。良以气虚之甚，清阳之气，沦坠不举。非然者，何以宣通腑气，导滞祛湿，并不足以挫其压坠之势，而后重于子后必甚。惟向有麻瞀昏晕之本病，非方家意会之所及，断不敢言升举耳。其实上越之阳，起于肝木，而沦陷之阳，出于脾胃，风马牛不相及也。用东垣先生法，以觇动静，姑勿过剂，以留余地。上有芪二钱，生於术一钱五分，炙升麻三分，炙甘草三分，白归身二钱，大兼参条一钱，炙柴胡四分，广皮七分。"本案辨证为肝阳亢于上，脾胃之阳沦陷于下，用李东垣补中益气汤原方治疗。本节中，荣右"交节痢"案，辨为气虚湿热留恋，张聿青以补中益气加茯苓、诃黎勒、生甘草治疗。经笔者统计，张聿青痢疾医案中共三十四则医案，其中有七则医案以李东垣补中益气汤加减治疗，足可见张聿青对李东垣之方领悟之深刻，运用之娴熟。

张聿青治疗脾胃病，常以甘药益脾，以升清降浊法升脾，以调畅气机法运脾，使脾气得以健运，升降纳化复常。张聿青继承了李东垣脾胃内伤学说，在立法用药上有所发挥，其圆机活变，令后学者叹为观止。

2. 法子和善于攻下

张子和论病首重邪气。张聿青私淑张子和，认为人体之所以发病，乃是由于邪气侵犯的结果。故其治病，善用张子和之法，祛邪以扶正。如对于"饮盛气实之人，于小半夏加茯苓汤中合张子和攻下逐饮之法……以黑丑、丁香、肉桂研末吞服而见效"。如《张聿青医案·卷十·痢》中，治疗方维卿所患痢，审其停饮后先以沉香、牵牛子二味见功；后见有酸水涌出，即用丁香、肉桂、柿蒂三味攻之，以图后治。

又如，"席（左）疏补兼施，百次以外之痢，渐减至二十余行，脐下按痛，已得全化，不可不谓起色。无如气怯懒言，频频哕恶，不能饮食。脉细无神，大有雀啄之意。良以食滞通行，而暑湿热充斥三焦，致胃气遏伏不宣，脾气因而涩滞。较昨虽有起色，正虚病实，犹于大局无裨。台参条一钱，炒川连五分，广陈皮一钱，水炒竹茹一钱，广木香五分，生姜汁一匙，茯苓三钱，藕汁一两，隔汤炖热，冲，白粳米一撮，煎汤代水。呕恶甚，先用石莲、川连以止呕。二诊病稍起色。用生姜泻心汤。三诊痢渐减疏，肛门涩滞，亦已爽利，里急亦松，恶心亦定，脉亦起。川雅连五分，半夏一钱五分，砂仁七分，鲜竹茹一钱，赤白苓各两钱，甜广皮一钱，淡芩一钱五分，滑石三钱，鲜生姜四钱，香稻根一两五钱，藕一两五钱，煎汤代水"（《张聿青医案·卷十·痢》）。本案虽然显现一派虚象，但张聿青认为，其病机为邪气胜正气虚；正气虽虚，但徒补虚而不祛邪，则邪恐更胜。此类病证，张子和认为"补之则势适足资寇""损有余乃所以补不足"（《儒门事亲·卷二》）。故张聿青以祛邪为主，兼顾扶正的方法治疗。同时，使用藕煎汤代水，亦是仿张子和食疗补虚的方法，值得世人揣摩效法。

3. 循丹溪强调养阴

朱丹溪擅长治疗杂病，故有"杂病宗丹溪"之说。朱丹溪的"相火论""阳有余阴不足论""阴升阳降论""六郁论"等，乃其独创之医学理论。张聿青私淑于朱丹溪，很好地继承并发扬了其医学观点。

张聿青治疗肝阳上升太过致火证者，便是遵循朱丹溪"气有余便是火"的思路。如《张聿青医案·卷八·肝火肝阳》"费统帅"案论曰："肾虚则生火，木燥则生风，水亏木旺，肝风鸱张，风乃阳化，故主上旋。阳明胃土，适当其冲，所以中脘不时作痛。木侮不已，胃土日虚，而风阳震撼，所以左乳下虚里穴动跃不平。肝风上旋至颠，所以头昏目重，一身如坐舟中。肝为藏血之海，肝藏既病，则荣血不和，遍体肌肤作麻。吾人脏腑阴阳，一升必配一降。肝，藏也，本主左升；胆，腑也，本主右降。升者太过，则化火化风；降者太过，则生沦陷诸疾。必得升降控制，而后可以和平。今肝升太过，则胆降不及，胆木漂拔，所以决断无权，多疑妄恐。面色并不虚浮，而自觉面肿，阳气壅重于上故也。舌苔白腻，冷气从咽中出，以肝胆内寄相火，阳气升腾，龙相上逆，寒湿阴气，随风泛动。倘实以寒湿盛极，而致咽中冷气直冲，断无能食如平人之理。丹溪谓上升之气，自肝而出，中夹相火。夫邪火不能杀谷，而胃虚必求助于食，可知胃虚乃胃之阴液空虚，非胃气之虚也。脉象细弦而带微数，亦属阴虚阳亢之征。为今之计，惟有静药以滋水养肝，甘以补中，重以镇摄。阳气得潜，则阴气自收，盗汗亦自止也。特内因之症，不能急切图功耳。"张聿青根据朱丹溪医学理论，认为"费统帅"之病证，属水亏木旺，胃土亏虚。故处方为"龟板六钱，炙，煅龙骨三钱，块辰砂三钱，大生地四钱，生牡蛎六钱，白芍二钱，天冬二钱，茯神三钱，生熟草各三分，洋青铅六钱，怀小麦六钱，南枣四枚"，以滋肝水，补中土，潜肝阳。

又如，《张聿青医案·卷八·肝火肝阳》康右案："木郁生火，肝火散越。内热日久不退，咽中热冲，头目昏晕。脉弦大而数，舌红无苔，满布裂纹。肝火灼烁，阴津日耗，水源有必尽之势。草木无情，恐难回情志之病。拟黄连阿胶汤以救厥少二阴之阴，而泻厥少二阴之火。清阿胶溶化，冲，二钱，川连五分，鸡子黄拌炒，生白芍三钱，地骨皮二钱，大生地五钱，丹皮二钱，女贞子三钱，酒蒸，川石斛四钱，萱花三钱。二诊：内热稍轻，而咽喉胸膈仍觉干燥难忍。舌红无苔，裂纹满布。心火劫烁，阴津消耗。惟有涵育阴津为抵御之计。大生地四钱，阿胶三钱，煨石膏三钱，石决明五钱，黑豆衣三钱，大麦冬三钱，花粉二钱，炒知母二钱，双钩钩三钱。三诊：内热大减，而仍头目昏晕，舌燥咽干。气火内烁，阴津消耗。再和阴泄热。大生地五钱，生甘草五分，粉丹皮二钱，阿胶三钱，大麦冬三钱，生白芍三钱，地骨皮二钱，钩钩三钱，石决明五钱，川雅连三分，鸡子黄拌炒。四诊：咽喉胸膈燥痛稍减，神稍振。然仍口渴无津。厥少二阴之火，劫烁胃阴。再救阴泄热。西洋参二钱，青盐半夏一钱五分，生甘草五分，花粉二钱，大麦冬三钱，煨石膏五钱，黑豆衣三钱，池菊一钱五分，川石斛四钱，女贞子三钱，酒蒸。五诊：咽喉胸膈燥痛大减。然耳窍闭塞，眼目昏花，大便不行。少阳郁勃之火，上升不靖。甘养之中，再参清泄。西洋参一钱五分，花粉二钱，丹皮二钱，黑山栀三钱，黑豆衣三钱，大麦冬三钱，桑叶一钱五分，池菊二钱，更衣丸一钱，开水先送下。六诊：胸膈燥痛递减。目昏耳闭，还是郁勃之升。再泄少阳而和胃阴。西洋参，麦冬，黑山栀，黑豆衣，桑叶，南花粉，淡芩，川石斛，池菊花，丹皮。七诊：肝木偏亢，上升则为风为火，下行则为郁为气，所以舌红俱淡，燥渴俱减，而胀满气逆者也。疏其有余之气，养其不足之阴。川楝子二钱，沉香二分，乳汁磨冲，白芍三钱，川石斛三钱，大天冬三钱，香附蜜水炒，二钱，干橘叶一钱五分，煨磁石三钱，阿胶珠二钱。"本案"肝火灼烁，阴津内耗"，乃因情志内伤所致，故以朱丹溪相火论为指导处方施治。因肝郁暗耗体内阴精，故以血肉有情之品补助阴精，填补人体之下元，进而达到调整阴阳之目的。

4. 随景岳擅调肾命

明代医家张景岳，重视阴阳理论，阐发阴阳互根，强调命门水火。张聿青在治疗肾、命门、水火方面，常取法于张景岳。如治疗肾阴上泛为痰，常用张景岳的左归饮加减。如《张聿青医案·卷五·喘》中，治疗陈左和某右时，便直言以左归丸加减。在治疗素痰难出时，则仿张景岳之思路加熟地黄。如《张聿青医案·卷七·痰湿痰气》吕左案载："四诊，痰嗽渐轻，的属肾虚不能仰吸肺气下行。介宾先生谓熟地为化痰之圣药，其说虽偏，不为无意也。炒萸肉二钱，白茯苓三钱，车前子盐水炒，三钱；炒香甜杏仁三钱，怀山药三钱，紫蛤壳五钱，怀牛膝盐水炒，三钱，七味都气丸三钱，济生肾气丸二钱，二丸和合，分二次服。"又如，《张聿青医案·卷七·痰湿痰气》载："邱左，感风渐解，停饮宿痰，陆续而出。然气不足不能推送，液不足不能滑利，张介宾谓熟地乃化痰之圣药，即此意也。不然，安有地黄而化痰者乎。前法小有出入，未便更张。上党参元米炒，三钱，炙生地五钱，茯苓神各二钱，车前子一钱五分，生於术二钱，炙鳖甲五钱，海蛤粉三钱，厚杜仲三钱，粉丹皮二钱。"张聿青治疗痰喘之证，如辨证有肾精亏虚者，常仿张景岳之意，加地黄以填精化痰。并指出"气不足不能推送、液不足不能滑利、张介宾谓熟地乃化痰之圣药，即此意也，不然安有地黄而化痰者乎。"

喘证病机多端，肾的固摄失职是主要原因之一。张聿青沿袭张景岳的思想，治疗喘证重视滋养肾阴。"精气内存，邪不可干，卫外固密，邪何由之！"张聿青以张景岳的思想为依归，指出"肺合皮毛，毫有空窍，风邪每易乘入，必乃封固闭密，风邪不能侵犯，谁为之封，谁为之固哉？肾是也。经云，肾者主蛰，封藏之本，精之处也。则知精气闭藏于内，表气封固于外"（《张聿青医案·卷五·喘·陈左案》）。对于喘证多发于秋冬者，乃因"本主虚"，故"往往一至秋冬，气不收藏，为咳为喘者多矣"《张聿青医案·卷五·喘·陈左案》。对于临证反复发作并缠绵不愈的喘证，张聿青多宗张景岳左归饮法。用滋水养肝、摄纳肾阴之法，若夹痰、夹饮，亦多用左归饮治之。尝谓"肝肾阴虚为致病之源，冲阳逆上为传病之地，若作痰饮主治，则青龙、苓桂、真武等方，无一与证情恰合，惟有滋水养肝，摄纳肾阴，水不上泛，则痰即为津为液"（《张聿青医案·卷五·喘·右案》）。张聿青认为，久病之喘多，或损及肾阴而致肝肾阴虚，精气内损，根本不固，气失摄纳，故逆气上奔而为喘。故又根据张景岳"熟地乃化痰之圣药"的观点，配伍熟地黄以滋肾养肝，认为"其说虽偏，不为无意"（《张聿青医案·卷七·痰湿痰气·吕古案》）。

金水六君煎，载于《景岳全书·卷五十一》，由当归、熟地黄、陈皮、半夏、茯苓、炙甘草组成，具有润枯燥湿、养阴化痰之功。此方主治肺肾虚寒、水泛为痰，或阴虚或血气不足，外受风寒、咳嗽、呕恶多痰、喘急等。对于金水不相生所致咳嗽，张聿青以张景岳金水六君法治疗。如孙左案载："咳嗽已退，然肺气一时难复，有无之间，尚带微呛，时或耳鸣头痛，咽中火冲，脉细虚软。良以金令不行，木邪易动。补其不足，此时正属机缘也。仿介宾金水六君法。炙生地四钱，制半夏一钱五分，川贝母二钱，炙款冬二钱，茯苓四钱，白归身二钱，炒，新会红一钱，杏仁泥三钱，粉丹皮二钱，桑叶一钱。"（《张聿青医案·卷五·咳嗽》）

对于肺肾两伤所致咳嗽，张景岳云："凡内伤之嗽，必皆本于阴分。何为阴分？五脏之精气是也……五脏之精气皆藏于肾……内伤之嗽则不独在肺，盖五脏之精气皆藏于肾，而少阴肾脉，从肾上贯肝膈，入肺中，循咽喉夹舌本，所以肺金之虚，多由肾水之涸，正以子令母虚也。故凡治劳损咳嗽，必当以壮水滋阴为主，庶肺气得充，嗽可渐愈。"(《景岳全书·卷之十八·内伤咳嗽证治》)张聿青云"肾虚液炼成痰，上阻肺降"，"其标在上，其本在下"，可见金水不相生而咳嗽者，其病机当重以责肾。如唐左案载："唐左，咳嗽半载不愈，咳则火升轰热，曾经见红。脉形虚细。不能收摄，其标在上，其本在下。拟金水相调法。大生地，冬瓜子，川贝母，云茯苓，蛤黛散，甜杏仁，广郁金，都气丸。二诊，火升轰然已定，咳嗽略减。然每晨必咳尽稠痰，方得舒畅。脉象虚细。肾虚液炼成痰，上阻肺降。再作缓兵之计。川贝母，黛蛤散，薄橘红，女贞子，炒竹茹，冬瓜子，茯苓块，炒苏子，粉前胡，都气丸。"(《张聿青医案·卷五·咳嗽》)本案病机属金水不相生。张聿青认为，其病本肾阴不足，故又合都气丸，并加柔肝清肝之属，以防木火刑金。此案值得细细品味，并比较与"孙左案"之异同。

5. 从缪氏工于治血

明代缪希雍治吐血三要法，对后世医家临床治疗具有重要启示。治疗吐血之时，张聿青宗缪希雍之法，"宜行血不宜止血，宜降气不宜降火，宜养肝不宜伐肝"，其在医案中曾多次提及。如《张聿青医案·卷六·吐血》某案记载："吐血时止时来，胸脘作痛，时易火升。此由努力任重，伤损肺胃之络。缪仲醇谓宜降气不宜降火，宜行血不宜止血，旨哉言乎！"《张聿青医案·卷六·吐血》俞左、又案中，也有精彩的论述。其云："吐血之症，或出于肺，或出于肝，各经不同。人身喉属肺，主气之出；咽属胃，主气之入。所以各经之血，其出于口也，莫不假道于胃，而溢于喉。今吐血九日不止，左脉并不浮露，病非肝肾而来。虽倾吐之时，足冷面赤，未始无龙相上越之象。然倾吐之时，气血紊乱，虽有见象，难为定凭，多饮多溲，其肺气能通调水道，下输膀胱，其病不由于肺可知。间有一二呛咳，亦由肝火上烁，木叩之而仅偶鸣耳。下不由于肝肾，上不由于心肺，推诸两胁不舒，中脘自喜搓磨等象，则是病之由于肝胃，已可显见。良由平素郁结，郁则伤肝，木为火母，阳明胃腑居肝之上，为多气多血之乡，肝郁而气火上浮，则阳明独当其冲，胃络损破，血即外溢。胃腑以通为用，九日以来，所进实胃滞胃之品多，降胃通胃之物少，胃不降而独欲其气之与血皆从下行，不能也。于此而曰血无止法，医无确见，遂曰天也命也，岂理也哉！曰：前论未及于心，而不关心肺，何所见而与心无涉哉？夫心为君主，凡血出于心，断无成口之多，虽有不寐，则胃不和耳。世无伯乐，何必言马，子诚真伯乐也。言者谆谆，未识听者何如。"张聿青受缪希雍启发，以其理论验诸临床实践，对清末江南医家产生了举足轻重的学术影响。

6. 参叶吴用药轻灵

清代叶天士创立卫气营血辨证大法，揭示了外感温病的演变规律。其察舌验齿等方法，开创了温病诊法学说的新纪元，而舌诊因之开始被温病诸家所重视。清代江阴吴鞠通，创立了温病的三焦辨证纲领，并根据叶天士选方用药轻灵平淡的特点，完善了温热病清热养阴大法及其方剂。张聿青深受这两位医家的影响，在《张聿青医案》中，常可看到张聿青以卫气营血辨证或三焦辨证的痕迹。他启发学生"药学从吴氏，兼参轻疏；温病则以叶、吴氏为主"。

张聿青深受叶天士、吴鞠通温病思想的影响，在其医案中常详细记载舌象，十分重视舌诊。在辨舌的腻苔方面还颇有发挥，据统计，《张聿青医案》中有24种舌象，并有详细的描述和辨析。张聿青治疗温病时，喜欢选用轻清之品，用药剂量比较轻，亦是受叶天士、吴鞠通的影响。用药质轻味薄，即所谓的清轻之品。在《张聿青医案》中，整体上看药量都比较轻，遂有"晚多近叶派之称"。

　　清代温病大家重视药物煎服方法，如银翘散方中已有详论。前言张聿青药学多从叶天士、吴鞠通，当然也包括指导其用药的基本原则。吴鞠通在治疗温病时，整体上强调"治上焦如羽，非轻不举；治中焦如衡，非平不安；治下焦如权，非重不沉"；不可"治上犯中，治中犯下"。吴鞠通在治温热、湿热时，用药分刚燥、柔润。其云："温病不兼湿者，忌刚喜柔，……温病之兼湿者，忌柔喜刚。"（《温病条辨》）叶天士治疗痧证辨治时，强调"上焦药用辛凉，中焦药用苦辛寒，下焦药用咸寒"（《叶天士医学全书·痧疹》），这些治疗原则对张聿青颇有影响。如在治疗湿温时，张聿青对吴鞠通的三仁汤加减化裁，进行了广泛的应用。在《张聿青医案·卷二·湿温》中，医案23例70余首方中，三仁汤加减方就有30余首。在湿热阻于中焦时，张聿青多喜用刚燥之品，如半夏、干姜、黄芩，辛开苦降以祛中焦之湿。此外，在运用白虎汤时，亦遵吴鞠通之法。

　　除叶天士、吴鞠通之外，张聿青还受薛雪、喻昌等学术思想的影响。如其将温病分为风温、湿温两类，风温下附冬温、温热、秋燥，湿温下附瘟疫。张聿青认为，"当今之世，病者既属聋盲，医者亦类多粗鄙。风温之说，时有见闻；秋燥之症，转难入耳，谁登喻氏之堂、入喻氏之室者，必曰是燥症，非风温也耶"（《张聿青医案·卷十八·论著·质疑篇》）。进而，张聿青从病因方面区分风温和秋燥并阐发说："夫风为阳邪，盛则生火，火则生风，风火相煽，津液无不被劫，神明无不扰乱，故多眠鼻鼾，发痉神昏，是风温变险必有之症。惟今岁风木在泉，而秋令久燥，燥金克盛木，盛木生化，甚于寻常，故木生火而火气来复，其克金也，势若燎原，壮火食气，则肺之气伤，火烁阴津，则肺之阴伤，能不喘乎？火炼津液，而成胶腻，是以痰多稠黏。……土为金母，湿即燥之化气也。故鞠通吴氏谓复气为火，化气为湿，复而且化，故痰兼湿黄，化少复多，故湿不能济其燥也。若风温则风火内旋，此则燥热伤肺，故彼之变险，则发痉神昏，此之变险则痰鸣气喘，治而愈者，类进甘寒清气，润燥清金。盖金受天气之燥而克盛木，复气伤肺，由内而起之枯燥，与清凉未寒，天气爽燥之燥，判若霄渊，有脉可凭，有舌可验，有象可征，临症推求，深有望于明敏者。"由上可见，张聿青受清代温病学家的影响，并纯熟地运用于治疗实践中，而且特色鲜明。

综上所述，张聿青本于《内经》理论，汲取张仲景、李东垣、张子和、朱丹溪、张景岳、缪希雍、叶天士、吴鞠通等诸贤经验，融各家学说于一炉，又折中各种学说加以变通，形成了独具特色的学术思想和临床诊疗特色。在其病案中，充分体现了张聿青对先圣经典的理解、运用与发挥。即所谓"大将诲人，必以规矩，学者亦必以规矩……神明变化，出乎规矩之外，而仍不离规矩之中，所谓从心所欲不逾矩"（《孟子·告子章句上》）。医者如张聿青之高明者，即当如先生之大道至简，以中医学整体观念、辨证施治为依归，临证方能圆机活法，以不变应万变。

二、学术特色

张聿青好读《史记·扁鹊仓公列传》，叹曰："医之失传也久矣。太史公传扁鹊、仓公，原诊用药，经纬井井，后人摸索可识。而《范书》《陈志》之称华佗，乃猎取怪诞，以神其说，技术暗昧。而史记之荒略因之，盖史之失传也久矣！"（《张聿青医案·附录·张聿青先生传（吴文涵）》）其重视中医经典理论的学习，更精于临床实践。张聿青认为："读书宜知扼要，尤贵阙疑。临证慎思明辨，毋随众为疑。信于疑难症不可轻心掉之，宜别出心裁，以蕲其效。"（《张聿青医案·附录·张聿青先生传（吴文涵）》）现就其学术特色论述于下。

（一）精思脉理

诊脉是中医临床不可缺少的诊察步骤和内容，通过脉象能探讨求得疾病病机真相。《史记·扁鹊仓公列传》曰："今天下之言脉者，由扁鹊也。"《内经》中有《素问·脉要精微论》《素问·三部九候论》等篇详述脉理。《难经》弘扬"独取寸口"候脉言病。东汉张仲景确立了"平脉辨证"的原则。西晋王叔和《脉经》专论脉学。张聿青饱读经书，善于诊脉，在遇到疑难症状时，常能通过病患之脉象以探得疾病真相。在《张聿青医案》中，大部分医案都载有详细的脉象。《如梦录》里亦有其遗留下来散落的脉案记载。

1. 以脉测疾病之病机

在《张聿青医案》中，大部分医案都详细记载了脉象，有的更是凭脉象分析其病机。如《张聿青医案·卷四·内伤劳倦》子厚兄案中，从"脉左寸细数，关部弦搏，尺部细而带涩；右部濡弱，重按微滑，尺部细沉"，认识到"手太阴之津，足阳明之气，足少阴之水，一齐耗亏，而湿痰留恋于胃之上口，致补益之品，不能飞渡胃关，气血从而日耗"的病机。《张聿青医案·卷七·痰饮》毛案中，从"六脉濡软，沉候俱弦，右关尤甚，寸细尺沉，左尺小涩"，认识到"此肝木纵横，夹内伏之痰饮，乘于土位"的病机。《张聿青医案·卷四·内伤劳倦》沈左案中，指出痰浊壅盛和肝木克伐脾土导致的中焦升降失常的脉象异同，即若仅因痰浊壅盛而致中焦斡旋失司，则脉象应滑而大；若病久土虚木乘，则脉象应弦而细。《张聿青医案·卷十·泄泻》林少筠案中，"诊见脉象右尺细弱，左尺小涩，两关右弱左弦，两寸右微左部略搏，是水亏木旺，心肺阴液不足之象"。《张聿青医案·卷十九·丸方》"李左"案云："脉滑，重取濡软。良以脾虚胃实，脾虚则液滞为痰，胃实则胆逆为晕。"《张聿青医案》中详细记载脉象，并因之分析病因病机，使读者疑虑冰释，豁然开朗。

2. 以脉察病情之变化

在《张聿青医案》中的大部分医案，详细记载了患者每次就诊的脉象，张聿青通过脉象的变化来判断患者病情的变化，进而随证施治。如《张聿青医案·卷五·咳嗽》张左案中，"音塞不扬，两年之久，遂起呛咳，却不见红"。张聿青诊得"脉象气口不调"，辨证为"寒热互阻于肺"，投以麻杏石甘汤加细辛、前胡、茯苓、化橘红、枳壳诸药，宣肺涤饮、清热降逆。服药后，音塞较开，咳嗽大减。然复感外邪，温燥耗伤肺津，呛咳复甚，证虽如前，脉象已变。前证"脉象气口不调"，故知邪伏于肺；而今证"脉象左大"，故知金失肃降，肺气上逆，君火失根，火炎上燔，于是再施以清金润肺。又如，《张聿青医案·卷四·虚损》江左案，初诊时"咳嗽""饮食少思"，张聿青根据脉象"细数"，判断其病机为"肺金肾水交亏"；二诊，患者"脉细如丝"，张聿青认为此乃"肾虚之极，肾火夹浊上浮，危在旦夕"；三诊，患者"脉形虚弦，关部独大"，张聿青认为此"饮化为痰，痰化为燥，燥化为火，所有阴津，尽行劫夺"。此案咳嗽日久肺肾两亏，内伤虚损，张聿青根据脉象的变化，治以滋阴补肺、补益肾阴为要，兼以化痰止咳、宣降肺气。《张聿青医案》中详细记载脉象，并以之分析病情变化，并随证换方用药。

3. 以脉断病情之深浅

张聿青还常根据脉象，探求疾病之深浅、病情之急缓、预后之吉凶。

如《张聿青医案·卷一·中风》陈右案，患者"心胸牵及咽喉热辣，环口作麻四肢运用不便"，"脉象虚弦"。根据脉象推断，此"为类中根源"。《张聿青医案·卷二·湿温篇》某案，"呕吐已止，而气湿不化，烦热仍然不退，耳聋不聪，时带谵语"，且"脉糊数不扬"。根据脉象推断，"此湿邪弥漫，清窍被阻，有神昏发痉之虞"。《张聿青医案·卷二·湿温篇》丁左案，患者"左脉弦滑，右部糊滞"。张聿青认为，"此肝阳上逆，夹停饮窒塞气机"，并判断"恐发痉发呃"。《张聿青医案·卷三·丹痧》某案，感受"春温疫疠之邪"，"脉象紧数"，"今则渐增气喘"。张聿青据此认为，"患者危象已著"。《张聿青医案·卷十·产后》患者右，"产后恶露未清，营气阻滞，营失流畅，气聚成形，腹中痛胀，寒热往来"，其"脉数而弦"。张聿青通过脉象，判断病情"恐从实变虚，而至难复"。《张聿青医案·卷八·肝火肝阳》中，患者左"病后自汗，咽中牵腻，有时火从上升，则肌肤灼热"。张聿青诊其"脉数软滑"，据此判断"此由甲木与戊土不降，而乙木独升"，并认为"恐损久不复"。《张聿青医案·卷十·痢》中，患者某"噤口大势，较前虽减，然临圊依然痛坠，节骱作烧，糜饮入口，辄欲反出，上腭、两腮、唇口糜腐满布"。张聿青诊其"脉数滑，久按少情"，据此判断"此湿热内郁，下则压坠腑气，上则熏灼伤阴"，并认为"有厥脱之虞"。总之，《张聿青医案》多详细记载脉象，并以之分析病情发展之深浅吉凶。

综上所述，张聿青临证重视脉诊，常能在四诊合参的基础上，以脉推测疾病之病机，病情之变化，并以之分析疾病发展的深浅吉凶。在《张聿青医案》中，结合症状并详尽分析脉象以推断病机的记载还有很多；其对每个病案的脉理都论述得非常细致，其诊脉水平亦可管窥之。

（二）注重舌象

张聿青临证四诊合参，除重视脉诊外，更重视望舌。常通过舌、脉共同判断病机。如《张聿青医案·卷一·中风》"黎左"案，"脉弦而滑，苔白质腻。此由肝气夹痰，阻于心脾之络为类中之症。刻在鸱张之际，恐阳气复上而不语神昏，痰从内闭。姑先开窍涤痰"。又如，《张聿青医案·卷十三·痔》中，"邵（左）肺痈之后，湿热下趋大肠，每至大便，痔坠下血。日来胃钝少纳，中脘不舒。脉象微滑，舌苔黏腻。似不在阴虚之极、阴络损伤之例。良以湿热伤营，营络不固。非苦温不足以胜湿，非大苦不足以泄热而入肠中也"。此案患者脉象微滑，滑脉有力"为血实，气壅之候"，患者舌苔黏腻；张聿青根据舌象、脉象，判断其病机属"湿热"，病位在大肠，是"湿热伤营，营络不固"所致。

《张聿青医案》中最有特色的，是关于腻苔的描述。关于腻苔，最早记述出现在清·林之翰《四诊抉微·望诊·察舌部》："舌见白胎而腻滑者，痰也，二陈汤主之。"张聿青对腻苔的描述、辨析最为详尽。腻苔的名称，随其特征不同而异。仅在《张聿青医案》中就列举了24种，还有与舌质合参者，共有34种之多。同时，在腻苔的分析上，张聿青很有创见。如《张聿青医案·卷八·肝火肝阳》陈案，"陈右，营血不足，肝气有余"，出现"中气痞阻，眩晕耳鸣，心悸少寐"等症状，治以"养血息肝"。二诊时，治以"滋肾之液以息风木"。三诊时描述其舌苔为"舌苔或黄或白，或厚腻异常，有似阴虚之中，复夹湿邪为患，殊不知人必有胃，胃必有浊，浊随虚火升浮，舌苔自然变异，从可知浊乃假浊，虚乃真虚也"。治以"甘以益胃，滋肾祛热，以息风木"，方用大生地黄、当归身、杭白芍、大熟地黄、玄参、玉竹、天冬、石斛、女贞子、麦冬、西洋参、阿胶、龟板等大队滋阴药。一般认为，阴虚的舌象为少苔或无苔，腻苔用滋阴药易助湿生痰，故忌之。因中阳虚衰所致腻苔，用温阳助运以化浊，不用滋阴药。而陈案中，张聿青提出单纯的阴虚不夹湿即可出现腻苔。针对此种情况的腻苔应该用滋阴药，在其给陈氏所开处方中可见。而对于灰腻苔，张聿青认为此多为湿痰闭郁较盛，常伴见神志不清症状，湿痰有郁而化火的趋势。张聿青对灰腻苔的论述，发前人所未发，值得医者学习之。

张聿青治疗暑湿证，最善辨舌。如《张聿青医案·卷三·伏暑》温明远案中，患者暑湿郁闭，卫阳损伤，张聿青通过舌之变化处方施治。暑湿之邪最易困遏阳气，遮蔽脉道，阻滞津液布散，故最易让人误诊，以犯虚虚实实之戒，张聿青常从舌象及加减药物之后的反应，判断是湿邪阻遏，还是气阴内伤。临床见气阴两虚至出现舌苔剥痕者，于辛开苦降清利之法中加人参、白芍、龟板益其气阴，苔复提示阴液恢复。

《张聿青医案·丸方》潘案中，对阴虚生痰有如下详细论述。"痰多稠黏，甚至带出粉红，咽中作痛。叠投清化，痰渐转稀，粉红亦退。夫痰为胶浊，惟湿盛液滞者才得有此。继育阴之剂，食饮如常。足见湿化然后痰消，气化然后湿化，阴虚不能化气，气不运湿，而痰自内生。张介宾先生谓熟地为化痰之圣药，即此之谓矣。"本案治疗用滋阴化痰法而获效。这是张聿青对张景岳思想的运用与发挥，对现在临床亦有指导意义。

张聿青对湿温之舌苔、脉象，归纳如下。"其舌绛也，只在边尖；其燥也，质多润；其枯黑也，底质多有白苔或无底苔，舌必淡萎甚至干枯如镜；其脉也，数而细或滑而混为特征。"张聿青指出，湿温既有一定之见证，有脉可凭，有舌可验，又何虑临床而眩惑哉。

张聿青在临床上重视四诊，尤重脉舌，强调"有舌可验，有脉可凭，有象可稽"。张聿青临床辨证时重视舌脉的变化，往往通过舌苔的变化判断体内湿邪的祛除程度、阴津气血的恢复程度等。张聿青辨舌准确，是后学者之楷模。

（三）重视脾胃

脾胃为后天之本，专借之以容纳五谷而克化之，为气血生化之源也。脾属土而居成五脏之中，寄旺于四时之内，以土能容载万物之故。故有云：有胃气则生，无胃气则死。张聿青临证重视脾胃。《张聿青医案》中，记载有76种内科疾患。卷十六载有少量外科及皮肤病证，卷十七为妇科病证。张聿青治疗疾病的过程中，尤其重视脾胃。

1.治病求因健脾气，重病轻服保胃气

张聿青治疗疾病，首辨病因。如对于湿热熏蒸所致咳嗽，张聿青指出"嗜饮过度，肺胃湿热蒸腾"，或"邪袭于外，湿蒸于内"等，均可致病，

同时善于立足整体观辨证施治。如湿热熏灼，痰浊上泛，咳嗽于是乎生。张聿青谓："经谓久咳不已，则三焦受之；三焦者，气之海也。"又曰："古人治痰八法，理脾原属首务。"对于咳嗽日久致中气虚者，张聿青认为治当培土以生肺金。因湿久伤脾，脾虚运化乏力，又酿痰聚肺，唯健脾可杜生痰之源。

治疗汗证因气虚湿蒸所致者，张聿青认为，气虚脾弱，水谷精微转化为湿，湿蒸而卫气不固，自汗乃作，故以理气健脾胃为大法，药用参须、白术、茯苓益气健脾，猪苓、泽泻化湿，枳壳、陈皮、木香、豆卷理气和胃。如是脾运复而湿邪除，自汗愈。

张聿青治疗小儿诸多疾病，皆重视脾胃升降与运化，故多用半夏、陈皮、范志曲、炒荷叶，祛其痰湿，或化其积食，或升清降浊。值得深入挖掘学习。

张聿青治疗血证，对于劳伤中气，火载血行，血因之而溢者，则益其中气。因中气足则火莫能犯。劳伤中气，何以生火？李东垣《脾胃论》有言："火与元气不两立，一胜则一负。脾胃气虚，则下流于肾，阴火得以乘其土位。"中气虚损，则阴火内生，火载血行，血从上溢。清胃降火虽能止血于一时，但中气不复，则阴火易动。治当求本，故以补益中气、养血止血为大法。张聿青治疗血证，参照唐容川治血之"止血、化瘀、宁血、补虚"四法，肺肾同调，肝脾同治，体用兼顾，丝丝入扣。

张聿青在治疗内伤劳倦为主的胃脘痛、嗳气、泄泻、脘痞等疾病时，多从脾胃入手。从《张聿青医案·卷四·内伤劳倦》所载诸多医案可以看出，胃痛、脘痞、泄泻、嗳气、食少等疾病，虽然症状表现不同，但基本病机皆为脾胃升降失常。其中，或因湿热困阻，或因饮食劳倦，或因气滞血瘀；或因气血亏虚，脾气无以升清，则见泄泻诸症；胃气不能降浊，则见脘痞胃痛诸症。病位在脾胃，而与肝、肺、肾密切相关。《素问·经脉别论》曰："饮入于胃，游溢精气，上输于脾，脾气散精，上归于肺，通调水道，下输膀胱，水精四布，五经并行。"水饮痰湿的形成，与肺、膀胱及肾密切相关。肝属木，脾胃为土，土虚无以制木，往往导致木旺乘土，木火偏亢，又会煎灼津液，炼津成痰，久而成虚成瘀。张聿青治疗内伤虚损处方用药，常以升清降浊、化湿和中、调和脾胃为治疗大法。

张聿青治疗便秘，根据病情，喜用润药以通便，慎用泻药以免伤及中气。如《张聿青医案·卷十·便闭》某案，"久痢脏阴损伤，腑阳转燥，便艰不爽"，患者"久痢"引起"脏阴损伤"，故药用火麻仁、苦杏仁、山药、白芍、芝麻、瓜蒌仁、当归、鲜苁蓉等润药以养阴润肠。案 5 某案，因"年近古稀，腿股软弱，兹则大便不解，六脉细涩"，故推断其病机为"血液枯燥"，治以"养血润燥"为大法；方中除用火麻仁、苦杏仁、松子仁、柏子仁、鲜何首乌润肠通幽之外，又增入鲜苁蓉、当归、牛膝、怀山药补益肝肾而壮筋骨。

张聿青治疗喘证，常师法张仲景，重视顾护脾胃。喘证之发作，或因"寒入肺腧，稍涉感寒，则外寒与伏寒相触，遂致咆哮咳嗽频发"(《卷五·喘·顾童案》)；或"先感风寒，既饮火酒，寒热互阻于肺，痰饮因而上升致肺气不能下于肾，气喘痰鸣"(《卷五·喘·侯右案》)；还可因脾肾不足，气化失常，"水谷之气，生痰聚饮，饮阻肺下，气喘痰多盈碗"(《卷五·喘·某案》)。治疗则多采用张仲景温阳化饮之法，降气平喘之时重视温中和胃；用药喜用桂枝、煨生姜、白芥子、旋覆花、苦杏仁、干姜、半夏、化橘红、五味子、炙甘草等；且处方药量极轻，麻黄、桂枝、生姜、细辛、五味子，多在 1g 上下；其中，用量最大的紫苏子也不过 6g。一剂总量常不足 15g。张聿青自喻此为重病轻服法，以顾护脾胃，较适合南人体质特点。

2. 制方丸雾缓治之，久病体虚用膏方

张聿青重视脾胃，还体现在服药方法和剂型选择上。《张聿青医案》最后两卷为丸方、膏方，分别载医案 40 例、27 例。而在其他卷中还广泛地应用"末药"，或为主方，或配合汤剂使用。对于久病需用猛剂者，张聿青仿张仲景制方为丸或使用膏方、末药，以图缓攻其疾，使邪去而不伤胃气。

（1）丸剂

对于久病需用猛剂者，张聿青仿张仲景制方为丸，长期服用，以图缓攻其疾，使邪祛而不伤正。如《张聿青医案·丸方》孙右案，患者胃痛呕吐日久，曾从肝胃论治，几年来时发时止。张聿青认为，其"脉象沉弦。夫肝虽横暴，无刚锐无穷之理；胃虽被犯，无终始不知之理。盖由胃有痰滞隐伏，虽曾攻逐一鼓而下，其胶稠凝聚者，依然内踞，特猛剂断非久病所宜。拟胃苓法，寓猛于宽"；于是用"茅山苍术七钱，米泔浸一宿，取出，同芝麻炒，去芝麻　茯苓一两五钱　上川朴五钱　生熟於术各四钱　广陈皮七钱　猪苓一两　生熟甘草各二钱　官桂四钱　泽泻七钱　白蛳螺壳五钱，煅"，做成丸剂服用。

有些疾病，发病虽烈，却不宜用汤剂；应顺其病势，丸药缓攻之，以防伤正。如"过左"案载："心痛彻背，本有成法可遵，无如宿有喉症，辛热之药，不能飞渡，所以攻逐痰水，以展其胸中之阳气，辛润滑利，以通其胸中之阳气，复以辛温大热之品，匦以进之。喉无所苦，其为阴邪厥逆上干，可以显见。故喉痛一层，确是阴盛逼阳于上，若是阴虚火炎，断无一腔之内而相反若是者。进遵金匮成法，似不为过。人参须五钱，另研，和入，野於术八钱，整砂仁五钱，制乌附片五钱，云茯苓二两，广木香四钱，炙黑草四钱，炒蜀椒四钱，赤石脂五钱，炒淡干姜五钱。上药研为细末，蜜丸如桐子大，每空心服二钱。"

对于一些病程较长，久病气血虚弱之人，需长期服药坚持治疗，张聿

青将药做成丸剂缓缓治之，以图邪祛正复。如《张聿青医案·丸方》周右案，"经，常也，不失其时，其来有信，故谓之经。然必冲脉通流，心脾生化，源源相济，自无阻滞之虞。今月事每数月而来，临行并无痛胀涩少之类，惟于清晨阳旺之时，腹中微微而热。脉濡细，左关微弦。此营血不足，虽至一月，冲脉未满，所以迟迟其来。拟调气以生血。煎方恐不耐性，而浅尝辄止，用以丸药缓调，丸药尽再觇动静投药"。本案患者月经数月方行一次，经前不伴有胀、痛、涩、少等症状，唯觉清晨腹中微热。诊得其脉濡细，左关脉微弦。张聿青认为，"此营血不足，虽至一月，冲脉未满，所以迟迟其来。拟调气以生血。煎方恐不耐性，而浅尝辄止，用以丸药缓调丸药尽再觇动静投药"。故处方如下："西党参，元米炒，三两，炒野於术一两五钱，云茯苓二两，川断肉二两，生熟甘草各三钱，杜红花，酒炒，七钱，全当归二两，酒炒，紫丹参二两，抚川芎一两五钱，女贞子一两五钱，大熟地三两，砂仁拌，炙，制香附三两，大生地一两，姜炙，杭白芍一两五钱，酒炒，丹皮一两五钱，茺蔚子二两，小黑豆一两五钱。"又如，陈左案中，"类中之后，诸恙渐复"。张聿青用"姜汁一分、竹沥九分泛丸"，以求扶正祛邪。盖"今大势已退，惟络隧不能流利，什一之病，断无即为更章之理，略参顾本可耳"。

（2）膏方

在《张聿青医案·卷十九·膏方》中，共有27例医案。其中，男性12例，女性14例，第18例无标示。病种依次是中风、血证、眩晕、脱发、久带不止、遗泄数年、经事后期、头痛、哮咳、膝膑酸痛、高年痰饮、梦遗、产后音喑、咳嗽、不孕、瘕聚、肩痹背肋疼痛、痰多眩晕、左头痛、多寐、月经过多、不寐、遗精伴心悸、中脘痞闷、痰饮、眩晕伴遗精、神情妄乱；以内科杂症为主，涉及男、女、幼童诸科疾病。主方中用药628味，收膏的药物41味，共计669味。每个膏方中，最少用药16味，最多用药33味。收膏的药物中，阿胶、鹿角胶、鱼鳔胶、龟板胶、蜜、冰糖、白糖、雪梨汁、桑枝膏等收膏，亦有3方为清膏，没有辅料收膏。从入膏的药物发现，共计133味，张聿青喜用食品入药，如扁豆、莲子、淡菜、鸡头、鸡子白、橄榄、梨、蜂蜜、白糖、冰糖等，收膏之品常用阿胶。纵观张聿青膏方治疗病案，素体为"形体苍瘦，阴虚多火之质"；或"劳伤中气"，或"肝肾病亏"；或"肝肾空乏，带脉有损"；或"遗泄频来，数年不愈"；或"自幼哮咳"，或"高年气血两亏"；或"产育频多，营血亏损"；或"脾弱湿困""命阳不振""阴浊弥漫，胸中阳气失旷"；或"阴分久亏"等虚弱之体。尽管病种多样，膏方均不离乎补，但张聿青亦强调辨证而施，注重体质差异，补气、血、阴、阳以救偏却病。张聿青之膏方，量体用药，善用食疗，冀膏方可通过药物的调养，既可以达到未病先防，已病防变的目的，又不伤及胃气。

（3）**雾剂**

张聿青善用雾剂。如《张聿青医案·卷二·湿温》中"江苏抚军吴"案，其用西洋参五钱、玄参八钱、细生地一两、北沙参一两五钱、麦冬一两、生甘草二钱、白芍四钱，加荷叶二两，用壶取露，随意温服。看其描述，"养阴救津，甘凉之品，有益于胃，即损于脾。再仿前人药露之法，专取其气，以润其津，于脾无损。在中阳不足，张聿青先生喜用上瑶桂饭丸姜汤送下，目的是辛温大热之品（瑶桂），另制为丸，飞渡上焦，免致伤液"。指出该丸直接作用于中焦，使离照当空而阴霾自散，又可避免其耗伤上焦之阴液。该案具体如下："江苏抚军吴，病湿温下虚，缠绵两月有余，仆以病近膏肓，恐药石难于奏效，以未便立方辞。主人坚恳至再，不得已勉尽绵力，将病脉症因，方治宜忌，变方案之式，为之分列各条，备诸方家及主政采择之。一、久病湿热，化燥化火，而藏气虚微，脉至少神，症属难治。循例告辞者为此。二、病既沉重，不能袖手，惟有细究其理，勉为调治。三、口燥舌黄带灰,时喜凉饮,非胃中热甚,安得有此。四、谵语错语,病涉于心。盖阳明胃脉,上通于心,胃热上乘,则心神为之扰乱。五、胃中燥火,原从湿热所化。夫湿热何以致燥。盖津之与液,清浊攸分,升降异致。浊之清者为津,清之浊者为液,液从上而下降,津从下而上升,滋养涵濡,悉赖津液敷布。今湿邪抑郁,则津液不布,燥是其标,湿是其本。六、救阴即是润燥,降火即是清心,无如津不上承,清之养之,仍苦扬汤止沸。七、大腹饱满,按之而软,谓之虚膨。虚者何,脾虚也。脾有气血,有阴阳,虚膨不运,脾虚其阳,确有可见。八、胃有燥火,而脾虚其阳,勉欲挽回,动辄矛盾。九、泻胃热而仍顾虑脾阳,前人有连理汤一方,兹仿其意。十、连属苦燥,姜属辛燥,似有抱薪救火之弊。但火从燥化,燥从湿化,燥为假燥,湿为真湿,正治从治,例得权宜。十一、养阴救津,甘凉之品,有益于胃,即损于脾。再仿前人药露之法,专取其气,以润其津,于脾无损。川雅连五分,炒,炮姜三分,生熟甘草各二分,以上三味煎服。上濂珠三分,西黄一分,辰砂二分,飞。三味研细末,先调服。西洋参五钱,元参八钱,细生地一两,北沙参一两五钱,麦冬一两,生甘草二钱,白芍四钱。上药七味,加荷叶二两,用蒸壶取露,随意温服。"

由上可见,张聿青临证之时,重视调治脾胃,培养后天;常据病情之不同,善于使用不同之剂型,以保护胃气,以防伤正。张聿青临诊时,非常注重剂型,此用药特点及思路,值得后学者从中学习与借鉴。

(四)善于化痰

痰者,由气脉闭塞,津液不通,水聚成湿,湿停成饮,饮凝成痰。各种疾病多可兼湿兼痰兼饮,湿、痰、饮表现不同,皆属津液之病。纵观《张聿青医案》,其治疗疾病善于化痰,认为诸病多由痰作祟。诸痰者,或素体多湿痰;或五脏功能失调,运化水湿功能失调所致;或血脉壅塞,饮水停聚而不消散所致。

1. 形丰多痰分虚实

张聿青认为，形体肥胖之人，多痰湿偏盛。患者肌肤盛壮，痰湿积内，可致多种疾病，如中风、痰饮、肝风肝阳、身痛、呕吐、麻木、淋浊、阳痿、不寐等。

《张聿青医案·卷一·中风附类中》黎（左）案载："气虚多湿之体，加以劳顿掣动阳气，致阳气夹痰上升。"此案"八诊"记载："体丰者多湿多痰，所以治痰在先。"又如，徐左案记载："体丰于外，气弱于内。气弱则饮食酿痰，阻于心脾之络，风阳夹痰。"此两案患者，素体肥胖，脾气不足，多湿多痰；痰因风阳而动，故见中风。

《张聿青医案·卷七·痰饮》第 11 个病案记载，王左"昔肥今瘦""尊体丰伟"，若"病发则吐呕痰水"。据《张聿青医案·卷七·痰饮》第 26 个病案记载，王左"体丰则中虚，中虚则气弱，气弱则脾土少鼓旋之力，肺金乏清肃之权，于是而向之流布为津为液者，遂凝滞而酿湿为痰"。此两案患者，形体丰硕，脾阳不运，而发痰饮。

《张聿青医案·卷八·肝火肝阳》严左案载："体丰湿痰素盛，熬夜劳神。阳不收藏，致肝阳夹痰上升，头昏眩晕，恶心欲呕，胸闷不舒。"本案患者体型丰硕，湿痰素盛，因熬夜致阴火上升，肝阳夹痰逆上而见诸症。第 22 个病案记载："褚右，体丰多湿，湿盛生痰，痰在胸脘，甚则呕吐。"《张聿青医案·卷九·身痛》载："孙右，体丰多湿，湿郁经络，体时酸痛。湿土化风，头作眩晕。"本案患者体丰多湿之体，湿阻于经络，湿化生风，故见诸症。

《张聿青医案·卷十·呕吐》载："右，体丰多湿，湿盛生痰，痰阻胃腑，中州窒痹，呕吐痰涎。"本案患者体型丰硕，湿盛生痰，痰凝于胃脘，胃气不降，故见呕吐痰涎。

《张聿青医案·卷十二·麻木》载："谢左，起居如常，惟手小指常觉麻木，右膝微痛。素体丰盛，湿痰有余。考小指之端，为手太阳之脉起处，而足太阳之脉从外廉下合腘中，循京骨至小指外侧，则是所病之地，皆太阳部位。良以太阳为寒水之藏，痰湿有余，则太阳之经气不宣。"本案患者素体丰硕，痰湿偏盛，太阳经气受阻，故见其所循行部位麻木疼痛。

《张聿青医案·卷十三·淋浊》载："金左，体丰多湿，湿郁生热，热与湿合，注于下焦，致阴茎皮碎，并不腐溃，其非蕴毒可知。湿热熏蒸，咽辄作痛，目赤遍身瘖瘰。"本案患者体型丰硕，湿热蕴结，故见诸症。

《张聿青医案·卷十三·阳痿》载："左，体丰多湿，加以大病之后，余蕴未清，以致湿邪流行入络，髀关及左腿膝作酸，麻木不仁，艰于步履，腰背作痛，卧着尤甚。湿邪久困，则相火为之郁遏，阳道不举。"本案患者体丰多湿，湿邪入络，留恋郁遏阳气，故见诸症。

《张聿青医案·卷十四·不寐》载："经莲山太守，体丰于外，气瘠于内，气弱则脾土少运，生湿生痰。痰生于脾，贮于胃，胃为中枢，升降阴阳，于此交通。心火俯宅坎中，肾水上注离内，此坎离之既济也。水火不济，不能成寐，人尽知之。不知水火之不济，非水火之不欲济也，有阻我水火相交之道者，中枢是也。肝木左升，胆木右降，两相配合。今中虚夹痰，则胃土少降，胆木不能飞渡中枢而从下行，于是肝木升多，胆木降少，肝升太过矣。太过而不生风、不鼓动阳气也得乎。胆木升浮，上为耳聋等症。病绪虽繁，不越气虚夹痰也。"本案患者形丰体虚多痰，升降失常，阴阳失和，故见不寐。《张聿青医案·卷十四·不寐》第14个病案载："某，体丰多湿，湿土生痰，痰盛则水火之升降被阻而为不寐也。"本案患者体丰多湿，湿聚成痰，痰阻气机，升降失常，故见不寐。

张聿青认为，人受气于水谷，水谷之气，流则为津为液，滞则为饮为痰。流者气化之流，滞者气化之滞。尊体丰伟，断非阳虚可比。故张聿青治疗形体丰硕之痰证患者，根据脉证，随其虚实，或平肝疏风，或降气化痰，或和胃化湿，或健脾化痰，随其病机而分别治之，诚为至善。

2. 脏损生痰调其脏

脾为生痰之源，肺为贮痰之器。肝主疏泄，肾主水液。张聿青认为，痰的形成与肺、脾、肝、肾功能失调关系最为密切；其临证治疗痰证，善于通过现象看本质，以脏腑辨证为指导，随其所病之脏而分别处之。

对于肺肾不足所致痰喘、咳嗽等，张聿青认为肾的固藏失职是发病的一个重要病理因素。反复强调"肾阴亏虚为致病之源，冲阳逆上为传病之地"。由于"肺合皮毛，毫有空窍，风邪每易乘人，必乃封固闭密，风邪不能侵犯，谁为之封，谁为之固哉？肾是也。经云：肾者主蛰，封藏之本，精之处也，则知精气闭蛰于内、表气封固于外"（《张聿青医案·卷五·喘·陈左案》）。精气内存，邪不可干，卫外固密，邪何由之！这是张聿青治喘重视滋养肾阴的一个重要理由。并以此为根据，对喘证每发于秋冬作了生动说明。其曰："肾本空虚，往往一至秋冬，气不收藏，为咳为喘者多矣。"（《张聿青医案·卷五·喘·陈左案》）又曰"肾虚液炼成痰，上阻肺降"；"其标在上，其本在下"。对于肾精不足，根本不固，金水不相生，气失摄纳，逆气上奔之咳喘痰多者，认为病机当重以责肾，方选左归饮、金水六君煎等加减治疗，在补肾的基础上合化痰药标本同治。

对于脾气不足，运化水湿功能不足导致痰多者，张聿青则首重健脾，同时，随其病机分别处之。如《张聿青医案·卷十四·汗》案2梁左案载："叠进黄芪建中汤，咳嗽盗汗俱减。然痰涩不爽，每至半饥，其咳即甚，形体恶寒，脉象细弱。"张聿青脉证合参，认为病机为"阴伤及阳"，故以"甘药补中"，以四君子汤合甘麦大枣汤化裁治之。方中用黄芪、人参、茯苓、甘草、大枣、怀小麦益气养心，固表止汗；茯苓、橘红化痰湿，伍以胡桃肉温补肺肾。二、三、四诊，于盗汗愈后尚有咽塞、呛咳，胃纳不起等脾肺肾虚损不复之症状，故续以麦门冬汤加减；药用参须、麦冬、甘草、蛤壳、茯苓益脾气养肺阴而化痰止咳，黄芪固表，桂枝通阳，五味子敛肺气，左归丸、都气丸、菟丝子、巴戟天、牛膝补益肝肾；如是气阴得复，诸症自疗，盗汗得以根治。又如，《张聿青医案·卷十九·丸方》李左案载："脾虚则生湿，气弱则生痰。然中气空虚，何至胆阳上逆而为眩晕。脉滑，重取濡软。良以脾虚胃实，脾虚则液滞为痰，胃实则胆逆为晕。"本案患者脾气虚弱，运化水湿功能不足，湿聚成痰；胆随胃逆，故见眩晕诸症。治以健脾化痰、平肝疏风法，以生姜五两煎汤泛丸，橘红汤送下，以助和胃化痰温中之力。

对于肝胃不和，气机不调致痰多者，张聿青善于抓住病机之本，或调肝，或和胃，观其病机，随证论治。如《张聿青医案·卷十九·丸方》孙右案，患者胃痛、呕吐日久，从肝胃论治，几年以来，时发时止，效果不是很理想。张聿青分析认为，"脉象沉弦。夫肝虽横暴，无刚锐无穷之理；胃虽被犯，无终始不知之理。盖由胃有痰滞隐伏，虽曾攻逐一鼓而下，其胶稠凝聚者，依然内踞，特猛剂断非久病所宜。拟胃苓法，寓猛于宽"。于是用"茅山苍术七钱，米泔浸一宿，取出，同芝麻炒，去芝麻；茯苓一两五钱，上川朴五钱，生熟於术各四钱，广陈皮七钱，猪苓一两，生熟甘草各二钱，官桂四钱，泽泻七钱，白蛳螺壳五钱，煅"，做成丸剂服用。本案病虽起于肝胃不和，然患者胃中停痰，当先化胃中痰涎；痰祛胃土敦厚，肝自不来乘逆。又如，《张聿青医案·卷五·咳嗽》陈右案，患者"肾本空虚，封藏不固，暴凉暴暖，感于肌表，肺辄内应，痰饮因而复发。气喘胸闷，痰不得出，痰从偏左而来，以肝用主左，肝气夹痰上逆，所以其势尤甚"。张聿青认为，本案患者情志不遂致肝气不舒，"药饵之外，务须怡情以条达肝木，使气不上逆，勿助痰势，其病自然少发也"。再如，《张聿青医案·卷八·肝火肝阳》王右案，患者"向有痰饮，兹则心悸不宁，遍身筋脉动跃，背脊寒冷，渐即汗出。脉象弦滑，舌胖苔腻"。张聿青辨其病机为"肝阴不足，脾胃湿痰悉随肝阳鼓舞，君火为水气所干，以致摇撼震动"。其以真武丸、指迷茯苓丸健脾固肾化痰之本，方用"茯苓神、石菖蒲、制半夏、广橘红、真武丸、远志肉、块辰砂、煨天麻，指迷茯苓丸"，可谓用方巧妙。

对于湿痰所遏，阳气不通所致痰证，张聿青认为，当以通阳为首务，不能执泥于温阳。诚如《张聿青医案·卷十八·论著·述都督夫人病原》所云："饮蓄肺胃也。初诊之时，见其脉弦，亦以为木郁致之，而投药罔效。嗣察弦脉，沉候愈搏，因思沉弦为饮，则知此症实因饮阻肺胃之分，气不得通，故胸胁作痛。肺右旋而下降，饮阻其下降之令，故发为气升。饮阻则营卫循环失度，故为寒为热。精神气力衰微，由病而致，能却其病，则精神气力，不补而自复矣。所以导痰、温胆、四七、二陈、越曲、大和中饮、正气散等汤专主疏利痰气，痰气化而胸阳以通，故痛止。痰去则肺气得降，故喘宁。营卫无所窒碍，故寒热愈也。精力不补自复者，譬如人身负物，则手足沉重，一旦释其重负，岂不手足轻便，快然自如哉。所以昔常偃卧，而今俨如平人。虽经一月或数十日，必倦怠嗜卧，而肌肤凛凛然，似寒非寒，吾知其饮食又酿湿痰于内，脾阳受困，阳气不通，不能敷布，所以仍如前治，辄应手效验也。或又曰：然则通阳而独不投附桂，何也？曰：阳虚不布者，当用附桂人参之属以助其阳，此则阳气无损，不过为湿痰所遏，不能敷布，非真正阳虚之比，所以化其痰、和其中、理其气，阳气一通，便爽适矣。"

3. 寒热虚实辨其性

张聿青临证治疗诸痰证，重视病性之寒热虚实。如《张聿青医案·卷三·诸寒热》载："痰阻营卫，与阳虚生外寒，阴虚生内热者，迥异也。"张聿青洞悉寒热属性，指出痰阻所生寒热之证，迥异于阳虚证、阴虚证。此篇中论曰："某，气虚多痰之质，偶食黏腻窒滞之物，气由此不行，湿由此不运，痰由此不化，营卫由此而阻，阴阳由此而乖，遂至阴阳相争，先寒后热。郁极而通，两次大汗，阴阳稍得协和，热势因之渐缓。然脾肺升降，仍为痰气所阻，右胁作痛，痰鸣带咳。盛纳在胃，运化在脾，所谓窒滞者阳明也。气之不行，胃气之不行也。湿之不运，胃湿之不运也。脾为生痰之源，胃为贮痰之器，肺为出痰之窍，痰之不化，是胃中之痰不化也，阻于斯，滞于斯。寒热交争之下，热虽循减，而胃中之痰湿，已被熏蒸，于是随其阳土之性而欲化燥，舌苔为之焦黑。舌色如此，而不甚热，不烦闷，不口渴引饮者，独何欤。以痰湿熏蒸，化燥化热，皆由气机郁遏，津液不行，不若时邪之症，温气化热之后，烁液劫津而成燥也。阳明胃络，上通于心。今胃中为痰湿弥漫之区，所以神机为之不运，神倦如寐，中脘板硬。脉象左寸微浮，关部濡滑，尺部沉细，右寸细滞，关弦尺弱。证由痰湿食停阻，传变化燥，以平素气弱，而致化火不足。化燥不足。惟恐里气一虚，而湿痰内陷，以致神迷。拟疏化痰湿，参入苦降辛开，即阳土宜清阴土宜温之意。备诸方家采择。"此段论述极为精辟，指出痰气交阻所致之寒热当温化，当健脾，又当防里虚。《张聿青医案·卷三·诸寒热》左案载："久嗽不止，痰稠厚腻，甚则色带青绿，寒热往来，脉软而数。"张聿青认为"此肝肾素亏，而脾胃之痰热，熏蒸于肺，阴阳开合之机，悉为痰阻，此所以为寒为热也"。此案系脾胃痰热，熏蒸于肺，肺失宣降，故上逆为嗽，肝肾素亏，则见久嗽不止；肺之通调水道功能失调，脾之运化水饮功能失司，肾之气化功能失运，则水饮弥漫三焦；又遇阴虚阳亢体质，久则炼津为痰，痰热阻于少阳三焦；少阳为人体阴阳开阖之枢，正邪纷争，则见往来寒热。此案中，张聿青用桂枝和营卫，二陈汤加苦杏仁、川贝母、海蛤粉止咳化痰，郁金能"开肺金之郁"（《本草从新》）；诸药合用，内热可除，痰实可祛。二诊时痰湿稍退，而营卫流行尚不能协和，寒热往来之证仍在，故继以和中化痰法，前方去苦杏仁、川贝母，加人参须益其中气，干姜、白术以运中化饮，用之得法；故三诊时阴阳并交，寒热已止，纳增痰爽。张聿青指出，痰阻营卫，与阳虚生外寒，阴虚生内热者迥异；痰阻营卫，阳不得出，阴不得入，阴阳不交；阳郁于内则生热，外无以得阳气之温煦故生寒。

《张聿青医案·卷三·伏暑》荣右案，论及伏暑病机，指出"人之一身，营卫阴阳而已矣，周流贯通，无一息之停。卫者阳也，所以卫闭者则生寒。营者阴也，所以营郁则生热"。论治法时，指出"肝胆之火，势若燎原。大苦泄热，大寒胜热"。治"某左"案时，辨证为肝胆湿热，认为"三焦之暑，太阴之湿，悉经化火，充斥三焦。非大苦不足以泄热，非大寒不足以胜热也"。

《张聿青医案·卷一·中风》冯右案载："肝风夹痰，中于腑络，骤然手足偏左不遂，口眼歪斜，言謇舌强。若以中络而论，尚无关于大局。但心中烦懊，烙热如燎，时索凉物，有时迷睡，神识时清时昧，呃忒频频。脉弦大而数，舌苔白腻。腑络既阻，而痰火风复从内扰，神灵之腑，为之摇撼，所以懊恼莫名。痰在胸中，与吸入之气相激，所以频频呃忒，饮食不得下咽。若再覆中心络，必至神昏不语，诚极险又极可虞之际也。勉拟清镇护神，以御其痰火之直入，再参降胃化痰息肝。即请商酌行之。制半夏一钱五分，天竺黄三钱，旋覆花绢包，二钱，九节菖蒲五分，陈胆星一钱，代赭石四钱，煨天麻一钱五分，茯苓神各二钱，竹茹水炒，二钱，净双钩二钱，濂珠三分，西黄四厘，二味研末，梨汁先调服。二诊神迷转清，烦懊较定……四诊：昨诊痰火风劫阴，恐舌起糜腐，实证变成虚证。今诊脉弦大渐转细弱，舌苔果白起腐，上腭、两腮均布糜点，呃忒虽止，而多言妄笑。五志之火，尽从上亢，而真水欲竭，不能相济。一波未平，一波又起，恐药力不克抵制。勉拟救阴泄热，清护神明。阿胶珠蛤粉炒松，三钱；细生地四钱，川贝母二钱，西洋参一钱；生牡蛎打，先煎，五钱；大麦冬去心，三钱；东白芍酒炒，一钱五分；朱茯神三钱，灘珠粉四分，分两次服。"张聿青根据本案患者脉舌"脉弦大而数，舌苔白腻"，判断其病机乃"肝风夹痰火内扰"所致，属于实证。四诊时，患者"脉弦大渐转细弱"，又言"实证变成虚证"。同一病案，虚实不同，治法亦不同。

4. 药物炮制增其功

中药的炮制，是中医长期临床用药经验的总结。中药经炮制之后，对药物性味有不同程度的影响。如：姜汁制栀子，通过"反制"降低栀子的苦寒之性，以免伤中。胆汁制黄连，通过"从制"，使药物的性味增强，增强黄连苦寒之性，所谓寒者益寒；酒制仙茅，增强仙茅温肾壮阳作用，所谓热者益热。通过药物的炮制，可以改变药物的升降浮沉与归经。如酒制引药上行，醋制入肝，蜜制入脾，盐制入肾。中药经炮制后，还可降低或消除其不良反应，以保证用药安全。如生川乌、草乌、附子有毒，以甘草和黑豆制后其毒性大为降低。中药的炮制是历代医学都极为重视的问题，张聿青临证时亦十分注重中药的炮制。为增强方药化痰之功，张聿青将药物炮制运用到极致。如"郁金用明矾三分，化水磨""竹茹，姜汁炒""远志肉，甘草汤炒""橘皮，盐水炒""女贞子，酒炒""黄柏，姜汁炒""沙苑子，盐水炒""二泉胶，蛤粉拌炒""瓜蒌仁，姜汁炒""枇杷叶，去毛，炙""百部，蜜炙""真川贝，炒黄""半夏，竹沥拌""桑白皮，炙""川雅连，姜汁炒""川连三分，干姜五分，同炒""广郁金，明矾三分，化水磨""竹二青，姜汁炒""大生地，姜汁炙""五味子，同干姜打""大熟地，砂仁炙""半夏曲，盐水炒""山栀，姜汁炒""补骨脂，盐水炒""橘红，盐水炒""野白术，枳实，二味同炒""鲜生姜，蜜炙"等。

综上所述，张聿青临证治病重视治痰，重视患者体质，重视脏腑辨证，善辨疾病寒热虚实属性，重视药物炮制，给后学者化痰以规矩准绳。

（五）长于调肝

在整体观念的指导下，根据五脏相克理论，张聿青临床治病重视调肝，通过调肝使五脏气和，以达到"阴平阳秘"。

1. 清肝平肝法

张聿青治疗肝木火旺诸症，常用清肝法。如治疗木火刑金所致咳嗽案，常用黛蛤散、广郁金、栀皮、川贝母等清肝解郁之药，以杜绝肝火偏亢，木火刑金。肺为华盖，位居最高，当木火沸腾之际，凭其炎上之性，乘侮肺金则咳。这就是张聿青所说的"致肝火逆犯于肺""木叩金鸣"；"肝火内灼，阴分日亏，阳气偏亢""金病不能制木，则木火自必刑金"等。此类病证，若不及时控制其病机的发展，每多变为难治之疾。

又如，其治噎膈案载："胡云台方伯，年逾花甲，阴液已亏，加以肝气不和，乘于胃土，胃中之阳气不能转旋。食入哽阻，甚则涎沫上涌。脉两关俱弦。噎膈根源，未可与寻常并论。姑转旋胃阳，略参疏风，以清新感。竹沥半夏一钱五分，炒竹茹一钱，川黄连五分，淡黄芩一钱五分，淡干姜三分，白茯苓三钱，桑叶一钱，池菊花一钱五分，白蒺藜一钱五分，白檀香一钱，劈。二诊：辛开苦降，噎塞稍轻。然左臂作痛，寐醒辄觉燥渴。脉细关弦，舌红苔黄心剥。人身脾为阴土，胃为阳土，阴土喜燥，阳土喜润。譬诸平人，稍一不慎，饮食噎塞，则饮汤以润之，噎塞立止，此即胃喜柔润之明证。今高年五液皆虚，加以肝火内燃，致胃阴亏损，不能柔润，所以胃口干涩，食不得入矣。然胃既干涩，痰从何来？不知津液凝滞，悉酿为痰，痰愈多则津液愈耗。再拟条达肝木而泄气火，泄气火即所以保津液也。然否即请正之。香豆豉，光杏仁，郁金，炒瓜蒌皮，桔梗，竹茹，川黄连（干姜六分煎汁收入），枇杷叶，黑山栀，白檀香。三诊：开展气化，流通津液，数日甚觉和平，噎塞亦退。无如津液暗枯，草木之力，不能久持，所以噎塞既退复甚。五脏主五志，在肺为悲，在脾为忧，今无端悲感交集，亦属脏燥之征。再开展气化，兼进润养之品。光杏仁三钱，广郁金一钱五分，黑山栀三钱，竹沥七钱冲，姜汁少许，冲，炒瓜蒌皮三钱，白茯苓三钱，枳壳五分，炒苏子三钱，大天冬三钱，池菊花一钱，白檀香八分，枇杷叶去毛，四片。四诊：开展气化，原所以泄气热而保津液也。数日来舌心光剥之处稍淡。然左臂仍时作痛，噎塞时重时轻，无非津液不济，胃土不能濡润。咳嗽多痰，亦属津液蒸炼。肺络被灼，所以脏燥乃生悲感。再化痰泄热以治其标，润养津液以治其本。白蒺藜三钱，黑山栀三钱，光杏仁三钱，怀小麦六钱，池菊花一钱五分，广郁金一钱五分，炒瓜蒌皮三钱，生甘草三分；大南枣四枚，劈，去核；盐水炒竹茹一钱。接服方：鲜生地五钱，天花粉一钱五分，大麦冬三钱，甜杏仁三钱，生怀药三钱，白蒺藜三钱，焦秫米二钱，青果三枚，打，梨汁一两，温冲。"（《张聿青医案·卷十·噎膈》）本案患者年逾花甲，罹患噎膈之证。张聿青根据脉证，判断其病机为高年阴亏，肝气犯胃；因风气通于肝，故初诊先以和胃疏风为大法；二诊用驱邪即是扶正之法，先泻肝木之火，以存胃中津液。三诊邪气已祛，气化得复，噎塞亦退。从养脏入手，润养脏阴，兼清肝化痰。四诊标本同治，是《内经》衰其大半而止的精神体现，邪气渐祛，故增加补益之功。

　　再如，张聿青治疗木旺肠枯便秘，从肝调肠。因肝郁化火，灼伤津液，肠失润下，故成便秘。如《张聿青医案·卷十·便闭》邱右案，"形寒里热，腹膨不舒，腰酸气坠，大便坚硬，欲解不解"，病机为"木旺肠枯"，肝气郁结化火；故药用川楝子、白芍疏肝泻火，以鲜苁蓉、瓜蒌仁、枸杞子、白蜜、火麻仁、苦杏仁润肠通便，牛膝壮腰补肾。二诊："大便渐通，腹膨较舒，而少腹偏左仍觉板滞"；病机"木旺气化为火，脏阴日亏，则腑阳日燥"；用生白芍柔肝疏气，更衣丸（芦荟、朱砂）清火通便，生地黄、麦冬、玄参、甘杞子、白蜜润肠益阴，郁李仁、火麻仁、柏子仁润肠通便。

三、四、五诊，均采用疏肝清火，养阴生津润下之法，药用左金丸、川黄连、白芍、川楝子、干橘叶、白蒺藜泄肝清火，天花粉、天冬、石斛、青果、生地黄、阿胶补肾滋阴，生津养液。如此恶气畅阴复，大肠转润。某右案，因肝火兼湿，蕴于大肠而致大便坚燥。因属"营血素亏，肝火湿热蕴于大肠"，形成"大便坚燥"，故用白芍、左归丸、牡丹皮清泄肝经湿水，生地黄、当归、山药补阴，当归含有油质不利于湿邪，故以炒炭。

张聿青治疗肝气不舒诸症，常用平肝法；同时基于辨证，或清肝平肝同用，或平肝参以理气和胃。如《张聿青医案·卷四·内伤劳倦》沈左案，患者"中虚湿阻，不纳不饥"。张聿青辨证此乃土虚木乘所致运化失常。认为欲求安谷，必先降胃；欲求降胃，必先平肝。故仿《金匮要略》苦辛酸之法，以半夏、干姜之辛开其湿滞，以黄连、黄芩之苦降其郁火，以白芍之酸柔肝平肝；以台参须、炒麦芽护其脾胃中州，益气生津，和胃消食；再佐以茯苓、泽泻、竹茹，淡渗利湿、清热化痰，助其降浊；以佩兰芳香化湿，醒脾开胃，助其升清。诸药合用，共奏升清化浊，疏肝理脾，化湿和胃之功。用之得当，故二诊时哕恶少定，胃纳略觉增多，寐稍安稳，且舌红略淡，灰霉已化，但仍中脘微痛，脉带数意。张聿青认为，此属"木火犯中，浊被火蒸，则胶滞难化"，但屡投和中化浊而胃不得和；故二诊治以"扶中息木"，在前方升清降浊、辛开苦降的基础上，合旋覆代赭汤与左金丸；旋覆花可宣降肺胃之气，消痰行水；赭石甘寒质重，能镇冲气之上逆，平肝气之横强；加左金丸清热疏肝，和胃降逆。用之得法，故哕恶减，苔浊化；仍食欲不振，故继以补脾益气、化湿和中，合半夏秫米汤以祛除痰浊，交通阴阳。用甜杏仁三钱者，一则肝主左升，肺主右降，肺气降则能助脾胃之气降矣；二则甜杏仁甘润，炒用则具润肠通便，推陈致新之效，腑气通则胃气自和。又如，《张聿青医案·卷七·气郁》陈右案，因"肝气抑郁不舒，左胁下又复作痛，牵引胸膈，口鼻烙热，目涩头胀，肝气不舒，肝火内亢，肝阳上旋"。张聿青治以平肝息肝，兼开气郁法；方用郁金，金铃子，制香附，炒枳壳，牡丹皮，木香，延胡索，干橘叶，冬桑叶，池菊。

2. 养肝温肝法

肝脏体阴而用阳。张聿青重视肝脏本体阴阳。对于肝阴不足者，用养肝之法；而对肝阳不足，肝中有寒者，则使用温肝之法。

《张聿青医案·卷八·肝风》载："胡右，肝木纵横，腹中胀满。络隧气阻，肩臂作痛。"本案患者肝气不舒，肝之阴血亦亏，故疏肝之用，养肝之体，并以养血和络兼之。药用：川续断肉，金铃子，柏子仁，桑椹，白芍，川郁金，木防己，橘皮络，香橼皮，砂仁，香附，当归。方中用川续断、当归、白芍、柏子仁、桑椹以养肝阴，补肝血。因此患者素体肝阴阳俱不足，风湿入络，故嘱常服史国公药酒，以养血活络，疏风止痛。

《张聿青医案·卷七·痰饮》载："陈左，肺有伏寒，咳绵不止者已经两载，去秋复感凉燥，咳遂日剧，气逆不平，不能着枕。数日以来，更带中脘作痛，小腹胀满，大便六日不行。脉形弦滑，苔白口腻。"患者痰气交阻，土滞木郁，肝木从而不平。故治以平肝理气，温肝化痰法，方用薤白头、制半夏、新会皮、白蒺藜、缩砂仁、制香附、炒枳壳、云茯苓、瓜蒌仁（姜汁炒研）、上瑶桂（四分饭丸分两次服），沉香化气丸（四钱绢包入煎）。方中以二陈汤化痰，瓜蒌薤白半夏汤理气宽胸，白蒺藜、香附、枳壳、沉香化气丸疏肝理气，砂仁、肉桂温肝和胃。

《张聿青医案·卷九·腹痛》载："左，气从少腹上冲则腹满，甚至干犯心胸则懊侬难忍。"张聿青认为此为冲气上逆所致。故治以平肝调气，兼以温肝益肾法。方用盐水炒香附、白蒺藜、金铃子、杭白芍、盐水炒青皮、钩藤、整砂仁、淡吴萸、天麻，金匮肾气丸。方中以白蒺藜、香附、钩藤、天麻平肝调气，吴茱萸、砂仁温肝理气，金匮肾气丸温肾益气。《张聿青医案·卷九·腹痛》载："柳右，腹痛脉沉。"张聿青认为此"气寒而肝横也"，故治以理气温肝止痛法；方用制香附、砂仁、桂枝、磨木香、炮姜、小青皮、沉香、乌药、枳实炭、山楂炭。方中以香附、砂仁、桂枝、木香、小青皮、沉香、乌药理气温肝，炮姜、枳实、山楂炭下气和胃。肝寒除则气顺痛止。《张聿青医案·卷九·腹痛》载："王右，当脐作痛，面色浮黄。"张聿青认为，此乃湿、食、寒交阻，气机因之阻滞所致，当急为温化。方用台乌药一钱五分、制香附二钱打、缩砂仁七分、焦山楂炭三钱、枳实炭一钱、云茯苓三钱、沉香片四分、香橼皮一钱五分、上安桂四分，饭糊为丸，先服。方中以乌药、香附、砂仁、香橼、肉桂、理气温肝，焦山楂炭、枳实炭、茯苓理脾和胃。

（六）工于温病

张聿青深受清代温病学家叶天士、薛生白、吴鞠通等影响，善治温病。他曾说道："门人问曰，伤寒温病之异，近贤叶氏唱之，薛氏和之，可了然于心目矣。"（《张聿青医案·卷十八·论著·质疑篇》）同时，张聿青还与同时代的余听鸿、唐容川等医家交流，其折中诸家学说熔于一炉，形成了独具特色的温病学术思想，并运用于临证之中。

《张聿青医案》中，风温下附冬温、温热、秋燥，湿温下附瘟疫补。门人吴文涵曰："风温一门，附以冬温温热秋燥，例言中虽曾声明，实因方案遗佚，抄存过少，故仅蝉联附后，未能逐条分列，校对之下愧同伯玉，缺憾良深。质之吾友某君，曰：编案与作书，体例截然不同。著作之家，分门别类，毫发不容紊乱。至编订方案，不过根据次排比，若欲皎然划一，厘然大备，诸多为难之外。涵以某君阅历有得，深知编纂复杂之繁，且以见读书之贵变通也。姑附志之。同门旧友若有存稿，盼望惠下，再版时当补辑改定也。"（《张聿青医案·卷一·风温附冬温温热秋燥》）吴文涵此段话，道出了其师张聿青对温病学说研究透彻，只可惜先师医案遗佚，不得已只能将"风温下附冬温、温热、秋燥，湿温下附瘟疫补"。

1. 风温

风温为感受风热病邪所引起的急性外感热病，多发于冬、春二季。风温初起，必有发热、微恶风寒、咳嗽、口微渴、苔薄白、舌边见红、脉浮数等风热在肺卫的见症。本病名称，首见于张仲景《伤寒论》："太阳病，发热而渴，不恶寒者为温病。若发汗已，身灼热者，名曰风温。风温为病，阴阳俱浮，自汗出，身重，多睡眠，鼻息必鼾，语言难出。"原文所指系温病误汗后的变证。晋·王叔和师承其意，认为《伤寒论》所论，为"病中更感异气，变为他病者，当依后坏病证而治之……阳脉浮滑，阴脉濡弱者更遇于风，变为风温"。王叔和所说的温病，是后世所称伏气温病，风温是指伏气温病病变过程中复感风邪的一种病候，此与张仲景所论风温及现代所谓风温均有所不同。清代叶天士、吴鞠通等，对风温做了较系统而全面的研究和阐发。提出风温为病，是感受风热病邪所致，确定本病属于新感范畴。

《张聿青医案·卷十八·论著·质疑篇》载："风温为温病之一，前人谓必身热、咳嗽、烦渴，则是风温无不烦，无不渴者。若劫液后变现之症，则神昏、耳聋、鼻鼾、发痉。然则未至神昏发痉，断无遽尔危亡之理。而今岁时气流行，秋分以后，咸病咳热，或渴或不渴；其变险也，必气喘痰鸣，痰厚而稠，多至盈碗，毙者甚多，论者皆目之为风温。夫风温之症，多起于冬季，今不在冬季，而发在秋分以后，其始也无风温必有之见症，其毙也，又不在发痉神昏，而在痰鸣气喘。薛氏《风温条例》中，未见痰喘之例足以毙人之症。生窃有疑，敢以相质。曰：此燥症也。知其为燥症，而曰风温者，习俗也。当今之世，病者既属聋盲，医者亦类多粗鄙。风温之说，时有见闻；秋燥之症，转难入耳。谁登喻氏之堂、入喻氏之室者，必曰是燥症，非风温也耶。"张聿青指出，时俗常将风温、秋燥混淆，故以病因为依据，区分风温和秋燥。其认为"风为阳邪，盛则生火，火则生风，风火相煽，津液无不被劫，神明无不扰乱，故多眠鼻鼾，发痉神昏，是风温变险必有之症。惟今岁风木在泉，而秋令久燥，燥金克盛木，盛木生化，甚于寻常，故木生火而火气来复；其克金也，势若燎原，壮火食气，则肺之气伤，火烁阴津，则肺之阴伤，能不喘乎？火炼津液，而成胶腻，是以痰多稠黏。火激其痰而上升，故喉间霍霍有声，痰之声，即火之声也。火即无形之痰，痰即有形之火。曰燥火为患，已知之矣。然所起之症，类吐黄痰，考黄痰为湿痰，岂其既燥而复湿乎？曰金病克木，而木生火，火即燥之复气也。土为金母，湿即燥之化气也，故鞠通吴氏谓复气为火，化气为湿，复而且化，故痰兼湿黄，化少复多，故湿不能济其燥也。若风温则风火内旋，此则燥热伤肺，故彼之变险，则发痉神昏，此之变险，则痰鸣气喘。治而愈者，类进甘寒清气，润燥清金。盖金受天气之燥而克盛木，复气伤肺，由内而起之枯燥，与清凉未寒，天气爽燥之燥，判若霄渊，有脉可凭，有舌可验，有象可征，临症推求，深有望于明敏者"。张聿青明确指出温邪侵袭人体，首犯手太阴，是肺胃同病，邪已深入气分，故表现为大热、大渴、大汗、脉洪大等四大特征，是肺胃气分热盛也。故当以辛凉清透为大法，以竹叶石膏汤加味，辛凉透热、甘寒保津。如风温门下陈右案，复诊时，陈姓病情不断趋好，"神情之迷昧较清，舌苔亦化，气升较轻；然痰仍黄厚，痰声如潮，脉数弦滑；肺胃为热所灼，津液尽化为痰，痰随气升，气随痰逆"。张聿青在七诊时分析说："一险于喘呼神昧，再险于阴伤糜腐，又险于浊阻膈痞，证象错综，治多窒碍。何幸清凉润燥，补泻纷更，应如桴鼓，履夷出险，殆天授非人力欤。"此段话指出，风温治疗的关键是"清凉润燥，补泻纷更"。张聿青对温病的病因、病机有着透彻的了解，结合自身的临床经验，总结出一整套行之有效的治疗大法，在辨证基础上，不忘养阴调胃，值得吾辈认真研究。

2. 湿温

张聿青对于温病的治疗特色，主要体现在其对于湿温的治疗上。诚如门人吴文涵所云："先生于湿温一门，具有心得，以燥化燥生平之效果，历历不爽。"张聿青用制半夏、干姜等阳药以燥治燥，借阳药温燥化湿，湿祛则温亦无所依附。如《张聿青医案·湿温》杨（右）案载："邪轻于湿，湿重于邪。"张聿青指出"湿为水属，得暖则开"，故采用以燥治燥法；"投药之后，神情大为灵爽，耳窍略聪，便泄亦减，湿之如雾迷蒙者，得化稍开。而蕴蓄之热，亦于此勃发"。吴文涵指出，张聿青不仅善于治疗湿温，更谦逊至极。又曰："以燥治燥，津回而舌心干毛，肺胃之津液已亏，宜于此际酌用甘凉，后案统宜删削。此先生检点存案自批于后者也。先生于湿温一门，具有心得，以燥治燥，生平之效果，历历不爽。独于此案不自满意，记此数语。先生之虚心如此，详慎如此。从可知症变万端，毫厘千里，断不可坚于自信，而孟浪投方也。"又如本卷中江苏抚军吴案、翁案，亦用此以燥治燥法，可相互参看学习之。

对于湿温的治疗，张聿青还使用"坚壁清野"法。如萧蜕《张聿青传》中所载杨子萱案。根据杨子萱"湿温三候，汗瘖不得畅，背脊恶寒，热势起伏"的证候，果断采用"坚壁清野法"。其云："此宜坚壁清野法，勿犯谷气，以郁金、杏仁、桔梗、藿香、薏苡、通草、滑石、半夏等连服，使邪与湿分，气行汗畅而愈。"张聿青谆谆告诫，治疗湿温的关键在于化湿，化湿在于行气。其言"阳何以不布，湿阻之也；湿何以不化，饮食水谷资之助之也。为敌助粮，引虎自卫，非计也。拟开展气化，使湿随气行，则白瘖及汗可以通畅"（《张聿青医案·卷二·湿温·杨左案》）。此话可谓一语中的，治疗湿温主要在于气化湿化，使湿随气行，则汗随气化以畅达。方用苦杏仁、郁金、半夏、桔梗、藿香、滑石、薏苡仁、通草。

湿温病邪入气分，若患者中阳偏盛，邪易从热化而热重于湿，病变侧重于胃，易化燥伤阴。症见壮热多汗，口渴欲饮，气粗面赤，胸闷脘痞，苔黄而腻，脉滑数者，为湿邪化热，郁蒸气分所致。治宜辛寒清气，苦燥化湿。方用三仁汤加减。如张（左）案载："湿温旬日，烦热无汗，赤疹隐约不透，胸次窒闷异常，咳不扬爽，时带谵语，频渴不欲饮，饮喜极沸之汤。脉数糊滑，苔白心黄，近根厚措。"张聿青指出此乃"由无形之邪，有形之湿，相持不化，邪虽欲泄，而里湿郁结，则表气不能外通，所以疏之汗之，而疹汗仍不能畅。热与湿交蒸，胸中清旷之地，遂如云雾之乡，神机转致弥漫。深恐湿蒸为痰，内蒙昏痉"。故治以通畅三焦之气，方用三仁汤加减。湿温病愈之后，张聿青指出饮食当忌甘寒之物。因"湿温之后，多进甘寒，致湿邪日见其有余，阳气日形其不足，所以纳食之后，动辄胀满，脘中微觉坚硬"。这是湿温病后调护大法，意在防止"食复"。

张聿青认为，治疗湿温，化燥是标，祛湿才是根本。其指出："夫湿热何以致燥，盖津之与液，清浊攸分，升降异致。浊之清者为津，清之浊者为液，液从上而下降，津从下而上升，滋养涵濡，悉赖津液敷布。今湿邪抑郁，则津液不布，燥是其标，湿是其本。"张聿青治疗湿温的理论极具特色，对于临床有重要指导意义。归纳张聿青诊治湿温的特点，主要体现在以下两个方面：

其一，辨识独具心得。凡人之病，有同类相应者，有似是实非者，尤其是湿与温本不相类，独是化热化火化燥之后，某些见证便与温病无异。张聿青对湿温的辨识，独具心得。如：指出湿温之见证，"多日之后，依然凛寒，里热而表不甚热；其烦也，闷甚而非热甚；热则伤津，亦必索饮，而中究多湿，每饮不过沾唇；湿性善凝，特喜热饮以开凝结；其神昏也，梦寐迷沉；其溲也，赤而浊；其便也，泄而不注；其秘也，结而不燥，间亦有燥者，脾湿不能鼓舞旋运也"。张聿青之阐述，着眼于临床表现，按症求据，审其差异；自能从中体验"温病自有灼烁伤阴，燎原莫扑之见端，夹湿自有郁遏气机，弥漫熏蒸之的据"。

按照张聿青之概括，辨识湿温之要点，就在于"夫以有汗不解辨其热，以胸闷辨其烦，以不能饮辨其渴，以喜暖或不索饮辨其燥，以沉迷辨其昏乱"等。张聿青对湿温之舌苔脉象，亦有较为系统的归纳。其曰："其舌绛也，只在边尖；其燥也，质多润；其枯黑也，底质多有白苔或无底苔，舌必淡萎甚至干枯如镜；其脉也，数而细或滑而混为特征。"由此可见，湿温有脉可凭，有舌可验。

其二，继承之中有创新。张聿青治疗湿温的突出之处在于，既继承了前人辛开苦泄、芳香淡渗之治则，又有其独特的创见和发挥。张聿青认为，湿温初起表证较为明显者，若"表不得越，邪无出路"，故常以淡豆豉、藿香等疏中发表；热重于湿而夹风者，则以薄荷、桑叶、桔梗、牛蒡子等宣肺祛风。因肺气宣则能熏肤泽毛，郁遏卫分之湿邪可解；同时，肺通调水道，宣发肺气，即所以开水源也。认为"湿邪内搏，下之宜轻"，多用枳实导滞丸、木香槟榔丸、竹沥达痰丸等缓下，或外用猪胆汁导法；但其医案中，放手而决壅荡涤者也不乏其例。如薛金楣案载"邪势正炽之际，更兼误食面包，以致神识迷糊"，且"斑点隐约不透，大便不行"；此"邪湿化燥，弥漫神机，内窜昏厥，指顾间事也"。张聿青初议宣通郁遏，服后"表气渐得外通，斑点略为透露，然仍大便不行，迷蒙如睡，脉象糊滑，舌苔灰滞垢腻"。二诊：予苦辛泄化，参以劫痰，并以郁金、菖蒲、明矾、明雄精四味，研细末调服；但药后神志"仍迷蒙如寐"，且"时揭衣被，颇有懊烦之意"，舌苔焦黑、舌质深红；脉弦滑而数。三诊：予急下存阴之法，投剂之后，大便畅行，神情大为清爽。但在续诊中病情仍有起伏，故八诊时又用调胃承气汤以抽釜薪。此案三诊畅下后，似不应再有余积；殊不知大肠之积滞虽行，而后进之食为热熏蒸，又仍燥结于中，所以需复用下法。

湿为胶滞阴邪，如误用柔润阴药，二阴相合，同气相求，遂有锢结不可解之势，此湿温之所以忌清润之故。张聿青循理按法，对病在初起，湿痰弥漫，虽有一派正不胜邪之象者，亦决无速予培补之方；对蕴积未清，胃纳未复，舌苔未化者，亦予理湿和中，虽虚也置缓议。唯对个别病久阴气兼亏，恐其虚中生变之危重病例，则摆脱常规，应用大剂补液救阴。如凌左案：病久阴气兼亏，木火夹浊蒸腾，胃糜舌腐，阴液既亏，则不化气，浊不得化，气火内烁，热从内陷，左脉弦细急促，右脉濡滑，不耐重按，急予西洋参、生地黄、金石斛、麦冬、川贝母、蛤壳、炒竹茹、玳瑁、珍珠等。

综上所述，张聿青重视经典，以整体观念和辨证论治精神，指导临床辨证施治、遣方用药；临床诊治时，善集诸家之长，并融会贯通；四诊合参，精于脉舌，辨证准确；临床除用汤剂外，还擅长使用丸、散、膏、丹等不同剂型。其擅长内科，尤工温病；其对于湿温病的诊治，尤具独到见解和临床特长。

张聿青

临证经验

一、中风 🕊

中风多起病急骤，变化迅速，证候多端，如突然昏仆、不省人事、半身不遂、口眼㖞斜、语言不利等，故古人又名之曰"卒中"。类中，似中风而非中风，多属内虚风动，病从内生。张聿青认为，中风属本虚标实之病证，虚者，责之于气虚、血虚、精血亏虚、阳明脉虚等；实者，责之于湿、痰、火等。张聿青认为，罹患中风、类中者，大多为痰湿之体，其体型多丰硕。亦即，"体丰于外，气弱于内"，多虚多痰。治疗或先治其标，如"姑先开窍涤痰"；或祛邪扶正兼顾，如"救阴泄热"；或"育阴化痰，兼平肝木"；或"通补阳明、化痰清络"；或"补气之不足，泻痰之有余"；或"救阴息风"等。张聿青善用祛风平肝、化痰通络之法治疗中风；所用方药，如以二陈汤化痰祛湿，制南星豁痰清热，竹茹清胃化痰，白僵蚕、丝瓜、威灵仙、秦艽祛风通络，天麻、濂珠粉平肝通络，等等。此外，还常随病机之不同，和入人参再造丸、白金丸、礞石滚痰丸、苏合香丸、二妙丸、雪羹汤、指迷茯苓丸、磁珠丸、西黄丸、更衣丸等丸药，体现出对方剂运用之娴熟，对中药剂型运用之巧妙，对患者体质虚实把握之准确。《张聿青医案·卷一·中风附类中》，共载有 21 个医案。兹选择 9 例点评如下：

案例 1

黎左　气虚多湿之体，加以劳顿掣动阳气，致阳气夹痰上升。清旷之区，灵明之腑，悉为浊所弥漫，以致神情呆顿，迷沉多睡，右手足运行不利，口眼㖞斜，脉弦而滑，苔白质腻。此由肝气夹痰，阻于心脾之络，为类中之症。刻在鸱张之际，恐阳气复上而不语神昏，痰从内闭。姑先开窍涤痰，以备商进。制半夏（二钱）　枳实（一钱五分）　广橘红（一钱）　广郁金（一钱五分）　菖蒲（七分）　赤白苓（各二钱）　炒远志（五分）　白僵蚕（炒，打，二钱）　白蒺藜（三钱，炒）　制南星（七分）　人参再造丸（一丸，先化服）。

二诊：神情略为灵爽，沉迷多寐之象，亦觉稍退，脉象柔和，未始不为起色。但右手足不能运用自如，口眼㖞斜，舌强言謇，不饥不纳，时见嗳噫，似呃非呃。右关脉沉滑有力，舌苔白腻，中心焦黄。浊痰之弥漫，心窍之闭阻，固得稍开，而火风鼓旋之势，尚在炽盛。总期药能续效，风火庶可敉平耳。方草商之。制半夏（一钱五分）　瓜蒌仁（六钱，打）　远志肉（甘草汤炒，七分）　枳实（一钱五分）　制南星（七分）　甜广皮（一钱）　风化霜（冲，一钱五分）　九节菖蒲（七分）　郁金（用明矾三分，化水磨，冲，七分）　人参再造丸（一丸）。

三诊：昨云火风尚在炽盛之时。今面色带红，时欲起坐，即痰郁化火，火从内扰之象。正虚火风互煽，此际大有出入。再当清化痰火，以制其势。羚羊片（一钱五分）　天竺黄（三钱）　枳实（一钱）　茯苓（四钱）　九节菖（五分）　粉丹皮（一钱五分）　广郁金（一钱五分）　制半夏（一钱五分）　广橘红（一钱）　白僵蚕（一钱五分）　竹沥（一两，滴入姜汁少许）。

四诊：昨卧甚安，起坐不宁之状已定，面色红赤较退，火象得以渐平。惟右半不遂，神呆不慧。其清旷之地，为痰湿弥漫，窍络被阻，神机不运。不能一时开豁，惟徐以图之而已。制半夏（三钱）　茯苓神（四钱）　天竺黄（三钱）　白僵蚕（炒，打，三钱）　橘红（一钱）　远志肉（甘草汤炒，五分）　陈胆星（七分）　白蒺藜（去刺，炒，三钱）　九节菖蒲（六分）　枳实（一钱二分）　竹沥（八钱，滴入姜汁少许）　杜合苏合丸（一丸，两次化服）。

五诊：神情渐清，稍能言语，病势大为转机。然寐不甚长，心中稍觉燥热。还是痰郁化火内扰之象，未能欲速图功。制半夏　竹茹　远志肉　茯神　天竺黄　枳实　陈胆星　瓜蒌仁　橘红　菖蒲　礞石滚痰丸（三钱，先服）。

六诊：大便畅行，神情较爽，言语亦清，寐亦安稳。药既应手，再以退为进。陈胆星　九节菖蒲　橘红　竹茹　茯苓　白蒺藜　制半夏　枳实　广郁金　远志　煨天麻　白金丸（四分，先服）。

七诊：脉症相安，病势逐日减退，幸矣幸矣。但饮食起居，急宜加意谨慎。若稍有感触而至复中，则非才疏者所敢许治。胆星　远志　广橘红　制半夏　天竺黄　枳实　九节菖蒲　广郁金　竹茹（姜汁炒）　雪羹汤（煎汤代水）。

八诊：咳嗽大减，新感之邪渐解。言语亦渐能如旧，右手稍觉有力。治此者已觉应手，患此者未能满意。所以李士材云：外邪已解，内邪已除，而言语謇涩，半身不遂，未能即愈，宜久服六君兼补气养阴之品，使气旺血盛，气行而血灌注经络，经络既充，则举动自若矣。第体丰者多湿多痰，所以治痰在先。今湿痰渐化，则以养血补气之品，收效于后，拟方商正。台参须　当归　潞党参　云茯苓　制半夏　台白术　白芍　炙绵芪　广橘红　桑枝（酒炒）　竹沥（滴入姜汁少许）。

按语：本案属类中，病之本为气虚多湿，病之标为肝气夹痰，痰气互阻于心脾之络。患者沉迷多睡，急则治其标，以化痰开窍汤荡涤痰气，并以人参再造丸扶正祛邪兼顾。二诊时，神志症状有减轻之势，再治以化痰开窍之法。三诊，清化痰火以制其势。四诊，邪火渐平，痰湿仍盛，仍当化痰开窍，汤丸合用以助其力。五诊、六诊、七诊时，神志渐清，仍从痰郁化火以图其功。八诊时，湿痰渐化。仿李世材之法，以归芍六君子汤加减，养血补气以善其后。

案例 2

冯右　肝风夹痰，中于腑络，骤然手足偏左不遂，口眼㖞斜，言謇舌强。若以中络而论，尚无关于大局。但心中烦懊，烙热如燎，时索凉物，有时迷睡，神识时清时昧，呃忒频频。脉弦大而数，舌苔白腻。腑络既阻，而痰火风复从内扰，神灵之腑为之摇撼，所以懊侬莫名。痰在胸中，与吸入之气相激，所以频频呃忒，饮食不得下咽。若再复中心络，必至神昏不语，诚极险又极可虞之际也。勉拟清镇护神，以御其痰火风之直入，再参降胃化痰息肝，即请商酌行之。制半夏（一钱五分）　天竺黄（三钱）　旋覆花（绢包，二钱）　九节菖（五分）　陈胆星（一钱）　代赭石（四钱）　煨天麻（一钱五分）　茯苓神（各二钱）　竹茹（水炒，二钱）　净双钩（二钱）　濂珠（三分）　西黄（四厘，二味研末，梨汁先调服）。

二诊：神迷转清。烦懊较定，痰得咳吐而出，未始非松动之象。然心胸之热，虽减于前而犹团聚不化，时带呃忒。脉形弦滑，舌苔厚浊。眩晕不能转侧。火风夹痰上旋，犹恐发痉发厥。再泄木火以清痰热。川雅连（吴萸一分，煎汁炒，四分）　白芍（酒炒，二钱）　制半夏（一钱）　代赭石（三钱）　黄芩（酒炒，一钱五分）　广皮（一钱）　炙柿蒂（三个）　煨天麻（一钱五分）　旋覆花（绢包，一钱五分）　鲜竹茹（二钱）　生姜（打汁，三滴）。

三诊：心中热炽，日见轻松，舌强短缩，已能伸出牙关，略能进食，身体转动，略为轻便，呃忒亦减，种种转机之象。泄热凉肝化痰，固属一定之理。但头昏眩晕，略一转侧，辄昏昏欲厥。脉形弦大。肝火风鸱张不息，恐阴分劫烁，而舌起糜腐。羚羊片（先煎，二钱）　元参（三钱）　黑豆衣（三钱）　瓜蒌皮（三钱）　石决明（五钱）　池菊（二钱）　鲜生地（洗，打，六钱）　鲜竹茹（一钱五分）　陈关蛰（一两，洗淡）　大荸荠（三枚，拍碎，二味煎汤代水）。

四诊：昨诊痰火风劫阴，恐舌起糜腐，实证变成虚证。今诊脉弦大渐转细弱，舌苔果起白腐，上腭两腮，均布糜点呃忒虽止，而多言妄笑五志之火，尽从上亢，而真水欲竭，不能相济。一波未平，一波又起，恐药力不足抵制。勉拟救阴泄热，清护神明。阿胶珠（蛤粉炒松，三钱） 细生地（四钱） 川贝母（二钱） 西洋参（一钱） 生牡蛎（打，先煎，五钱） 大麦冬（去心，三钱） 东白芍（酒炒，一钱五分） 朱茯神（三钱） 濂珠粉（四分，分两次服）。

五诊：糜腐较化，多言妄笑稍定，略思纳谷而食入中脘作痛。脉细弦转大。阴分稍复，而火风鸱张之下，风木干土。再育阴化痰，兼平肝木。金石斛（四钱） 半夏曲（一钱五分，盐水炒） 白蒺藜（去刺，炒，三钱） 钩钩（三钱） 女贞子（三钱） 大天冬（三钱） 川贝母（二钱） 石决明（先煎，五钱） 左金丸（包煎，七分） 橄榄膏（三钱，冲） 濂珠粉（三分，先服）。

六诊：导心胃之热下行，口糜大退，然犹未尽化，口舌作痛。每交阴分，辄心胸烦懊，无非阴亏火旺，火夹痰湿，上蒸胃口。得食则呃，亦食入与胃中之火相激耳。小溲热痛，不能即出，大便七日不行。再导热下行。大生地（二钱） 甘草梢（六分） 川石斛（三钱） 煨蛤粉（三钱） 青竹叶（二十片） 细木通（一钱） 白茯苓（三钱） 鲜竹茹（一钱五分） 凉膈散（包煎，四钱）。

七诊：糜腐已退，口舌作痛亦减。胃口熏蒸之火，得以渐平，殊出望外。但肝气甚旺，中脘不舒，甚至有形攻突，气冲作呃，大便不行。再拟平肝调气。川楝子（一钱五分） 白芍（土炒，一钱） 刀豆子（磨，三分，冲服） 左金丸（包煎，七分） 炒枳壳（一钱） 干橘叶（一钱） 煨天麻（一钱） 竹茹（一钱） 炙柿蒂（三枚）。

八诊：糜腐既退，未经复起，舌红色亦渐转淡，痛亦渐轻，眩晕、多言妄笑、舌强、发厥诸忌款，次第而退。岂人力所能致，此天相之也。但胸中气机未宣，吸入之气，与冲气相激，时犹作呃。胃气不降，则腐气不行，大便不解。调气降胃，冀谷食渐增，腑气渐通，庶可徐图恢复耳。川楝子（一钱五分） 干橘叶（一钱） 旋覆花（绢包，一钱） 刀豆子（五分，磨，分二次冲） 瓜蒌仁炭（五钱） 甜杏仁（三钱） 延胡索（一钱） 赭石（四钱） 炒枳壳（一钱） 车前子（一钱五分） 鲜竹茹（一钱） 炙柿蒂（三枚）。

九诊：中脘渐舒，诸恙亦日见起色。然至暮辄作呛咳，还是肝气逆而犯肺。大便未行。拟清金平木法。川贝母（二钱） 光杏仁（三钱） 茯苓神（各二钱） 鲜竹茹（一钱五分） 蛤黛散（绢包，三钱） 瓜蒌皮（四钱） 广郁金（一钱） 夜交藤（四钱） 干橘叶（一钱） 金铃子（一钱五分） 干枇杷叶（去毛，三片） 更衣丸（先服，一钱五分）。

十诊：得食则呃。是胃火与食相激。用黄连温胆汤法。川连（酒炒三分） 法半夏（一钱五分） 竹茹（盐水炒一钱五分） 柿蒂（三枚） 橘皮（盐水炒一钱） 枳实（八分） 白茯苓（三钱） 枇杷叶（去毛两片淡姜汁炒）。

十一诊：胃纳稍起呃逆亦减。前法参以镇逆。川雅连（吴萸汤，炒，三分） 枳实（七分） 鲜竹茹（一钱五分） 海风藤（三钱） 赭石（三钱） 橘皮（盐水，炒，一钱） 云茯苓（三钱） 制半夏（一钱五分） 桑寄生（酒炒，三钱） 木防己（一钱五分） 白僵蚕（炒，打，一钱五分）。

十二诊：平素偶服参苓，辄胃纳加增，神情振卓，其阳明中气之虚，未病先露。此次病发，忽然眩晕，左肢不遂，病发于左，口歪于右，一时神识昏乱，多言妄笑，不时目窜发厥，呃逆频频，显系火风夹痰上旋，乘阳明脉络之虚，抵隙而入，首方言中于腑络者，即阳明大腑之络也。叠进降火消痰息热，火之内扰者渐平，风之上旋者自息，眩晕由此而定，神情由此而清，发厥亦由此而止。岂知痰热甫平，而虚火夹湿上腾壅于胃口，以致通口糜腐，危险之境，较前更甚。遂导热下行，兼用外治，糜腐次第而退，脉弦滑得以渐柔，饮食渐次而进。惟左手足不能举动，不知痛痒。吾人左半属血，右半属气。左半之血，还行于右是为气中之血。右半之气还行于左，是为血中之气。今风火郁阻络中，左血虽得右行，而右气不能左入，则偏左半身有血无气，所以望之如常，抚之无异，欲举而动之，则无气以运也。无气以运，欲动得乎。其祛风舒筋活络之品，似为必用之药。殊不知风不自生，血不行然后生风也。筋络不自病，有所以阻之者，然后筋不舒而络不宣。则是病在经络，而病之本实在阳明之络空，火风阻之。经云，治病必求其本，拟通补阳明化痰清络。台参须（另煎，冲，七分）制半夏（一钱五分）白茯苓（三钱）羚羊片（先煎，一钱）白僵蚕（一钱五分）生於术（一钱）薄橘红（一钱）煨天麻（一钱）生熟草（各二分）竹沥（七钱）姜汁（三滴）。

十三诊：类中大势已定，而偏左不遂，肩胛作痛。此由肝火风夹痰入络，直者为经，横者为络，邪既入络易入难出，势不能脱然无累。病重之时，早经谈及。然既庆得陇，自宜望蜀。拟甘凉益胃，宣络化痰。台参须（六分）生甘草（三分）煨天麻（一钱五分）茯苓神（各二钱）生蒺藜（三钱）大麦冬（三钱，去心）制半夏（一钱五分）陈胆星（七分）黑豆衣（三钱）晚蚕沙（三钱）女贞子（三钱）竹沥（一两）丹皮（二钱）。

按语： 据"脉弦大而数，舌苔白腻"，判断其病属"肝风夹痰火内扰"所致，属于实证。案中又谓"脉弦大渐转细弱"，是由"实证变成虚证"之脉象。同一病案，因虚实之变化而治法不同。

案例3

徐左 体丰于外，气弱于内。气弱则饮食酿痰，阻于心脾之络，风阳夹痰，乘势内煽，遂致舌强难言，右手足营运不利，神呆悲感，不能自主，喜笑无常。苔胖质腻，脉左弦右滑，而不分明。痰得风而愈炽，风夹痰而益旺，类中之渐势恐复中变生不测。姑拟补气之不足泻痰之有余，佐以息风宣络冀神清为幸。台参须　制半夏　远志肉　郁金　九节菖蒲　明天麻（煨）　天竺黄　制南星　橘红　白僵蚕（炒，打）　净双钩　苏合香丸。

按语：体丰气弱之人，其"骨弱肌肤胜"；气弱运化不及则痰湿内生，风痰相因为患而成类中；治以化痰通络、平肝息风为主，合台参须以助正气。

案例 4

陈右　年近古稀气血亏损，虚风暗动，心胸牵及咽喉热辣，环口作麻四肢运用不便。脉象虚弦，舌光无苔。为类中根源。惟有培养气血，作保守之计。阿胶珠（二钱）　归身（二钱）　炒杞子（三钱）　黑豆衣（三钱）　天麻（一钱，煨）　大生地（四钱）　白芍（炒，一钱五分）　大麦冬（三钱）　女贞子（酒蒸，三钱）。

按语：高年气血虚亏之人，虚风暗动而成类中。治以培养气血为主，稍佐天麻以平肝。

案例 5

何左　痰湿素盛，于五日前陡然口眼㖞斜，左手指伸屈不利。左关脉弦，右关脉滑。此痰湿阻于阳明之络，类中之先声也。急宜戒饮，以酒性上升而热故也。制南星　白僵蚕　煨天麻　广皮　桑寄生　木防己　左秦艽　独活　指迷茯苓丸。

复诊稍好，改用人参再造丸。

二诊：脉证相安，然手仍带肿，经谓湿胜则肿。究之诸病之作，皆风火之所为也。炙绵芪　威灵仙　青防风　桂枝　制南星　野於术　羚羊片　左秦艽　汉木防己　生薏米　木猪苓　建泽泻　桑枝膏。

按语：酒客多湿多痰，痰湿互阻于阳明之络，故成类中。先嘱戒饮，不守戒则病难瘳；处以化痰通络、祛风除湿汤药合指迷茯苓丸，以化阳明经络痰湿之邪。待病情稍缓，加用人参再造丸扶正祛邪，使邪祛而正不伤，标本兼顾。二诊时，脉证相安，再化湿邪以消肿。

案例6

尹左　语言謇涩。脉象左弦，右关带滑。此惊痰入络，机窍被阻，中厥之先声也。制半夏　枳实　橘红　郁金　僵蚕　煨天麻　茯苓　远志　菖蒲　竹沥　姜汁。

按语： 左关脉内应肝胆，右关脉内应脾胃；肝脉独弦，脾胃脉带滑；脉证合参，辨为"惊痰入络，机窍被阻，中厥之先声"。故治以平肝化痰通络为法。

案例7

某　眩晕耳鸣，四肢麻木。脉形弦滑。此胃有湿痰，胆木不降，有类中之虞。制半夏　枳实　天麻　竹茹　秦艽　净双钩　陈胆星　石决明　广橘红　山栀　磁朱丸（一钱五分）。

按语： 胃有湿痰，胆木不降，有类中之虞。故治以化痰平肝息风为法。

案例8

左　外疡之后，风与湿合，流入络隧，以致遍体烦疼，手足软弱，恐成类中。秦艽　焦苍术　黄柏　半夏　丝瓜络　独活　桂枝　生薏仁　萆薢　桑枝（酒炒）　汉木防己。

二诊：两次得汗，湿郁稍宣，遍体烦疼大退。药既应手，无容更张。於术（一钱五分）　陈皮（一钱五分）　泽泻（一钱五分）　络石藤（三钱，炒）　杜仲（二钱）　制半夏（一钱五分）　茯苓（四钱）　秦艽（一钱五分）　炙绵芪（二钱）　焦苍术（二钱，研末，米饮作丸，药汁送下）。

三诊：投剂之后，脉证相安。然四肢酸软，筋惕少寐。良由痰湿阻络，甲木之气，不能下降。前法出入再进。桂枝（五分）　秦艽（一钱五分）

独活（一钱）　桑寄生（酒炒，三钱）　木防己（一钱）　茯苓（三钱）　制半夏（一钱五分）　萆薢（二钱）　枳实（一钱）　生薏仁（四钱）　白蒺藜（三钱）　木瓜（一钱）　鲜竹茹（一钱）。

按语：病起于外疡之后，为风湿入络所致。络被湿阻，风性善动，故见遍身烦疼，手足软弱。急宜化湿通络，服药后湿得汗减。二诊时，湿郁稍宣，故遍身烦疼大退，化湿中又增补气强肾之属扶正以祛邪。三诊，脉症虽安，痰湿仍见，再降胆木之气，化络脉之痰湿。

案例9

右　脉濡滑，左关微弦。面色浮黄，四肢酸软，心悸少寐。此由中气不足，湿土生痰，郁阻络隧，为痹中之根。野於术（一钱五分）　广皮（一钱）　泽泻（一钱五分）　络石藤（三钱，炒）　焦苍术（一钱，研末，米饮为丸，烘干，药汁送下）　制半夏（一钱五分）　茯苓（四钱）　秦艽（一钱五分）　厚杜仲（三钱）　炙绵芪（二钱）。

按语：中气不足，湿土生痰，郁阻络隧；治宜补气健脾、化湿通络、平肝疏风。

二、风温（附：冬温、温热、秋燥）

风为天之阳气，温乃化热之邪，两阳熏灼，先伤上焦，而成风温。张聿青认为，风温为病，多见汗出、身热、咳嗽、头胀等；若热邪循经，内扰心神或内犯膻中，则见惊惕、谵如梦语等神志症状；若风温夹湿，则见胸闷、眠多醒少等湿邪痹阻症状；风温之邪多伤肺、胃，肺与大肠相表里，故又常伴见腑气失畅之症状，如大便不解或大便溏滞；热邪郁于肌表，则见身发红疹、白痦；风热相搏，故风温为病，舌多红，苔多腻；热邪伤津则舌干，脉常见浮弦数或滑数；热扰心神，脉气受阻，则脉见歇止。治疗风温，当用辛凉清解之法，大忌辛温劫散。张聿青受清代温病学家影响，善治风温。其擅用张仲景竹叶石膏汤，《太平惠民和剂局方》人参败毒散，清·喻昌著《医门法律》清燥救肺汤，吴鞠通《温病条辨》桑杏汤、桑菊饮加减。其治疗风温时，以汤剂荡涤肺胃邪热，又常配伍丸、散剂，如竹沥达痰丸、白金丸、木香槟榔丸、牛黄清心丸、至宝丹、玉泉散、上濂珠、真川贝粉等，以增清肺化痰、导滞泄热之效。其喜用芳香轻清之药，如苇茎、淡竹叶、荷叶、桑叶、枇杷叶、薄荷、菊花、玫瑰花，以宣达肺气；或使用露剂，如白残花露、佛手露、银花露。若中气不足者，则在治标之时，更扶中阳，加台参须、干姜等以益气温中。张聿青治疗风温，方药运用精当，服用方法巧妙。如用竹茹汤送下竹沥达痰丸等，值得细细玩味。《张聿青医案·卷一·风温附冬温、温热、秋燥》，共载有30个医案。兹选择12例点评如下：

案例1

陈右　风温八日，身热咳嗽，左胁作痛，日来神昏不宁，甚则迷昧，气升痰嘶，痰色稠黄，齿垢颧红，自汗渴饮。脉数浮弦，舌红苔黄。日前痰中屡屡见红。此由风邪化热，灼烁肺胃，所有津液，尽为火热熬炼，皆化为痰，肺为热炎所熏，肺叶煽动，有喘厥之虞。用竹叶石膏汤加味。麦冬（去心，三钱）　石膏（五钱，煨）　桑白皮（二钱，炙）　天花粉（二钱）　梨肉（二两）　制半夏（一钱五分）　北沙参（四钱）　马兜铃（一钱五分）　淡竹叶（十六片）。

二诊：神情之迷昧较清，舌苔亦化，气升较轻，然痰仍黄厚，痰声如潮，脉数弦滑。肺胃为热所灼，津液尽化为痰，痰随气升，气随痰逆。前意参上病下取法。马兜铃（一钱五分）　光杏仁（去尖，打，四钱）　炙桑皮（三钱）　冬瓜子（五钱，打）　瓜蒌皮（四钱）　川贝母（去心，三钱）　海浮石（三钱）　薏仁（五钱）　枇杷叶（去毛，一两）　风化霜（七分）

苇茎（一两五钱）　竹沥达痰丸（三钱，竹茹汤先送下）。

三诊：上升之气，大为平定，谵语亦退，烦懊亦减。虽已出于望外，但脉象滑数而软，舌苔浮糙，上腭糜腐星布。痰热化火灼阴，一波未定，一波又起矣。再化痰热，参入甘凉。马兜铃（一钱五分）　冬瓜子（五钱，打）　风化硝（八分）　瓜蒌仁（五钱，研）　杏仁泥（三钱）　海浮石（三钱）　茯苓（四钱）　苇茎（一两五钱）　鲜竹茹（水炒，二钱）　梨汁（一酒杯，温，另服）　荸荠汁（半酒杯，同冲）　上濂珠（三分）　真川贝母（去心，五分，二味研极细末，先送下）。

四诊：痰喘渐平，热亦大减而白腐渐多，却不甚作渴，脉形软滑。阴分亏损，浊随气火上浮，虚多而实少矣。急和其阴，而参清化气热。南北沙参（各二钱）　川贝母（去心，二钱）　冬瓜子（四钱）　川石斛（三钱）　滑石块（四钱）　淡天冬（一钱）　猪茯苓（各二钱）　二泉胶（蛤粉拌炒，一钱五分）　香豆豉（二钱，炒）　竹茹（水炒，一钱五分）　泽泻（一钱五分）　苇茎（七钱）　上濂珠（三分）　川贝母（四分，二味研为极细末，先调服）。

五诊：痰喘全平，腐糜忽少忽多。舌质呆紫，苔淡黄而揩，望之干毛，却不燥渴。胸次似哽如阻。脉形软滑。此的属阴分伤损，浊蒸不化。治多棘手。勉再以清化并行法，以图万幸。南沙参（四钱）　青盐半夏（一钱五分）　竹茹（姜汁炒，二钱）　枇杷叶（去毛一两）　瓜蒌霜（三钱）　滑石块（五钱）　杏仁泥（三钱）　金石斛（四钱）　川贝母（三钱）　香豆豉（三钱）　芦根（去节一两）　陈关蛰（洗淡，一两）　大荸荠（拍碎，四枚，二味煎汤代水）。

六诊：糜腐大化，胸中痞满。阴多渐复，而胃浊仍阻。犹恐治浊伤阴，动多窒碍。法半夏（一钱五分）　金沸草（一钱）　杜苏子（炒，研，三钱）　茯苓（四钱）　豆豉（三钱）　橘红（盐水炒，一钱）　杏仁泥（三钱）　竹茹（姜汁炒，二钱）　玫瑰花（去蒂，三朵）。

七诊：一险于喘呼神昧，再险于阴伤糜腐，又险于浊阻膈痞，证象错综，治多窒碍。何幸清凉润燥，补泻纷更，应如桴鼓。履夷出险，殆天授非人力欤。法半夏（一钱五分）　云苓（四钱）　猪苓（一钱五分）　薤白头（二钱）　玫瑰花（去蒂，三朵）　上广皮（盐水炒，一钱）　枳壳（一钱）　甜广皮（炒香，三钱）　瓜蒌仁（姜汁炒，研，三钱）　生熟谷芽（各一钱）。

按语： 本案呈现典型的风温见证，如身热、咳嗽、汗出，脉数浮弦，舌红苔黄，并伴见热扰心神症状，治以竹叶石膏汤加减。二诊，肺胃之热渐减，神清迷昧亦减，再进清肺化痰方药。三诊，有痰热灼阴之势，故化痰清热之时，参入甘凉以扶正祛邪。四诊、五诊，痰热大减，邪气渐祛，而阴亏之象显见。故急和其阴，参以清化。六诊、七诊，阴多渐复，而胃浊仍阻，当化浊和胃，参以养阴润肺，以防病变。

案例2

祝（十五岁）　饮食内伤，时邪外感。从泄泻而至发热，热势甚炽，纤毫无汗，神情懊烦，频渴不多饮。脉象郁数，舌红苔黄罩灰。此由邪湿相合，三焦均受。恐邪湿交蒸，邪化为火，而湿化为燥。用薛氏升泄法。煨葛根（一钱五分）　生甘草（三分）　淡芩（一钱五分）　滑石（三钱）　米仁（三钱）　大豆卷（二钱）　上广皮（一钱）　苦桔梗（一钱）　通草（一钱）　泽泻（三钱）。

二诊：用薛氏升泄之法，便泄稍减，咳嗽增多，热势渐减，苔灰大化。虽属转轻之象，而未得汗，邪无出路，所以热仍不解，心中时觉嘈烦。病起之际，即耳窍闭塞。良由脾土素弱，所以感受风邪，上阻清窍，下趋大肠。但风脉必浮，今脉不以浮应，似非风象。殊不知风在表则浮，今风入肠胃，病既入里，则脉不以浮应矣。仿喻嘉言先生逆流挽舟法。前胡（一钱）　川羌活（一钱）　白桔梗（一钱）　郁金（一钱五分）　云茯苓（三钱）　柴胡（四分）　青防风（一钱）　炒枳壳（七分）　米仁（三钱）　蔻仁（四分）　淡芩（七分）。

三诊：引邪外达，正气虚微，不能托送，未能得汗，便泄有黏腻，色白带赤，热势得见退轻，而迷沉欲寐，有时夹杂谵语。脉象糊滑，重按少力，苔黄，近根仍带灰润。此由中气不足，外感之风，氤氲之湿，熏蒸之热，炼液成痰，弥漫神机。里虚内陷之象，恐神昏发痉。拟扶助中阳，兼清湿热而化浊痰。台参须（七分）　川连（五分）　制半夏（一钱五分）　陈胆星（一钱）　竹茹（一钱五分）　竺黄（二钱）　茯苓（三钱）　干姜（四分）　橘红（一钱）　生薏仁（三钱）　蚕沙（三钱）。

四诊：昨进扶助中阳，兼清热而化浊痰，热势发扬于外，表热稍甚，迷蒙较退，时觉懊烦。自病起至今，耳窍闭塞，今则时兼谵语，口渴欲饮。舌红，后半灰霉，脉象稍起，而软数微弦。风燥之气，上阻清窍，而风与湿合，遂成熏蒸之局，神机为之弥漫。恐邪不外越，复从内窜，拟清化法。必得邪从外越，方是退步，然不易也。黑豆衣（三钱）　连翘（三钱）　郁金（一钱五分）　鲜石菖（二钱）　鲜竹叶（二十片）　绿豆衣（三钱）　桔梗（一钱）　薄荷（一钱）　南沙参（三钱）　荷叶边（三钱）　甘草（四分）。

五诊：便泄已止，咳嗽增多，邪势欲从肺经外泄。而每至正午阳旺之时，转烦懊不宁，言语错乱，颧红面赤，下午仍多眠睡。皆风邪化火，劫烁阴津。昨投泄热和阴，舌苔深黄稍化，而边仍红，前半红点满布，后半灰霉。津伤热炽。拟泄热救阴，稍为扩充。羚羊片（二钱）　鲜铁斛（七钱）　大麦冬（三钱）　花粉（二钱）　竹叶心（二十片）　赤茯苓（三钱）　黑山栀皮（三钱）　西洋参（一钱五分）　连翘壳（三钱）　真川贝母（去心二钱）　光杏仁（三钱）。

六诊：疏泄风邪，清化气热，便泄渐定，解出溏粪带黑，热之象也。风为阳邪，不从外越，从中化热，热灼肺胃，咳嗽不爽，懊烦不宁。热扰神明，言语妄乱。热劫津液，神机不运，所以不为烦懊，即为迷睡。阳明热胜，则目赤颧红，口渴欲饮。脉数微弦，舌红苔色深黄，根带霉黑。种种见端，皆风邪化火，劫烁阴津之象。症方一候，邪势鸱张，恐阴津日干，而神昏发痉。拟救阴泄热。羚羊片（二钱）　大麦冬（三钱）　广郁金（一钱五分）　连翘壳（三钱）　甘草（五分）　鲜铁斛（七钱）　真川贝（二钱）　石菖蒲（二钱）　黑山栀皮（三钱）　北沙参（四钱）　竹叶心（二十片）。

七诊：脉象沉细软弱，较昨稍起。神志较清，懊烦略定，迷睡略退，咳嗽增多，痰出黏腻。舌红稍淡，灰霉略化，阴津渐回，而喉有痰声，良由津液为热邪所炼，即化为痰，前贤谓痰即有形之火，火即无形之痰，非虚语也。拟凉肝泄热，兼清肺胃，以保阴液。羚羊片（一钱五分）　西洋参（一钱五分）　鲜铁皮斛（六钱）　肥知母（一钱五分）　川贝母（二钱）　连翘（三钱）　玉泉散（三钱）　大麦冬（三钱）　桑叶（一钱炙）　冬瓜子（三钱）　竹叶心（二十片）。

八诊：脉渐起，咳嗽较爽。内陷之邪，还于肺胃，所以神志渐清，热势递减，口渴稍定，舌苔灰霉较化。惟仍眠多醒少，还是神机欠运，胸中之热弥漫。再泄热和阴，兼宣肺气，以引邪外出。玉泉散　连翘　铁皮斛　光杏仁　薄荷　象贝　牛蒡子　霜桑叶　黑栀皮　天冬　前胡。

九诊：口渴渐定，热势渐轻，舌红渐淡，苔黄转白，灰霉渐退，右脉稍起，皆热化津回之象。理应神清气爽，而眠多醒少，仍复如前，耳聋不爽，大便不解。病之初起，原属风温夹湿，邪既化热，劫烁阴津，虽有湿邪，亦成燥火。今津回热化，燥仍为湿，余热与湿，弥漫胸中，如雾氤氲，所以眠多醒少。拟清泄火风，参以化痰。连翘（三钱）　黑栀皮（三钱）　天竺黄（二钱）　桔梗（二钱）　广郁金（一钱五分）　前胡（一钱五分）

晚蚕沙（三钱）　薄荷（一钱）　陈胆星（七分）　象贝母（二钱）　桑叶（二钱）　白金丸（五分，入煎）。

十诊：昨进化痰泄热，咳嗽稍甚，痰不甚多，而痰中带红，左颊红赤。苔霉近根全化，而舌心黄又带霉黑，大便不行，脉数右大。还是肺胃热胜。痰既得出，仍守清胃养津。即请商裁。玉泉散（五钱）　鲜生地（五钱）　黑栀皮（三钱）　川贝母（二钱）　肥知母（二钱）　铁皮斛（八钱）　连翘（三钱）　天花粉（三钱）　生甘草（六分）　粉丹皮（二钱）　雪梨汁（一两）　白茅根肉（一两）。

十一诊：迷睡稍退。胸中弥漫之热。略得扩清。大便欲解不出，脉象右大。再参增液，以望便行。鲜生地（八钱）　大麦冬（三钱）　玉泉散（四钱）　象贝母（三钱）　黑栀皮（三钱）　淡芩（一钱五分）　冬瓜子（三钱）　大玄参（三钱）　连翘（三钱）　粉丹皮（二钱）　雪梨汁（一两）　白茅根肉（一两）。

十二诊：大便畅行。然津液为热所耗，木火升动，懊烦口渴，左颊红赤，耳鸣窍闭，咳嗽咽痒，脉数，重按微弦。风温之邪，化火劫津，幸数日以来，舌未焦燥，神未昏糊。泄热存阴，似难更动。羚羊片（一钱五分）　鲜生地（六钱）　川贝母（二钱）　杏仁（三钱）　炙桑皮（二钱）　玉泉散（五钱）　鲜铁皮斛（六钱）　天花粉（二钱）　连翘（三钱）　荷叶边（三钱）。

十三诊：多眠渐退，两次得汗，咳嗽渐轻，痰亦渐少。内陷之邪，仍还于表，是为正色。但热仍未解，耳聋不聪。脉数，舌质淡红，苔淡黄，灰霉未尽。肺胃余热，未能遽澈。存阴泄热，并不表汗而汗自出。良以津液来复，所以液能化汗。拟乘此疏风泄热，以望邪有出路。冬桑叶（一钱五分）　杏仁（三钱）　连翘壳（三钱）　前胡（一钱）　川贝母（二钱）　池菊花（二钱）　薄荷（一钱）　黑山栀（三钱）　桔梗（一钱）　荷叶边

（三钱）。

十四诊：内陷之邪，还于肺胃。咳嗽身热，耳聋，音声雌腻。脉数右大，舌质淡红，淡黄灰霉之苔逐步化轻。病既由深而浅，宜再辛凉散风，微苦泄热。桑叶（二钱）　菊花（二钱）　薄荷（一钱）　黑栀皮（二钱）　赤茯苓（一钱五分）　桔梗（一钱）　云茯苓（一钱五分）　粉前胡（一钱）　大力子（三钱）　连翘壳（三钱）　郁金（一钱五分）　荷叶边（三钱）。改方加杏仁三钱，豆豉三钱，枳壳一钱五分。

十五诊：身热渐轻。舌苔灰霉已化，烦懊亦定。阴津既回，内陷之邪，还于肺胃，其多眠应当立退，乃神情安静。仍复多眠。皆由风邪人于上焦，上焦之气，闭而不行，卫气行于阴而不得出于阳。开泄上焦，使上焦气宜，为目前要务。杏仁（三钱）　桑叶（二钱）　淡豉（二钱）　枳壳（八分）　桔梗（一钱）　薄荷（一钱）　橘红（一钱）　郁金（一钱五分）　青防风（一钱）　干荷叶边（三钱）。

十六诊：胸背皆经得汗，风邪稍得开泄，耳窍略聪，卫气渐开，且能知味，然仍时多眠睡。舌黄灰霉既化，而反觉白腻。上焦之气不行，谷气过多，恐其酿湿生热，不可不防。光杏仁（三钱）　淡豆豉（二钱）　广橘红（一钱）　丝通草（八分）　生薏仁（三钱）　炒枳壳（一钱）桔梗（一钱）　防风（一钱）　云茯苓（三钱）　广郁金（一钱五分）　干荷叶边（三钱）。

十七诊：内陷之邪，还于肺胃，而从汗出。耳窍闭塞已开，身热亦退。脉静苔化，大局已定。宜和中醒胃。青盐半夏（一钱五分）　茯苓（三钱）　桔梗（一钱）　郁金（一钱五分）　防风（一钱）　薄橘红（一钱）　米仁（三钱）　枳壳（一钱五分）　范志曲（一钱五分）　谷芽（二钱）。

十八诊：脉静苔化，胃开思食。久热之下，阴津不能遽复。宜和阴益肾。炙生地（三钱）　炙甘草（四分）　白芍（一钱）　橘白（盐水炒，一

钱） 麦冬（炒，一钱五分） 阿胶珠（一钱五分） 甜杏仁（炒香，三钱）
生熟谷芽（各一钱）。

十九诊：滋水和阴，胃气渐复，多眠亦退。风为阳邪，温乃热气，其
所伤者，无非阴液。但柔腻之药，不能久进。宜甘凉和养。西洋参（一
钱五分） 生玉竹（三钱） 广橘白（一钱） 生熟谷芽（各一钱） 川石
斛（四钱） 生甘草（三分） 生山药（三钱） 甜杏仁（三钱） 范志曲
（一钱）。

按语： 本案患者年仅十五岁，饮食不慎，又感时邪，泄泻而见发热。
此为温邪由肺胃下注大肠之证，故用"薛氏升泄法"。方用煨葛根、生甘
草、黄芩、桔梗、豆卷、陈皮、甘草之属，以升泄温邪。风热内迫肺胃，
表里皆受，药后病有减轻之势；然风入肠胃，邪未得汗而解。二诊，以逆
流挽舟之法引邪从外而出。三诊，汗仍未得，因中阳不足，故增扶助正气
之药。四诊，继进清化之法。五、六、七、八诊，泄热救阴，宣肺散邪。
至十八诊时，患者脉静、苔化，邪热大祛而阴津不复，故又进和阴益肾之
法以善其后。本案共计有十九诊之多，案中详尽描述了缜密的辨证思路。

案例3

恩左　温邪将及两候，发热有汗不解，夜甚无寐，胸闷不舒，烦渴而
不欲饮。脉数，右部沉郁，左部弦大，舌红苔黄，根带灰霉。无形之邪，
有形之湿，熏蒸不化，遂致清津不能上供，阴液由此渐亏。恐化燥而神机
不运，渐成昏蔽。拟退热泄湿。即请商裁。羚羊片（一钱五分） 淡芩（一
钱五分） 光杏仁（三钱） 赤苓（三钱） 生米仁（三钱） 连翘壳（三钱）
广郁金（一钱五分） 滑石块（三钱） 通草（一钱） 生梨汁（一两） 芦
根（打汁，调，一两） 白蔻仁（三分先服）。

二诊：流湿润燥，参以退热，热势外扬，能得微汗，口渴大减。然大
便不行，大腹满痛，频转矢气，脉象滑数，正合阳明病频转矢气之条，以

丸药缓下。即请商裁。豆豉（三钱） 郁金（一钱五分） 滑石（二钱） 赤苓（三钱） 杏仁（三钱） 楂炭（三钱） 淡芩（酒炒，一钱五分） 通草（一钱） 枳实导滞丸（三钱，先服）。

三诊：热势递减，仍然起伏，大腹满痛，频转矢气，大便不行。脉数左弦，舌尖红绛。阴伤热恋，宿滞不达。再泄热利湿，参以磨滞。连翘壳（三钱） 细生地（五钱） 滑石块（三钱） 黄芩（一钱五分） 瓜蒌仁（五钱） 黑山栀（三钱） 光杏仁（三钱） 通草（一钱） 枳实（一钱五分） 芦根（一两） 青竹叶（二十片）。改方停药，饮白残花露、佛手露各二两。

四诊：大便畅行，热痰悉化。然频渴欲饮。舌红苔白，根带灰黑。阴伤不复，再泄热和阴。生地 川连 花粉 青蒿 竹叶 阿胶 连翘 滑石 杏仁 芦根。

按语：风温为病，风与温邪化火扰神，又夹湿壅阻于胸；故见发热，夜甚无寐，胸闷不舒，治以退热泄湿之法。二诊，患者虽得微汗，然又兼阳明腑实之证，故合枳实导滞丸缓下之。三诊，阴伤热恋，宿滞不达，故泄热利湿，参以磨滞，更饮露剂顺气和胃。四诊，时邪已祛，其阴未复，故和阴泄热以治本。

案例4

谢右 辛凉疏泄，汗未畅达，热仍不解，头胀耳鸣，脉数右大。风温袭于肺胃，不能外达，三日正炽。淡豆豉（三钱） 薄荷（一钱） 连翘（二钱） 池菊花（二钱） 枳壳（一钱，炒） 牛蒡子（三钱） 桔梗（一钱） 桑叶（一钱五分） 光杏仁（三钱） 广郁金（一钱五分） 宋半夏（一钱五分）。

二诊：疏泄肺胃，得汗甚畅，邪从汗解，热势大减，胀痛渐松。苔黄较化，脉亦略缓。然炉烟虽熄，余烬未消，身热尚未尽退。还宜疏泄余邪。桑叶（一钱五分） 杏仁（三钱） 郁金（一钱五分） 山栀（二钱） 池菊花（一钱五分）　粉前胡（一钱）　苦桔梗（一钱）　连翘壳（三钱）　枳壳（一钱）　雪梨（切片，入煎一两）　象贝母（二钱）。

按语：风温袭于肺胃，以辛凉疏泄法治之，汗出不畅而热不解。二诊，从疏泄肺胃治之，法合病机，故汗出畅、热大退，再疏泄余邪以巩固之。

案例 5

包左　温邪将及二候，上焦之热，移入大肠，发热便泄，懊烦不寐，频渴欲饮，耳窍失听。舌光无苔，干燥无津，脉左大，重按无力。邪热不从外达，灼烁于内，阴津损伤，往往有液劫而神昏者，不可不知。拟养津泄热。鲜石斛（六钱）　连翘（三钱）　黑栀皮（三钱）　香豉（三钱）　淡黄芩（一钱五分）　鲜生地（六钱）　滑石（三钱）　桔梗（一钱）　桑叶（一钱五分）　芦根（一两）。

二诊：便泄已止，热势虽不甚盛，而仍神烦少寐，口渴欲饮，舌燥无津，既干且腻，右目红赤作痛，脉数左大。风温夹湿化热，由大肠还于肺胃，气燥津伤。拟流湿润燥，开泄风热。桑叶　薄荷　荆芥　连翘壳　朱茯神　桔梗　甘菊花　鲜石斛　晚蚕沙　辰灯心　蔻仁末（三分，另用鲜芦根二两，打汁调服）。

按语：上焦之热移入大肠，邪热灼烁，阴津损伤，急宜养津泄热之法。二诊，热虽不甚，然风温夹湿化热，肺胃气燥津伤；故流湿润燥，开泄风热，是为正治。

案例 6

居童　先是口碎作痛，四日前忽然热起，势甚炽张，胸闷懊烦，鼻衄便泄，兹则咽中作痛。舌红苔白，脉数滑大。此风邪先袭于上，复以时令之邪与湿相合，致一阴一阳之火，俱结于上。病属风温，方在五日，邪势炽甚之际，当是易进难退之时也。泡射干（六分）　广郁金（六分，冲）　马勃（一钱五分）　荆芥（一钱）　牛蒡子（三钱）　炒银花（一钱五分）

连翘壳（三钱半） 玄参（三钱） 桔梗（一钱） 杏仁泥（三钱） 竹叶心（十六片），竹叶心、桔梗（二味代茶）。改方加黄芩、酒炒秦艽。

二诊：前进辛以散风，苦以泄热，汗出邪势从外而泄。而肺胃之热蕴结，瘀疹并发而不少衰，痛不少减。脉数滑大，舌红边绛。喉关以内，白腐满布，喉肿关小微咳。此炉烟甫熄，余烬复燃，肺胃之热，冲斥于中，喉痧重症，出入极为迅速。恐火烁肺金，而致气喘。商请专门名家酌夺。郁金（一钱五分） 山豆根（三钱） 京玄参（三钱） 羚羊片（先煎，二钱） 连翘（三钱） 大贝母（三钱） 桔梗（一钱五分） 生石膏（七钱，打） 牛蒡子（三钱） 射干（七分） 茅根（去心，一两） 芦根（去节，一两） 鲜荷叶（七钱）。

三诊：昨进大剂泄热，热势大为轻减，喉肿较退，痛势大轻，涎水之自涌者，至此渐能下咽。脉洪大略收，火风之灼烁肺胃者，已退三舍，当乘胜而助鼓再进。羚羊片（二钱） 玄参肉（三钱） 牛蒡子（三钱） 鲜石斛（六钱） 连翘（三钱） 生石膏（七钱） 泡射干（六分） 荆芥（一钱） 黑山栀（三钱） 苦桔梗（二分） 鲜荷叶络（七钱） 茅根（去心，一两） 芦根（去节，一两）。

按语： 患童因时令之邪与湿相合，风火互结于上焦而发病。张聿青辨为风温，病发五日，治以清泄上焦风热。二诊，热虽稍散，肺胃之热郁结而见瘀疹，并见喉痧重症，恐火烁肺金，而致气喘；治以清心肺胃热毒、养阴利咽泄热。三诊，热势大为轻减，喉肿较退，痛势大轻，故守前方再清余邪。

案例7

贾左　症起四日，壮热无汗，肢体烦疼，头胀作痛，痰多口腻，脉数右部浮大。夫热重而至炙手，自必懊烦闷，此时尚无烦懊情形，其热之尚在肌表，显然可见。考太阳为六经之首，主皮肤而统卫气。今风邪在表，阳气屈曲不伸，故发热头疼。其所以不能作汗者，良由湿痰素盛，内壅不宣，则表邪难达。吴又可先生所谓水注闭其后窍，则前窍涓滴，此正发汗之义也。肢体之痛，左胁为甚，肝藏居左，风气通于肝也。拟于疏解之中，参入化痰，必得汗泄，方能推散，然不易也。荆芥穗（一钱五分）　霜桑叶（一钱五分）　羌活（一钱）　广郁金（磨，冲，六分）　旋覆花（绢包，二钱）　制半夏（一钱五分）　橘红（一钱）　赤白苓（各二钱）　光杏仁（三钱）　真猩绛（六分）　枳实（一钱五分）　竹茹（一钱）　桔梗（一钱）。改方去羌活、猩绛，加香附、橘络、秦艽。

二诊：汗出，肌表之邪由此外达，热势大退，遍体烦疼亦止，神情亦觉爽适。但脉仍带数，热退未楚，偏左痰积阻滞，气道失宣，气短腋痛，脉数微滑，邪势渐去，湿热未清，再舍其标而治其本。杏仁（三钱）　蔻仁（三粒）　橘红（一钱）　豆卷（三钱）　制半夏（一钱五分）　云茯苓（四钱）　广郁金（一钱五分）　薏仁（四钱）　炒枳壳（一钱）　炒瓜蒌皮（三钱）　炒苏子（三钱）。

按语： 患者风温四日，张聿青治以疏风清热，化痰和胃法。二诊热随汗出而大解，风邪大减，然湿热胶柱，改拟三仁汤加减。

案例8

徐右　咳剧身热，痰稠，头目昏晕，胁痛，神烦不寐，脉数弦滑。此风温袭肺，化热内灼。适值经来，有暴喘之虞。连翘（三钱）　天花粉（二钱）　桑叶（一钱）　光杏仁（打，三钱）　广郁金（一钱五分）　山栀（三钱）　川贝母（二钱）　甘菊花（一钱五分）　丝瓜子（打，三钱）　丹皮炭（二钱）　枇杷叶（去毛，炙，四片）。

二诊：咳嗽大减，而仍凛寒身热，汗不多达，痰色黄厚，脉数带滑，苔白心黄。邪热郁于肺胃，夹经未净，还恐神昏气喘之变。炙麻黄（后入，四分）　光杏仁（三钱）　丝瓜子（研，四钱）　连翘（三钱）　枳壳（一钱）煨石膏（四钱）　生甘草（二分）　紫丹参（二钱）　桔梗（一钱）　郁金（一钱五分）。

按语： 风温袭肺，化热内灼，故咳嗽甚剧；治以清宣肺热，化痰通络。二诊，咳嗽大减，表证未解，故仍凛寒身热，汗不多达。《伤寒论》曰："发汗后，不可更行桂枝汤，汗出而喘，无大热者，可与麻黄杏仁甘草石膏汤。"外邪束表，阻遏阳气疏布，故见凛寒且汗不多达；内有郁热，故见身热，痰色黄厚，脉数而滑。因邪热壅肺，肺失宣降，故治以清热宣肺，降气平喘；以麻杏石甘汤加减，佐以丝瓜子、桔梗清热化痰，丹参、郁金凉血活血，以防热入血分。

案例 9

杨右　外感风邪，内停饮食，身热头疼，腹痛。时病情形，三日正炽。池菊（一钱五分）　桑叶（一钱）　枳实（一钱五分）　范志曲（二钱，炒）　牛蒡子（三钱）　莱菔子（炒，研，三钱）　桔梗（一钱）　焦楂炭（三钱）　苏薄荷（一钱）　杏仁（三钱，打）　广郁金（一钱五分）。

二诊：身热已退，而脐上作痛，大便不行。脉象沉弦。寒滞内阻，宜小承其气。川朴（一钱）　橘皮（一钱）　缩砂仁（后入，五分）　乌药（一钱五分）　焦楂炭（三钱）　枳实（一钱）　茯苓（三钱）　制香附（二钱）　生锦纹（后入，二钱）　煨生姜（二片）　佛手（一钱）。改方：砂仁（五分）　云茯苓（三钱）　制香附（三钱）　酒炒延胡（一钱五分）　枳壳（一钱）　煨瓦楞子（五钱）　川楝子（一钱五分）　陈香橼皮（一钱五分）　青皮（一钱）。

按语： 本案属表里同病。外受风温之邪，故身热，头痛；内有饮食积滞，故腹痛。当疏散风热，内导食滞。二诊，外邪已去，寒食凝滞仍重；故治以散寒下气，和胃温中，导滞通便之法。

案例 10

锦（翁）　由咳嗽咽痛，而致身热不解，汗出不能透渥，胸闷神烦少寐。脉象数滑，舌红，苔白质腻。此风热之邪，与湿相合，蒸腾于肺胃之间。症属风湿，恐其化热。泡射干（七分）　郁金（一钱五分）　黑山栀（三钱）　连翘（三钱）　范志曲（二钱，炒）　光杏仁（三钱）　枳实（一钱）　马勃（一钱）　桔梗（一钱）　莱菔子（生，研，三钱）　大力子（三钱）　冬桑叶（一钱五分）。

二诊：热势大减，苔亦稍化，然仍咳嗽不爽。湿邪留恋肺胃。再为疏化。光杏仁（三钱，打）　郁金（一钱五分）　桔梗（一钱）　枳壳（一钱）　赤白苓（各二钱）　生薏仁（四钱）　粉胡（一钱）　薄橘红（一钱）　炒瓜蒌皮（三钱）　滑石（三钱）　枇杷叶（去毛，四片）。

按语：本案为风温袭肺，湿阻中、上二焦所致；故治以清肺利咽，化湿和胃；疏散风热，内导食滞之法。二诊，风邪已祛，湿邪留恋肺胃；故方用三仁汤加减，宣畅气机，化湿清热。

案例 11

张左　初起伤食吐泻，风温之邪，乘势而发，平素内伏之痰，与热相合，熏蒸于肺胃之间，以致热不外扬，咳嗽痰稠。上中两焦，为痰气所遏，则清津不能上升，口渴舌干少津，中心灰焦，小溲作痛。脉数而滑。证属风温夹痰，化热伤阴，今方旬日，恐转候之际，痰热内闭而致神昏发痉。拟清化痰热，参以救阴。即请商裁。天花粉（二钱）　光杏仁（去尖，打，三钱）　海浮石（三钱）　真川贝（炒黄，二钱）　北沙参（四钱）　冬瓜子（四钱，打）　大天冬（三钱）　白萝卜（切片，一两五钱）　肥知母（二钱炒）　鲜芦根（去节，一两）　陈关蛰（洗淡，一两）　干枇杷叶（去毛，四片）。

二诊：清化痰热，舌苔焦燥转润，中心霉黑亦化，溲痛已退，气逆亦平，脉亦稍缓。然内热未楚，还宜清化。北沙参（三钱）　橘红（盐水炒，一钱）　鲜竹茹（一钱五分）　冬瓜子（三钱）　通草（一钱）　青盐半夏（一钱五分）　茯苓（一钱）　光杏仁（三钱）　薏仁（四钱）　枇杷叶（去毛，炙，四片）。

三诊：咳嗽气逆已定，胃纳亦得稍起。然肺胃之间，痰热未化，气不流布，津液不行，以致口燥舌干欲饮。右脉滑大。虚火夹痰，熏蒸胃口，恐起口糜。再引津上升，而导热下行。细生地（四钱）　细木通（四分）　天花粉（二钱）　竹沥半夏（一钱五分）　海蛤粉（三钱，包）　细甘草（三分）　真川贝（炒黄，二钱）　冬瓜子（三钱，打）　白茯苓（三钱）　鲜竹茹（盐水炒，一钱）　活水芦根（去节，一两）　青竹叶（十片）。

四诊：和阴降火，清化痰热，痰爽，舌干转润。的属津气不行。与津枯者有间。南沙参（四钱）　竹沥半夏（一钱五分）　海蛤粉（三钱，包）　橘红（盐水炒，一钱）　川石斛（四钱）　川贝母（炒黄，一钱五分）　生薏仁（四钱）　茯苓（三钱）　炒竹茹（一钱）　枇杷叶（去毛，四片）。

五诊：痰气渐化，津液流通，口渴已定，胃亦渐起。足见燥乃假燥，湿乃真湿，病之变态，足以惑人如此。白茯苓（三钱）　制半夏（一钱五分）　海蛤粉（五钱，包）　炒瓜蒌皮（三钱）　甜杏仁（三钱，炒）　薄橘红（一钱）　炒川贝（一钱五分）　生薏仁（三钱）　生熟谷芽（各一钱）　枇杷叶（去毛，四片）。

按语： 素有伏痰与风温之邪合而致病；痰与热相合，熏蒸于肺胃之间，以致热不外扬，上、中两焦为痰气所遏；脉证合参，治以清化痰热，参以救阴。二、三、四诊时，气逆渐平，痰热仍然胶着不化；继进清肺化痰，养阴泄热。五诊，痰气渐化，津液渐复，仍进润肺化痰，和胃化湿方药，以巩固疗效。

案例12

邱右　症逾两候，先发红疹，继透白痦，又复经行，邪势未始不从疹从痦而稍泄，所以数日前病有退机，烦热口渴已得大定。然既疹既痦，营气两液，必然暗虚。而方寸愁虑，木火升动，邪热从而转炽，烦热复盛，耳鸣，耳窍闭塞，喉有痰声，俨如梦语，手指引动，少腹气坠作胀。脉数滑带弦，舌红苔黄。邪湿未化，木火暗升，炼液成痰，神机不运，有神昏发痉之虞。勉拟透热凉肝，化痰宣窍。羚羊片（三钱）　赤茯苓（三钱）　竹茹（盐水炒，一钱）　益元散（三钱，加辰砂七厘，绢包）　大连翘（三钱）　陈胆星（六分）　黑山栀（三钱）　光杏仁（三钱）　郁金（一钱五分）　橘叶（一钱五分）　银花露（一两）。

二诊：透热凉肝，化痰宣窍，烦懊大减，寐亦略安，四肢引动较定，少腹作胀亦松，红疹略为化淡。脉弦稍柔，舌红，黄苔化薄。今晨咳痰三口，颇觉爽适，自觉胸中尚有痰黏之状。的是肝胆之火与邪热交炽，炼液成痰，遂令痰火相煽。神昏发痉，岌岌可虞。前药进后，未及一周，未便操之太激。拟清化邪热，参以化痰。连翘（三钱）　粉丹皮（二钱）　广郁金（一钱五分）　陈胆星（五分）　白蒺藜（三钱）　山栀（三钱）　瓜蒌皮（三钱）　光杏仁（三钱）　益元散（三钱，加辰砂七厘，绢包）　青竹叶（二十片）　活水芦根（一两）　银花露（一两）。

按语：感受风热之邪，并发疹痦，气营两伤，木火暗动，炼液成痰；痰扰神机，故有神昏、发痉之虞。故治以透热凉肝，化痰宣窍之法。二诊时，诸症大减，痰火仍炽，仍当清肝化痰。

三、湿温 🦢

张聿青认为，治疗湿温的关键在于化湿，化湿在于行气。湿温当以燥化燥，张聿青常用阳药以燥治燥，使湿祛温无所附。初起表证明显者，治以疏中发表；热重于湿而夹风者，治以宣肺祛风；对于"湿邪内搏，下之宜轻"，多用枳实导滞丸、木香槟榔丸、竹沥达痰丸、礞石滚痰丸等缓下，或外用猪胆汁导法；常以三仁汤加减，以通畅三焦之气；待气化则湿化，湿化则热除；或用左金丸泻火和中，燥湿清肝。《张聿青医案·卷二·湿温》所载湿温病案，多由食用甘寒之物而发。故张聿青指出，湿温之后饮食当忌甘寒之物，以防止食复。《张聿青医案·卷二·湿温》，共载有 23 个医案。兹选择 12 例点评如下：

案例 1

杨左　湿温已届三候，不特汗瘖均不获畅，而且四肢背脊尚觉恶寒，阳气不能敷布，与阳气之衰微者，大相悬殊也。阳何以不布，湿阻之也；湿何以不化，饮食水谷资之助也。为敌助粮，引虎自卫，非计也。拟开展气化，使湿随气行，则白瘖及汗可以通畅。光杏仁　郁金　桔梗　藿香　滑石　生米仁　制半夏　通草。

此症经陈医屡投厚朴、佛手花、茵陈等，致有棘手之象。先生嘱以勿妄食，勿进补，一以宣化气湿法治之，果获渐瘳。案语卓然名论，不易多得。（文涵志）

按语： 本案对湿温之病机描述颇妙，治以"开展气化，使湿随气行"。此为治湿温之正法，案中还嘱以忌口以防食复。

案例 2

周左　花甲之年，兼嗜紫霞，其命火之衰，湿痰之盛，不问可知。昨食甘寒之物，脾胃之阳为之暗伤，致湿痰弥漫三焦，旋转营运之阳，为湿所遏，以致发热在里，热势不扬。湿胜则脾土不能分化，其水液应入于膀胱者，至此而滑入于大肠，所以便注下迫。气愈内闭，则毛窍外开。所以淋淋汗出矣。湿痰停阻，就使引动伏邪，亦不过湿热之常病。而舌无华色，脉沉细涩，右脉略大而混数不扬，一派正不胜邪之象。病在初起，又无遽培元气之理。方拟分理三焦，勿以发散攻消为事，以湿与痰皆不可力制，惟有化之为宜。川朴　通草　泽泻　佛手　郁金　赤猪苓　藿香　滑石　蔻仁　生薏仁。

二诊：湿遏气津，渴甚。用流化法。金石斛　炒黄川贝　滑石　郁金枇杷叶　辰茯苓　光杏仁　炒香豉　薏仁　白蔻仁（三分，研，用芦根二两打汁，先调服）。

按语：患者年届花甲，嗜鸦片烟。因食甘寒之物，致脾阳损伤而湿痰盛。湿痰化热，以淡渗、苦辛、芳化之品治之。此法亦治湿温之大旨。

案例3

以翁　昨诊内窍欲蒙，及服药之时，神已糊乱。今日竟尔神昏，手暖足厥，脉糊滑并不甚数，苔白腻并不焦黑，身热并不炽甚。此由湿盛之极，中阳不运，致湿蕴成痰，痰蒙清窍。与火热之甚，扰乱神明，而致神昏者不同。勉拟芳香通神，辛开苦降，为背城之一。谋事在人，成事在天。天竺黄（三钱）　制半夏（三钱）　远志肉（一钱）　明雄精（一钱五分，甘草汤拌炒）　陈胆星（一钱）　白僵蚕（三钱）　茯苓（三钱）　广郁金（六分，明矾三分化水磨）　九节菖蒲（八分）　竹沥（一两，滴入姜汁少许）。转机用至宝丹一丸，橘红汤送下。一剂而神稍清，仍照服减半。

再方：川雅连（重姜汁炒，三分）　制半夏（三钱）　九节菖蒲（八分）橘红（一钱五分）　广郁金（一钱五分）　淡干姜（六分，迷甚干姜用二钱，打）　制南星（三分）　煅礞石（三分）　白明矾（三分）　炙牙皂（三分）麝香（五厘）　明雄黄（二分，后六味研细末，用竹沥先调服）。

案师云：此症紧要关头，全在表热外扬，邪方透达。复诊由门下郁闻尧代去，云热已起而厥渐转。先是师命方如前意开泄。郁世兄回禀云、湿已化燥，舌绛中带焦黑而干。师曰：尚不可言化燥，燥化未足也。再用开泄，冀其化热化火，须十分透彻乃妙。药大意如前，制南星用六分，加紫雪六分，灯心汤下，尚欲其热显扬。据郁世兄本意，拟用牛黄丸犀角地黄汤，或鲜石斛及清宫汤加减。谓化燥而无大热，书无明文，疑惑不定。师云：化燥而无大热，非真燥也，热未透也。不可滋腻，须仍泄化，微带甘辛法。（清儒志）

按语：本案之神昏，乃湿温证之神昏。张聿青指出此神昏与火扰神明所致神昏病机迥异；治当辛开苦降，芳香通神。转机用至宝丹一剂，橘红汤送下。此转机方剂和服用方法值得玩味。至宝丹芳香开窍，清热解毒。张聿青胆识过人，辨证精当，用有毒之雄黄杀百毒，启示中医辨证精当，有毒亦无毒也。以翁病案之再方，吾辈临床可以仿效。

案例4

张左　湿温旬日，烦热无汗，赤疹隐约不透，胸次窒闷异常，咳不扬爽，时带谵语，频渴不欲饮，饮喜极沸之汤。脉数糊滑，苔白心黄，近根厚揩。此由无形之邪，有形之湿，相持不化，邪虽欲泄，而里湿郁结，则表气不能外通，所以疏之汗之，而疹汗仍不能畅。热与湿交蒸，胸中清旷之地，遂如云雾之乡，神机转致弥漫。深恐湿蒸为痰，内蒙昏痉。三仁汤去滑石、川朴、竹叶，加豆豉、橘红、郁金、枳壳、桔梗、菖蒲、佛手。

二诊：昨进辛宣淡化，上焦之气分稍开，熏蒸之热势稍缓，神识沉迷转清，谵语、指撮已定，烦闷亦得略松，舌苔较退。但气时上冲，冲则咳逆，脉数糊滑。良以郁蒸稍解，而邪湿之势，尚在极甚之时，虽有退机，犹不足济。肺胃被蒸，气难下降，所以气冲欲咳，仍未俱减也。前法之中，再参疏肺下气。甜葶苈（五分）　通草　光杏仁　制半夏　冬瓜子　广郁金　薄橘红　滑石块　炒枳壳　枇杷叶　桔梗　竹茹。

三诊：胸闷懊烦，气冲咳逆，次第减轻，咳吐之痰，亦觉爽利。舌苔亦得大化，但脉仍不扬。其肺胃之间，尚是熏蒸之地，表不得越，邪无出路，还难恃为稳当也。光杏仁　广郁金　淡黄芩　桑叶　甜葶苈　桔梗　白蔻仁　生薏仁　制半夏　炒香豆豉　橘红　枇杷叶。

四诊：咳嗽气逆大退，痰亦爽利，谵语热烦亦得渐减，特小溲清而不爽，大便不行，频转矢气。脉数糊滑，苔化而中独厚。犹是湿痰内阻，邪难泄越，再导其滞。郁金　橘红　桔梗　制半夏　赤茯苓　生薏仁　滑石　通草　草薢　竹沥达痰丸（三钱，佛手、通草汤先送下）。

五诊：大便畅行，懊烦大定，热亦较轻，口渴亦减。但赤疹虽布，甚属寥寥，汗不外达。脉象较爽，舌根苔白尚掯。邪湿之熏蒸，虽得渐松，而未能透泄。须望其外越，方为稳妥也。光杏仁　郁金　橘红　生薏仁　枳壳　滑石块　炒瓜蒌皮　葶苈子　桔梗　通草　木通　制半夏　赤白茯苓。

六诊：熏蒸弥漫之势虽松，而湿性黏腻，不克遽行泄化，里气不宣，表气难达，汗瘖不得发越，咳嗽气逆，小溲不爽。脉数滑，苔白。邪湿互相犄角，尚难稳当。郁金　光杏仁　橘红　冬瓜子　桔梗　鲜佛手　制半夏　生薏仁　蔻仁　赤猪苓　通草　苇茎。

七诊：热势递减，咳亦渐松。然湿从内搏，邪从外越，是以热势恋恋不退，不能外达，而欲从内化，非欲速可以从事也。豆卷　滑石　光杏仁　郁金　制半夏　通草　新会红　猪苓　桔梗　枳壳　生薏仁　鲜佛手。

八诊：清理余蕴方：豆卷　生薏仁　制半夏　通草　广皮　福泽泻　光杏仁　鲜佛手　白蔻仁　真佩兰。如胸闷加桔梗、郁金，甚者川朴、枳壳、藿香，头胀加蒺藜、天麻、僵蚕，理胃加生熟谷芽、沉香曲、玫瑰花。

按语： 本案之湿温，湿重于热。故初诊之时，进以三仁汤去滑石、竹叶；又合菖蒲郁金汤，以清心透热、涤痰开窍；更加豆豉、枳壳、佛手等，以除凝滞之湿热邪气。二、三、四、五、六、七诊，以疏肺、导滞、化痰、透泄、燥湿、宣散诸法，祛除胶着之湿热邪毒。八诊，以清理余蕴方善后。

案例5

杨右　症属两候有余，热势并不甚重。夫病至半月，邪虽不化为火，断无不化热之理，亦断无化热而热不甚之理。其所以淹淹者，邪轻于湿，湿重于邪也。湿蕴肺胃，胃气不降，所以饮汤入口，似有噎塞之状，并作恶心。热蒸则口渴，而湿究内踞，所以仍不欲饮。湿为水属，得暖则开，所以喜进热饮。大便一日数次，皆是稀水，《内经》所谓湿胜则泄也。湿郁之极，阴阳不通，以致振寒而战。郁极而通，得以汗泄，肌表之风，随湿外越，发为白痦，虽属邪湿之出路，然肌肤分肉之事，于三焦之熏蒸，依然无益。耳窍不聪，浊邪之害清也。鼻起烟霉，是熏蒸之炎，有诸内形诸外也。刻下神情呆钝，时带错语，若以热扰神明，灵机被塞，自必有一种昏愦情形。今似糊非糊，似爽非爽，皆是无形之邪，与有形之湿，蒸腾弥漫，其胸中清旷之地，遂成烟雾之区，大有蒙闭之虞。脉象沉细不爽，舌苔淡黄揩腻，尤为湿郁热蒸之确据。兹拟辛以开，苦以泄，芳香以破浊，淡渗以引湿下行。川雅连（姜汁炒，五分）　制半夏（三钱）　郁金（磨，冲，六分）　九节石菖蒲（八分）　陈橘皮（一钱五分）　赤白苓（各二钱）　淡干姜（五分）　竹茹（一钱五分，姜汁炒）　香豉（三钱）　白蔻仁（入煎，四粒）　生薏仁（四钱）　通草（一钱）。改方去川连、干姜，加滑石块三钱，广藿香三钱，石菖蒲减二分。

二诊：投药之后，神情大为灵爽，耳窍略聪，便泄亦减。湿之如雾迷蒙者，得化稍开。而蕴蓄之热，亦于此勃发，所以午后甚为烦热，不若日前之沉迷罔觉也。脉象较爽，苔亦略化，然中心黄揩。脐下作痛拒按，频转矢气，口渴欲饮。良由湿积交蒸，不能泄化，还恐昏燥等变。制半夏（一钱五分）　黄芩（酒炒，一钱）　石菖蒲（五分）　竹二青（一钱五分，姜汁炒）　广郁金（磨，冲，六分）　白蔻仁（入煎，四粒）　赤猪苓（各二钱）　光杏仁（勿研，三钱）　滑石块（三钱）　方通草（一钱）　香豆豉

（三钱）　木香槟榔丸（三钱，先服）。改方去木香槟榔丸，加芦根一两，滑石加重二钱。

三诊：丸药缓下，便泄已止，而腹中依然满痛，频转矢气。热势叠次轻退，而胸次不舒，格格欲嗳，屡涌酸涎。其为湿积交阻，了然可见。所可异者，口渴欲饮，不能稍缓，若系津枯，则内既燥涸，其酸涎何由而至？所以然者，都由积阻于下，湿郁于上，清气不能上行，则虽有清津，无从流布，所以愈燥则愈饮，愈饮而更燥也。再拟疏化三焦，参以导滞。香豆豉（三钱）　广郁金（一钱五分）　制半夏（一钱五分）　淡干姜（炒松，三分）　通草（一钱）　生薏仁（四钱）　川朴（五分）　石菖蒲（五分）　上湘军（三钱，后下）　杏仁泥（三钱）　猪苓（二钱）　枳实（磨，冲，五分）。改方去川朴、上湘军，加滑石块三钱，白蔻仁入煎两粒，西血珀研先服五分，上沉香三分磨先服。

四诊：以燥治燥，津液果回，其为气湿郁遏，清津无以上供，固无疑义。复下数，次腹胀已松，少腹偏左之痛已退，偏右按之仍痛。脉细沉数，舌心干毛。幸边道已润。良由郁蒸渐解，气机渐得施化，津液渐得通行，而余滞积湿，犹未尽达。将及三候，元气支离，未便叠次峻攻，暂为退守待稍能安谷，再商续下可耳。川雅连（一分）　香豆豉（三钱）　杏仁泥（三钱）　赤猪苓（各三钱）　泽泻（一钱五分）　白蔻仁（入煎，三粒）　广郁金（一钱五分）　淡干姜（四分）　枳实（炒成炭，一钱）　制香附（二钱）　通草（一钱）　枇杷叶（去毛，四片）。

方有白瘩，以燥治燥，津回而舌心干毛，肺胃之津液已亏；宜于此际酌用甘凉，后案统宜删削。此先生检点存案自批于后者也。先生于湿温一门，具有心得，以燥化燥，生平之效果，历历不爽。独于此案不自满意，记此数语。先生之虚心如此，详慎如此。从可知症变万端，毫厘千里，断不可坚于自信，而孟浪投方也。（文涵志）

按语：本案湿温，湿重于热，即所谓"邪轻于湿，湿重于邪"。神志异常，亦是湿邪蒙蔽所致。治以辛开苦泄、芳香化湿、淡渗利湿之法。二诊时，"神情大为灵爽"。然湿虽稍化，热因而彰，湿邪内搏，滞结于下焦，故见"脐下作痛拒按，频转矢气"。故化湿清热之时，更佐木香槟榔丸导滞。三诊，用制半夏、干姜等阳药以燥治燥，借阳药温燥化湿，湿祛则温亦无所依附。四诊时，"气机渐得施化，津液渐得通行，而余滞积湿，犹未尽达"，再行理气温中，利湿导滞。

案例6

张右　病经一候，形寒已罢，热势不解，汗出不及下体，膈间烦闷特甚，呕恶时作，卧寐不安，小溲赤少，大便不爽。寸关沉按弦数，左更上溢寸外。舌尖赤燥，近根黄腻带浊。此皆湿热之邪，心肝之火，搏结于胸膈之间，阳明之分，气机被阻，阴液暗耗，其所以渴不喜饮者，夹痰湿故也。势恐肝阳化风，有痉厥昏蒙之变。议泻胸膈之邪热，清心肝之火。冀得躁平安寐，庶免变端。录方明裁。羚羊片（先煎，七分）郁金（一钱五分）囫囵连翘（二钱）制半夏（一钱五分）木通（八分）细川连（姜汁炒，五分）香豉（三钱）薄荷（八分）瓜蒌仁（三钱，打）枳实（五分，元明粉八分，化水磨冲）丹皮（酒炒，一钱五分）竹茹（一钱）芦根（去节，八钱）。

按语：本案湿温，为肺胃湿火，湿遏热伏，热不得透发，留恋气分，渐次化火；即案中所谓"湿热之邪，心肝之火，搏结于胸膈之间，阳明之分，气机被阻，阴液暗耗"。故治以"泻胸膈之邪热，清心肝之火"。

案例7

蒋左　神识已清，热亦大减，然频频呃忒，胸脘不舒。舌苔灸黑，脉数糊滑。内闭之热已开，而痰湿滞交阻不化，虽略转机，尚不足恃也。商进。郁金（磨，冲，五分）川雅连（姜汁炒，四分）杏仁泥（三钱）刀豆子（磨，冲，五分） 制半夏（一钱五分） 滑石块（四钱） 冬瓜子（四钱，打） 炒竹茹（一钱五分） 方通草（一钱） 九节石菖蒲（五分） 新会皮（一钱） 青芦管（一两） 竹沥达痰丸（三钱，开水先送下）。

按语： 本案患者经前治疗后，湿稍化，内闭之热得以开泄，故热减神清。然痰湿仍盛，再进制燥化湿、和胃祛痰之法。

案例 8

薛金楣 湿痰素盛，复感时邪，邪与湿蒸，发热不解，湿邪相持于内，表气不能外通，旬日已来，未经畅汗。邪势正炽之际，更兼误食面包，胃口为之壅实，湿痰因而弥漫，清津被抑不能上供，以致神识迷糊，舌干无津，苔黑而舌质淡白。斑点隐约不透，大便不行。脉形滑数。邪湿化燥，弥漫神机，内窜昏厥，指顾间事也。与子范仁兄大人同议宣通郁遏，以望神机通灵，清津流布，然恐难得也。枳实（六分，磨） 广郁金（二钱） 滑石块（四钱） 天竺黄（三钱） 陈胆星（八分） 川雅连（五分，炒） 光杏仁（去尖，打，三钱） 瓜蒌仁（七钱，打） 鲜石菖蒲（连根叶洗，打，三钱） 白萝卜汁（一两，冲） 陈关蛰（洗淡，二两） 活水芦根（二两）。

二诊：昨进开通蕴遏，流湿润燥，舌干转润，迷糊稍清，面色稍淡，郁遏较开。清津得以上供，所以舌燥转润；表气渐得外通，斑点略为透露。然仍大便不行，迷蒙如睡。脉象糊滑，舌苔灰滞垢腻。胃中之浊邪，闭郁尚盛，胃脉通心，还恐昏痉。与子范兄同议苦辛泄化，参以劫痰。大敌当前，成败非所知也。即请商裁。川雅连（姜汁炒，五分） 瓜蒌仁（五钱） 光杏仁（三钱） 淡黄芩（酒炒，一钱五分） 淡干姜（二分） 佩兰叶（三钱） 豆蔻花（四分） 制半夏（三钱） 陈胆星（七分） 莱菔子（四钱，炒） 竹茹（一钱五分） 郁金（四分） 菖蒲（二分） 明矾（二分） 明雄精（二分，以上四味同研极细末，先调服）。

三诊：苦辛通降，参以化痰，神识略为清爽，而仍迷蒙如寐。日前神情安静，今则时揭衣被，颇有懊烦之意。清津既回之后，津液复劫。舌苔焦黑，舌质深红，脉弦滑而数。良由痰湿积蕴遏，渐化为火，火劫阴津，胃脉通心，深恐热入胞络，症极郑重。勉与子瞻仁兄大人同议急下存阴法。即请商裁。鲜首乌（洗，打，六钱）　连翘（三钱）　天花粉（二钱）　光杏仁（去尖，打，三钱）　广郁金（一钱五分）　元明粉（冲，一钱半）　枳实（一钱）　竹茹（一钱，水炒）　生广军（一钱五分）　礞石滚痰丸（三钱，开水先化服）　至宝丹（一丸，服煎药后，隔二点钟用灯心汤化服）。

四诊：投剂之后，大便畅行，神情大为清爽，痰亦爽利。而日晡后又复渐见迷蒙，脉形转细。舌干质红苔黑，以汤润之，则浮糙浊苔满布，齿垢唇焦。斑点虽渐透露，而未畅达。良由邪浊化火，遂令阳明热炽，劫烁阴津。仍恐热从内窜，而神昏痉厥。勉拟泻南补北，泄热透斑。留候子范仁兄酌夺。镑犀角（先煎，四分）　川贝母（二钱）　阿胶珠（三钱）　镑羚羊角（先煎，二钱）　连翘（三钱）　大天冬（三钱）　鲜石菖蒲（连根叶洗，打，三钱）　细生地（五钱）　芦根（一两五钱）　竹沥（滴入姜汁少许，一两）　濂珠粉（三分，灯心汤先调服）。

五诊：泻南补北，泄热透斑，斑点渐畅，神识较清，脉亦稍起，舌津稍回，稍稍饮汤，舌质即腻。清津虽回，而痰浊昏蒙，气不能化，津不上升。与子范仁兄大人共议，乘此津液稍回之际，急急流化气分，以通津液，仍以化痰宣窍参之。香豆豉（二钱）　光杏仁（去尖，打，三钱）　川贝（二钱，炒）　活水芦根（去节，一两）　滑石块（四钱）　广郁金（一钱五分）　瓜蒌皮（三钱）　陈胆星（一钱五分）　鲜石菖蒲（连根叶洗，打，三钱）　干枇杷叶（去毛，三钱）　天竺黄（三钱）　竹沥（一两，用明矾四分，磨极细末，和入冲服）。

六诊：神识较清，而烦热复盛，欲揭衣被，不时谵语。脉象弦数，舌苔黑质红，仍然少津。斑点未畅，而已经化淡。邪热内郁，与浊交蒸，化火劫津，所谓火必为烦也。还恐内窜。以透热救阴，仍参化痰。留候子范兄商政。羚羊片（先煎，三钱）　黑山栀（三钱）　大天冬（三钱）　细生地（五钱）　元参（三钱）　连翘心（三钱）　天竺黄（三钱）　阿胶珠（三钱）　鲜石菖蒲（连根叶洗，打，三钱）　滑石块（重加辰砂拌，三钱）　青竹叶（二十片）　活水芦根（去节，一两五钱）

七诊：神识渐清，舌黑稍化。而邪热尚盛，阴津劫夺不复。舌质尚觉干燥。邪热内扰，神烦不宁。心与小肠，表里相应，内扰之热，从上下趋，所以神明渐清，而小溲痛甚，囊胯之间，时作奇痒。为今之计，泄热救阴，所不能缓。前人有上病而下取之法，与子范仁兄同议泻下焦湿热。细生地（五钱）　大麦冬（去心，四钱）　光杏仁（去尖，打，三钱）　广郁金（一钱五分）　龙胆草（六分）　车前子（三钱）　木通（七分）　黑玄参（六钱）　青竹叶（二十片）　益元散（重加辰砂拌，绢包，四钱）　黑山栀（三钱）。

八诊：用增液兼清下焦湿热，大便未行，小溲作痛，涓滴不爽，气粗颧红，懊烦不宁。脉沉实，舌干苔黑，中心有断纹。邪热夹积，复聚阳明，劫烁津液，有昏厥之虞。拟调胃承气以抽釜薪。留候子范仁兄商政，并请高明裁夺。生广军（后入，四钱）　生甘草（五分）　大麦冬（去心，三钱）　元明粉（冲，一钱五分）　滑石块（四钱）　细生地（四钱）　黑玄参（三钱）　活水芦根（去节，一两）　车前子（三钱）　青竹叶（二十片）。

九诊：昨用调胃承气合增液法，小便已通。而积热仍聚阳明，不能曲折而下，大便仍然未行，腹满拒按作痛，频转矢气。舌干苔黑，脉沉，重按有力。大肠与胃相连属，阳明胃脉上通于心，肠胃为积所阻，则阳土之气，尽化燥火，劫液烁津。热气自胃上冲，则心胸之间，遂成氤氲之地，所以不为烦躁，即为迷蒙。病中盗食面包，前次畅下，似不应再有余积，殊不知大肠之垢滞虽行，而后进之食，为热熏蒸，自然燥结于中，不克盘旋而下，所以前人有复下之法也。前法再展一筹。留候子范仁兄裁夺，并请高明商之。广郁金（二钱） 光杏仁（打，三钱） 鲜石斛（洗，打，一两） 鲜首乌（细切，洗，打，八钱） 枳实（一钱） 桔梗（一钱） 瓜蒌皮（四钱） 鲜生地（洗，打，一两） 元明粉（三钱，冲） 车前子（三钱） 滑石块（四钱） 生广军（三钱，水浸，绞汁冲服） 干枇杷叶（去毛，绢包，三钱） 活水芦根（去节，一两五钱）。

十诊：下后仍未行，液枯故也。备用。金汁、竹沥、梨汁、青果汁、芦根汁五味频频服之。（此日回绍兴）

按语： 素有痰湿，复感时邪；湿热熏蒸之际，食用甘寒之面包，致中焦阻滞，湿痰因而弥漫，故见神志迷糊。治当苦辛宣化，化痰宣窍，并严格忌口。三诊，服煎药后，用礞石滚痰丸合至宝丹，隔两点钟用灯心汤化服，以助化痰开窍之力。四诊时，"神情大为清爽，痰亦爽利"，予泻南补北法以泄热透斑。药后神志较清。九诊，因饮食不忌，胃肠因之凝滞。此诊稍用下法。本案启示忌口的重要性。

案例9

凌左 类疟数次，少阳之邪并归阳明，遂致不寒但热，发疹发瘄，唇口牵动，谵语神乱，风动之后，继以发厥。今大势虽定，而热恋不解，大便经月不行，酸涎上涌，胸脘不舒，吐出酸水，略觉稍适，渴不多饮。舌红苔白花糙，左脉弦大，右脉濡滑，俱重按少力。久热之下，肝胃阴伤，胃失通降，所有湿邪，不能旋运。恐虚中生变。拟甘凉育阴，酸苦泄热，复入辛燥为之反佐。即请诸高明商进。霍石斛 生白芍 青盐半夏 大麦冬 云茯苓 水炒竹茹 盐水炒陈皮 蒺藜 左金丸 枇杷叶。

二诊：甘寒育阴，酸苦泄热，复入辛燥为之反佐，酸涎上涌已定，左脉弦大稍收，而苔白花糙，退而复起，竟是糜腐情形。不饥不纳，稍进糜饮，胸脘辄觉难过，而又并非被阻。小溲结滞不爽，临溲之际，往往中止，大便不行，无非肝胃阴伤，肺津并损，致虚火夹膀胱湿热，熏蒸胃口。既为虚火湿热熏蒸，则不纳不饥，胸脘不适。小肠与膀胱手足相应，膀胱之湿热，既随虚火上蒸胃口，则小肠火腑，自然秘结，大便因而不行。深入重地，聊明其理，以尽人力。即请诸高明商进。细生地　甘草梢　细木通　北沙参　川石斛　白茯苓　天花粉　青竹叶，外用姜柏散搽口。

三诊：糜腐稍化，热邪减轻，小溲略爽，脉亦较缓。然仍不饥，稍进糜饮，仍觉气冲。气阴并亏，何能遽复，浊蒸胃口，何能遽化。惟有循理按法，以觇其后。细生地　北沙参　川贝母　木通　滑石　茯苓　川石斛　甘草梢　竹茹　竹叶。

四诊：小溲色红且浊，湿热之气稍得下行，而大敌不能摧散，熏蒸之炎，仍不克平。糜腐退者自退，起者仍起，胸中哽阻，欲噫不爽。足见糜布于舌，而糜之源，实在于胃，源之不清，流安能洁。大肠与胃相连属，勉再通导腑气，而泄胃热，以降胃浊。即请商之。导赤加黄连　黄芩　滑石　竹茹　茯苓　荷花露，外用猪胆汁导法。

五诊：大腑得通，并有黏腻之物带出，糜腐较昨大化，口渴较数日前大减。然中州郁郁不舒，时有痰涎随气上冲，饮喜暖热。右脉糊滑。阴液虽虚，而胃中之痰湿郁结不化，遂令清津转难上升，气火无从下降。病至于此，首尾无从兼顾。非辛不开，非苦不降，拟泻心法。虚家善变，势不暇顾矣。即请商进。青盐半夏（一钱五分）　白蒺藜（三钱）　川雅连（四分）　鲜竹茹（姜汁炒，二钱）　细木通（七分）　橘红（盐水炒，一钱）　车前子（一钱五分）　白茯苓（三钱）　老姜衣（七分）。

六诊：病久阴气兼亏，木火夹浊蒸腾，胃糜舌腐。阴液既亏，则不化气，浊不得化，气火内烁，热从内陷。左脉弦细急促，右脉濡滑，不耐重按。深入重地，勉与崇山先生同议方以尽人力。洋参（三钱）　细生地（四钱）　金石斛（四钱）　橘红（盐水炒，五分）　大麦冬（三钱）　川贝（三钱） 蛤壳（八钱） 竹茹（水炒，一钱五分） 真玳瑁（四钱） 濂珠（一钱） 金箔（一大张，三味研极细末，调服）。

按语： 患者患类疟数次。类疟者，似疟而非真疟，故不可作疟治。本案辨为少阳之邪并归阳明，以甘凉育阴，酸苦泄热为大法治之。二诊，湿热夹虚火结于膀胱，小溲不畅，口中糜腐，故以导赤散加减清心利水养阴，外以姜柏散搽口。四诊，合张仲景猪胆汁导法，以泄胃热、降胃浊。五诊，诸证大减，以泻心汤辛开苦降化中州之郁滞。六诊，参合益气养阴，以标本兼顾。

案例 10

林幼 水痘之后，邪虽外达，余热未清。饮食频进，胸中之余热，与谷气交蒸，热绵不退，渐至愈蒸愈重。湿邪遏伏，津不上布，曾见舌苔干白，而并不渴饮。旬日以来，热势转有起伏，手清时暖，耳聋不聪。脉象右部糊数，左部弦大。当午火升，而热势夜重。舌红温甚，苔白湿甚。咳不扬畅。此由湿热熏蒸，湿多热少，湿在胃中，阳明少降，致少阳之木火，夹浊上腾，遂令清窍为之蒙阻，若蒙闭内窍，便成棘手重证。然火升暮热，神烦耳聋，釜中之沸也。如烟如雾，蕴酿熏蒸，釜底之薪也。拟流化三焦，以分其清浊，作抽薪之计，暂观动静。诸高明以为然否？香豆豉（三钱） 晚蚕沙（三钱） 广郁金（一钱五分） 前胡（一钱） 光杏仁（三钱） 白蒺藜（三钱） 赤白苓（各二钱） 通草（一钱） 白桔梗（八分） 生薏仁（四钱） 鲜竹茹（一钱五分）。

二诊：当午火升稍微，沉迷较昨清爽，鼻干转润，迷蒙之气，似为渐开。然蕴酿熏蒸，一时难已，热势仍然不退。前法略参苦泄，再望转机。香豆豉 光杏仁 广郁金 橘红 前胡 生薏仁 通草 赤猪苓 白蔻仁（三分） 淡芩 桔梗 晚蚕沙。

三诊：流化气机，气通表达，发出白痦，背部为多，背俞属肺，肺气先得宣泄。然阳明之热，太阴之湿，不克遽化。熏蒸之势，犹然难解。热仍起伏，伏则迷蒙多寐，胸中清旷之区，竟为湿热熏蒸之地，神机自难转运。舌淡红，苔白腻，右脉糊数。还是邪湿涸处之象。再从流化之中，参入芳香，以破秽浊。即请商裁。香豆豉　白蔻仁（三分）　蝉衣　鸡苏散　光杏仁　淡子芩　佩兰叶　通草　广郁金　牛蒡子　生薏仁　野蔷薇花（六分）　芦根。

四诊：白㾦随汗透露，色颇津湛，颗粒均匀，肌肤润泽。喻氏谓上焦之湿宜汗，又谓化里可以达表，气通表达，上焦氤氲之湿，随汗㾦外泄，熏蒸自衰，热因递减，神情爽慧，浊气渐开，则清窍渐通，耳聋稍聪。舌苔前半较化，后半尚觉黏腻。大便旬余不行。从宣肺之中，参以润腑，冀其湿从下达，彼此分泄，病势自孤耳。制半夏（一钱五分）　蔻仁（三分）　炒瓜蒌皮（四钱）　光杏仁（三钱）　牛蒡子（三钱）　薄橘红（一钱）　通草（八分）生薏仁（三钱）　滑石块（三钱）　炒枳实（一钱）　淡子芩（一钱五分）　芦根（一两）。

按语： 患水痘之后，湿热熏蒸，湿多热少；湿在胃中，胃气不降，木火夹湿浊上蒙神窍。脉象"右部糊数"，此湿浊中阻；"左部弦大"主木火上升；"舌红温甚，苔白湿甚"，故以脉舌合参，辨证处方。四诊时，"舌苔前半较化，后半尚觉黏腻"。继以宣肺润腑，湿热分泄法，除未尽之邪。

案例11

王左　症交八日，热重汗不畅达，红疹发而未透，邪难外泄，热蒸湿动，湿阻气机，恶心脘痞，稍进汤饮，自觉停聚中州，里湿相搏，表气更难开泄。神情懊烦，苔白不渴，脉象糊数。恐邪湿交蒸，而致内蒙昏痉。拟宣化开泄。川朴（一钱）　橘皮（一钱）　桑叶（一钱）　牛蒡子（三钱）　制半夏（一钱五分）　杏仁（三钱）　桔梗（一钱）　枳实（一钱）　薄荷（六分）　炒竹茹（一钱五分）　蔻仁（五分）　佛手（一钱）。

二诊：宣化开泄，汗出甚畅，热势大减，并能得寐，烦懊因而大定，胸痞转舒，恶心亦止。但脉仍糊数，热犹未解。舌红苔薄白。气分之邪，依然留恋。再为宣化。杏仁（三钱）上广皮（一钱）茯苓（三钱）制半夏（一钱五分）广郁金（一钱五分）蔻仁（五分）炒枳实（一钱）薏仁（三钱）竹茹（一钱五分）猪苓（二钱）通草（一钱）。

三诊：热势递减，寐亦稍安，脘痞已舒。然不悲而泣，不恐而惊，痰稠色带灰黑，脉象糊滑而数，苔白质红，腹中攻撑，便带溏薄。邪从外达，痰被热蒸，蕴而不化，胆胃之气从而失降，以致胆木漂拔。再从宣化之中，参清气化痰。杏仁（三钱）橘红（一钱）郁金（一钱五分）云苓（三钱）竹沥半夏（一钱五分）胆星（五分）枳实（一钱）范志曲（二钱）薏仁（四钱）通草（一钱）竹茹（一钱五分）。

四诊：脉静身凉，稠痰渐少，思谷知味，胃气渐开，悲泣惊恐亦定。宜和中以清余蕴。温胆除枳实，甘草加天麻、钩钩、白蔻仁、藿香、胆星。

五诊：苔白已化，胃开思纳。惟脉形左大。头重眩晕，肝阳夹痰上逆。再息肝化痰。制半夏（一钱五分）白蒺藜（三钱）石决明（五钱）池菊花（一钱）上广皮（一钱）煨天麻（一钱五分）陈胆星（四分）白金丸（五分）钩钩（三钱）盐水炒竹茹（一钱）。

按语： 本案湿温属表里合病，即案中所谓"邪湿交蒸""里湿相搏，表气更难开泄"之证。治宜宣化开泄。以桑菊饮去菊花、连翘、芦根加牛蒡子，以解外邪；三仁汤去滑石、通草、淡竹叶、薏苡仁，以宣畅气机，燥湿化浊；更加佛手芳香辟秽。二诊，外邪已随汗出而大减，然"脉象糊数"，气分邪热仍留恋不去，故去辛凉解表之药，以三仁汤加减，再为宣化气分邪热。三诊，气分热邪虽减，然热蒸成痰，胆胃不降。故三诊、四诊，合温胆汤以清气化痰、平肝定惊。五诊时，"胃开思纳"，唯"脉形左大"，乃肝阳夹痰上逆，故以平肝化痰法善后。

案例 12

江苏抚军吴　病湿温下虚，缠绵两月有余，仆以病近膏肓，恐药石难于奏效，以未便立方辞。主人坚恳至再，不得已勉尽绵力，将病脉症因，方治宜忌，变方案之式，为之分列各条，备诸方家及主政采择之。一、久病湿热，化燥化火，而藏气虚微，脉至少神，症属难治。循例告辞者为此。二、病既沉重，不能袖手，惟有细究其理，勉为调治。三、口燥舌黄带灰，时喜凉饮，非胃中热甚，安得有此。四、谵语错语，病涉于心。盖阳明胃脉，上通于心，胃热上乘，则心神为之扰乱。五、胃中燥火，原从湿热所化。夫湿热何以致燥？盖津之与液，清浊攸分，升降异致。浊之清者为津，清之浊者为液，液从上而下降，津从下而上升，滋养涵濡，悉赖津液敷布。今湿邪抑郁，则津液不布，燥是其标，湿是其本。六、救阴即是润燥，降火即是清心，无如津不上承，清之养之，仍苦扬汤止沸。七、大腹饱满，按之而软。谓之虚膨。虚者何？脾虚也。脾有气血，有阴阳，虚膨不运，脾虚其阳，确有可见。八、胃有燥火，而脾虚其阳，勉欲挽回，动辄矛盾。九、泻胃热而仍顾虑脾阳，前人有连理汤一方，兹仿其意。十、连属苦燥，姜属辛燥，似有抱薪救火之弊。但火从燥化，燥从湿化，燥为假燥，湿为真湿，正治从治，例得权宜。十一、养阴救津，甘凉之品，有益于胃，即损于脾。再仿前人药露之法，专取其气，以润其津，于脾无损。川雅连（五分，炒）　炮姜（三分）　生熟甘草（各二分），以上三味煎服。上濂珠（三分）　西黄（一分）　辰砂（二分，飞），三味研细末，先调服。西洋参（五钱）　元参（八钱）　细生地（一两）　北沙参（一两五钱）　麦冬（一两）　生甘草（二钱）白芍（四钱），上药七味，加荷叶二两，用蒸壶取露，随意温服。

此案变通旧式，罗列条例，精警透辟，得未曾有。药露方尤为奇特。方中丞病甚时，苏沪诸名医遍治罔效，御医陈某亦束手无策。先生为处此方，旋获效果，盖先生成竹在胸，原非幸获，而犹以未便立方辞，是先生之谦德也。此案已见《医界镜》(又名《卫生小说》)，群相称赏。涵当时不获随侍，未知其详。今春编印医案，而先生侄孙绍曾以此稿抄示，并面述一切。涵读此案，可法可传，洵足突过前贤，而为后学之津梁也。故乐为记之。(文涵志)

按语：本案病机议论精妙，其处方以药露治疗，更是发人深省。清·赵学敏《本草纲目拾遗》载："凡物之有质者，皆可取露。露乃物质之精华。"张聿青仿前人药露之法，"浊药轻投"；旨在取药物之精气，宣布诸脏，升腾清阳，养阴救津，且无碍脾阳。

四、伏暑

张聿青认为，伏暑多湿重暑轻。暑湿易化火生痰，故多见痰火扰及心神之证。伏暑之舌苔多腻，如"苔白厚而罩灰黑""苔浊多半白腻""苔白黏腻""舌苔白㾗""苔白糙腻""霉燥"，或"苔虽不厚，而舌质滑白"。伏暑之脉，多见"数""糊滑""弦滑""数糊大""滑大数""糊数不扬""细数而滞"；邪气交阻则脉见"歇止"，湿重则脉"濡"。伏暑为病，心、肺、胃、肝诸脏均可受邪。张聿青治伏暑，据证立方，苦辛合化。或宣化三焦，或芳香破浊，或泄热化浊，或泻火生津，或和阴肃肺，或清肺化痰，或苦辛通降，或柔肝木，或和营泄热，或随证参入甘寒益阴之品。方以泻心汤、三仁汤、藿朴夏苓汤、清咽滋肺汤、犀角地黄汤等加减，又常配伍戊己汤、益元散、礞石滚痰丸、玉枢丹等以助药效。《张聿青医案·卷三·伏暑》，共载有 15 个医案。兹选择 10 例点评如下：

案例 1

某左　热盛之时，心胸窒闷，则呼吸之气，有出无入，呼吸烦扰，刻刻欲厥。而脉虽数，甚觉沉细，苔虽浊多半白腻，舌心黑，仍属浮灰。安有如此烦热，已经旬日，而不克化火者。显系中阳不足，而痰湿郁遏。叠进辛开，胸间喘呼，虽得稍平，脉转糊滑，苔白转黄，颧红目赤，稍一交睫，辄觉惊跳。此湿蒸成痰，热郁成火。亟为清泄，参以化痰，俾免痉厥。事济与否，非所敢知也。羚羊角（先煎，二钱） 黑山栀（三钱） 广郁金（明矾水磨，五分，冲） 枳实（一钱，炒） 九节石菖蒲（五分） 制半夏（三钱） 益元散（三钱，包） 鲜竹茹（一钱五分） 陈胆星（七分）。

二诊：前进直清肝胆，大势稍定，略能安寐，懊烦扰乱，亦稍退轻。脉数较爽，舌苔焦黄亦化。但热仍起伏，起则依然烦扰，面赤目红。舌绛苔黄，赤疹密布。肌表之风，三焦之暑，太阴之湿，悉经化火，充斥三焦。非大苦不足以泄热，非大寒不足以胜热也。雅连（五分） 犀尖（五分，磨） 连翘（二钱） 郁金（一钱五分） 竹叶心（三十片） 益元散（三钱，包） 淡黄芩（一钱五分） 粉丹皮（二钱） 黑山栀（三钱） 杏仁（三钱） 瓜蒌仁（三钱） 鲜荷梗（二尺）。

按语： 暑湿之邪久伏，损伤中阳；湿阻中、上二焦，故见肺失肃降，胸阳不展，痰湿郁遏诸症状。张聿青"叠进辛开"，胸阳渐展，然痰热彰显，故脉转"糊滑"，治以涤痰汤加减。二诊，痰扰心神之证候稍定，然伏暑化热，湿热外壅肌表而"赤疹密布"；故急用清泄三焦法，以防邪入血分。

案例2

夏左 风热感受于上，伏暑窃发于内，胃气闭郁，阳郁不伸。发热甚重。暑蒸湿动，热与湿合，熏蒸肺胃，遂致咳嗽气逆如喘。痰多稠厚，有时带红，左胁肋作痛，唇焦口渴欲饮。舌红苔黄，隐然有霉燥之意，脉数浮弦。风为阳邪，本易化火，伏暑既深，尤易化热，两邪相并，化热生火，上迫肺金，阴伤络损，所以左胁为之作痛也。症方五日，邪势正炽，有昏喘之虞。拟和阴肃肺，导热下行，即请商裁。煨石膏（五钱） 盐半夏（六分） 川贝母（二钱） 光杏仁（三钱） 大天冬（三钱） 冬桑叶（一钱五分） 冬瓜子（五钱） 生薏仁（四钱） 通草（一钱） 滑石（三钱） 芦根（一两） 竹叶（十六片）。以滑石芦根汤代茶。

二诊：和阴肃肺，导热下行，唇焦舌霉口渴俱减，热势略和。而气逆咳嗽，仍然不定；痰红青绿之色虽退，而痰多盈碗，胸膺胁肋俱觉作痛，不能转侧。火迫金伤，液滞为痰，络气因而不宣。症起六日，热方炽甚，恐络气闭阻，降令不行，而喘甚生变。拟降肺化痰宣络。即请商裁。广郁金（四分） 盐橘络（一钱） 光杏仁（去尖，打，三钱） 滑石（三钱） 通草（一钱） 马兜铃（一钱五分） 旋覆花（二钱，猩绛包扎） 冬瓜子（四钱，打） 枳壳（四钱） 生薏仁（四钱） 青葱管（二茎） 青芦尖（一两）。以冬瓜子煎代茶。

按语：外受风热，引动内伏之暑；胃气内闭，伏邪化热；内外合邪，而见诸证。治以和阴肃肺，用麻杏石甘汤合苇茎汤出入。二诊，患者肺热渐减，气滞痰阻仍彰，故又予降气化痰通络之法。

案例 3

温明远　微寒热甚，热在心胸，肌表并不炙手，一味烦懊，邪气交会于中宫，恶心欲呕。脉忽大忽小忽歇，舌苔白掯。此伏暑之邪，为湿所抑，不能泄越。虽有津气，不克上承，所以恶燥喜润也。与云瞻先生议流化气湿，参以芳香破浊法。郁金（磨，冲，七分） 白桔梗（一钱） 制半夏（三钱） 广藿香（三钱） 橘红（一钱） 大腹皮（三钱） 杏仁泥（三钱） 白蔻仁（七分，研，后入） 炒竹茹（一钱） 玉枢丹（四分，研，先调服）。

二诊：稍稍得寐，胃腑略和之象。烦闷虽甚，较昨稍安。但脉仍歇止，频渴欲饮，饮则呕吐。气湿未能流化，清津安能上供。燥也，皆湿也。从

昨法参入苦辛合化。制半夏（三钱）　橘红（一钱）　蔻仁（七分，后入）
郁金（一钱五分）　石菖蒲（五分）　川雅连（姜汁炒，一分）　赤白苓（三
钱）　香豆豉（三钱）　淡干姜（四分，炒黄）　桔梗（一钱）　木猪苓（二
钱）　广藿香（一钱五分）。

三诊：辛开苦降，气通汗出。其郁遏亦既开矣，其脉气宜如何畅爽，
而乃闷细如昨，右部仿佛沉伏。汗收则烦懊复盛，汗出之际，肌肤发冷。
足见闭郁欲开而未能果开，卫阳已经亏损。内闭外脱，可虞之至。勉拟连
附泻心法，以备商榷。人参须（另煎，冲，四分）　川雅连（五分，炒）
制半夏（三钱）　益元散（三钱，绢包）　茯苓（三钱）　制附子（三分）
淡黄芩（一钱五分）　竹茹（姜汁炒，一钱）。

四诊：昨进连附泻心法，烦懊大定，渴亦大退，汗稍出不至淋漓，肤
冷较温。六脉皆起，但仍歇止。足见正虚邪郁，营卫几不相续，虽为转机，
还怕里陷。川雅连（五分，炒）　黑草（三分，炙）　吉林大参（一钱）　制
半夏（一钱五分）　熟附片（三分）　淡黄芩（酒炒，一钱五分）　茯苓（三
钱）　白粳米（一撮，煎汤代水）。

按师云：此际舌苔，业已抽心，中虚极矣。（清儒附志）

五诊：同汪艺香合参方，案未录。人参须（另煎，冲，一钱）　炙黑草
（五分）　炒白芍（三钱）　辰拌块滑石（五钱）　龟板（六钱，炙，打）　制
半夏（三钱）　陈皮（一钱）　熟附片（五分）　鲜佩兰（一钱五分）　辰拌
茯苓神（各三钱）　姜汁炒竹二青（二钱）　僭加姜汁炒川连（五分）　淡干
姜（三分）。此际舌苔，不特抽心，而且色绛，气虚阴亦虚矣。

六诊：此方服后，脉之细涩，转为弦滑，舌之剥痕，已被浊苔满布，
未始不为退象。同汪君议方。人参条（一钱）　茯苓神（各三钱）　炙黑草
（六分）　龟板（六钱，炙）　广皮（一钱）　制半夏（三钱）　鲜佩兰（一钱
五分）　川熟附（五分）　辰拌滑石块（五钱）　炒白芍（一钱五分）　姜汁

炒竹茹（一钱） 姜汁炒川连（五分）。

七诊：服后寒热日重，起伏依然，痰黏舌腻。气阴渐复，暑湿究未达化故耳。人参须（一钱） 茯苓神（各三钱） 陈皮（一钱五分） 制香附（三钱） 藿香（三钱） 淡干姜（五分） 制半夏（三钱） 粉猪苓（二钱） 姜汁炒竹二青（一钱） 建泽泻（一钱五分）。

八诊：寒热虽不甚盛，而仍有起伏。大波大折之余，邪热与湿，不能遽楚，不问可知。所可异者，脉又转细，神情亦少爽利，胸闷不舒，时仍有烦懊情形。当其脉见歇止，甚至隐伏，其时进以连附泻心，脉即顿起，数日甚属和平。撤龟甲，脉未变。撤草撤芍，脉亦未变。昨方之中，补中气，扶中阳，并未撤防，而脉情转异。谓是气不足而不能鼓舞，则参须虽为大参之余气，其时隐伏之脉，尚足以鼓之而出，今竟不足以保守旧地，于情于理，有所不通。细询其今日咯吐之痰，不及昨日之多，倦睡较昨为甚，是否上中两焦之湿热未清，弥漫于中，遮蔽脉道，不能鼓舞。质之艺香先生，以为何如。并请云瞻老宗台定夺。制半夏（三钱） 广藿香（三钱） 淡干姜（六分） 大腹皮（二钱） 广橘红（一钱） 猪茯苓（各二钱） 白蔻仁（研末，三分冲服，四分后入） 川雅连（重姜汁炒，二分） 郁金（一钱五分） 泽泻（一钱五分）。

九诊：气湿开通，脉歇及数象皆退，大便畅行。胃气将起，惟祈谨慎。艺香先生商定。赤白苓（辰砂拌，各三钱） 粉猪苓（二钱） 香豆豉（一钱五分） 佩兰叶（一钱五分） 制半夏（二钱） 广藿香（二钱） 泽泻（一钱五分） 新会皮（一钱） 生米仁（三钱） 杏仁泥（三钱） 檀香（二钱，劈）。

改方：去豉、檀，加益元散四钱，枳壳一钱五分，炒竹茹一钱。

按语："伏暑之邪，为湿所遏"，湿郁于脉，故"脉忽大忽小忽歇"；以汤药行气化湿，芳香破浊，更合玉枢丹清热解毒、化痰辟秽。二诊，寐稍安，胃略和，气湿仍阻脉中，故"脉仍歇止"；湿阻于胃，故"频渴欲饮，饮则呕吐"。故守方合苦辛合化法以祛湿邪。三诊、四诊，湿邪未尽而卫阳亏虚，故以连附泻心汤加减，扶助中阳，化湿和胃，清热散痞。五诊，气虚阴伤，益气之时增加滋阴潜阳之属，气阴兼顾。六诊、七诊，气阴渐复，暑湿之邪仍稽留不去，故增理气化湿之品。八诊、九诊，气湿开通，病情向愈；再宣肺化湿，行气利水以善后。

案例 4

陈右　伏邪晚发，湿重邪轻，邪从汗泄，湿蕴未化，热退胸宽之后，黏腻之痰未净，饮食不慎，浊痰蕴聚，熏蒸复热，中脘痞满难舒。昨忽于脐上脘下突起一条如梗，作痛异常，按之摩之，其形较软。刻下痛势暂定，而形梗之处，按之跳动，心胸之间，汩汩作酸，滴水入口，亦觉阻碍。脉象弦滑，舌红苔白而浮。良由脾胃为浊痰所遏，胃土不能通降，脾土不克运旋，遂致肝藏之气，不能疏泄，浊气阻而不行，突起一条，以冲脉起于气街，而贯于胸中故也。胸中作酸，以曲直作酸也。今水湿之邪，干犯土位，肝木之气，郁于土中，诚恐气郁之极，而暴伸为喘，不可不虑。兹拟苦辛通降法，疏其土滞，而木之郁者，或由此条达，然不易也。备商。川雅连（三分）　制半夏（一钱五分）　云茯苓（三钱）　炒黄淡干姜（五分）　薤白头（三钱）　整砂仁（四粒）　姜汁炒竹茹（一钱）　盐水炒橘皮（一钱）　生姜汁（二匙，冲）。

二诊：苦辛合化，通降阳明，中脘略舒，稍能安谷。然脐之偏右，有形攻筑，心中嘈杂，呕吐痰涎。询悉日前曾吐青绿之色。今诊左寸细弱，关部弦滑，尺中小涩，右寸濡软，关尺虚弦，重取竟空豁无根。此中气虚微之兆。中无砥柱，肝木之气，自得摇撼其中州，此所以为嘈为杂也。木无土御，肝浊自得上泛，所以呕恶，为吐青绿之色。木郁土中，故肝病而聚形偏右。种种见端，皆由病伤根本而来，右脉空豁，即是木无胃气，大为可虑。勉拟六君以扶持胃气，合梅连煎出入，以泄胃浊而柔肝木。备商。人参须 制半夏 川雅连 开口川椒 於术炭 新会红 云茯苓 广木香 炙乌梅肉 砂仁末。

三诊：扶持胃气，兼泄胃浊而柔肝木，胃纳略有起色，吐水嘈杂，较前大减，结块攻撑已定。特饮食仍难多进，多进则中州仍觉痞满，痰犹上涌。脉象稍觉黏指，然仍涩数。此胃气既已空乏，胃阴亦已耗伤，虽见转机，尚难深恃也。仿戊己汤出入，参入甘寒益阴之品。备商。人参须 东白芍 上广皮 杏仁 白蒺藜 於术炭 金石斛 制半夏 茯苓 鲜竹茹 左金丸。

四诊：呕吐嘈杂已止，稍能安谷。特块之攻撑虽定，而不能泯然无形，所以于聚形之处，气分总觉窒滞。脉象濡细而涩，舌光无苔。良由气阴并亏，肝木之气，与平素之饮气互结。大便两旬未行，亦脾土不能鼓舞运旋耳。衰羸之症，尚未稳当。人参须 甜杏仁 整砂仁 金石斛 橘白 半夏曲 云茯苓 白蒺藜 白芍 於术 上瑶桂（研末，饭丸，先服）。

五诊：呕恶全定，大便亦行，胃纳渐次加增，聚形已泯然无迹，攻撑亦止，音声稍振。虽属转机之象，但小溲作酸，脉尚细涩，舌苔薄白而挶，时犹嘈杂。良以中气未复，肝虚撼扰，肾阴亦亏，气化不及州都。大节恰临，还有意外之虞。人参须 白归身 浓杜仲 川断肉 炒杞子 姜汁炒大熟地 上瑶桂 炒山药 怀小麦 黑大豆 黄肉炭 牛膝炭。

六诊：诸恙已退，惟尚有嘈杂之意，谷食较寻常所少无几。然匝月以来，仅能转侧不假于人，而仍未能起坐，偏左头颊作痛。脉濡而滑，左部细弱，舌淡少华，频渴。正合内经谷入多而气少之例，其为血液衰脱。不及告复，确然可见。仿复脉法。人参须 大麦冬 火麻仁 上瑶桂 牛膝炭 炙甘草 炒杞子 怀小麦 制洋参 炒生地 真阿胶 炮姜炭 黄肉炭。

按语： 本案湿重暑轻，先用汗法，宣化开泄。湿性黏滞，热虽退而湿蕴未化；又因饮食不慎，病情反复，痰食胶柱，蕴而化热；邪阻中焦，升降失常，故见"中脘痞满难舒"；土壅木郁，木土不调，病本在于湿阻。故治以苦辛通降法。以张仲景瓜蒌薤白半夏汤合半夏泻心汤加减。二诊，以六君子汤合连梅煎，健脾化湿以泄浊柔肝。三诊、四诊，胃纳转佳，再健脾柔肝，并合戊己汤调和木土。五诊，诸症大减，然伏邪日久，肝肾有伤；扶土之时，又增入滋养肝肾之品，脾肾并调。六诊，诸恙已退，然真阴已耗。张聿青认为，此即所谓"谷入多而气少"，故仿吴鞠通复脉法以益气养阴；更加肉桂、炮姜阴中求阳，使阴阳互生。

案例5

荣左　三疟已久，复感暑邪，旬日来热势起伏，初起尚觉微寒，今不寒但热，热甚之时，烦懊不堪，思吃瓜水以救燎原，而所进汤饮，仍喜暖热，胸闷哕恶频频。脉数糊滑，苔白糙腻异常。汗不畅达。此由暑邪与湿痰相合，三焦之气，尽行窒塞。痰湿相持于内，则里气不能外通于表，所以不能作汗。湿阻中州，则为哕恶。暑必为烦，所以懊侬不堪。湿与暑相蒸，暑与湿交煽，若不从外达，即从内闭，将至神昏发痉发厥。急化其里，使蕴遏之湿痰开展，暑邪从湿中外透，是为大幸。制半夏　蔻仁　川朴　香豆豉　九节石菖蒲　佛手　广藿香　桔梗　知母　广郁金　广皮　草果仁　姜汁炒竹二青　磨槟榔（冲）。

二诊：烦闷大减，热之起伏亦得稍衰，哕恶较定，神情亦得爽慧。日前屡屡发厥，自昨至今，厥亦未作，不可不为转机。但脉数犹带糊细，舌苔大化，白色渐次转黄，近根微霉。湿痰之郁遏稍开，而暑湿相蒸，何能遽化。上中二焦，犹是邪湿交炽。将及两旬，还恐化燥昏厥之类。请正。光杏仁　白蔻仁　广橘红　生薏仁　制半夏　赤猪苓　苦桔梗　益元散　川通草　鲜佛手　广郁金　淡黄芩　大腹皮。

按语： 本案伏暑乃湿重于邪，湿暑相争，三焦气阻。治以表里双解之法。外以清暑劫疟，内以化湿祛痰。以《温病条辨》加减正气散治之。二诊，湿痰郁遏大开，然暑湿胶柱；再清上、中二焦湿邪，以三仁汤加减扫除余邪。

案例 6

沈幼　症起十七朝，热甚于里，屡经汗出，而烦懊不宁，夜甚无寐，小溲数而且多，频渴欲饮。曾发飞浆赤痦。舌红苔黄，中心略罩微黑。此由吸受暑邪，邪留气分，虽经表散，而暑乃无形之气，与外感风寒不同，屡表屡汗，而暑热之气仍然未化，以致气分热迫。一饮一勺，为热所迫，则建瓴而下，所以溲数且多。暑喜归心，所以暑必为烦。大肠与胃相联续，与肺相表里，肺热下移于肠，则大便泄泻。恐暑邪不化，从暑化热，从热化火，而动风生惊。拟以轻剂清化。候专家商进。光杏仁（去尖，打，三钱）　川石斛（三钱）　水炒竹茹（一钱）　橘红（盐水炒，一钱）　益元散（三钱）　黑山栀（三钱）　肥知母（去毛，炒，二钱）　大连翘壳（三钱）　朱茯神（三钱）　青竹叶（二十片）。

二诊：轻清泄化，热势微轻，懊烦较定，大便通行，并不溏泄，极为正色。但舌苔稍化，而中心仍觉黄揩。暑湿蒸腾于胃，湿蕴为热，肺脉通心，所以时作懊烦。前方已经应手，宜再扩充。候专门名家商用。川雅连（三分）　光杏仁（一钱五分）　广郁金（一钱五分）　制半夏（一钱五分）　橘红（八分）　益元散（三钱）　生薏仁（三钱）　黑山栀（二钱）　连翘壳（三钱）　竹叶（十二片）。

三诊：大热虽退，余蕴未清，至暮神烦口渴，肢倦发热，热愈甚则小溲愈多。良由暑湿热熏蒸，肺当其炎，遂令津液不能约束。拟泻火生津法。川雅连（二分）　天花粉（一钱五分）　藕汁（一酒杯）　活水芦根（八钱）。

按语： 本案暑热稽留气分。邪气阻于膀胱，膀胱气化功能受阻，故见小便频数；暑热之邪扰乱心神，故"烦懊不宁，夜甚无寐"；湿邪下驱大肠，故见"大便泄泻"。邪气扰乱脏腑，极宜化热化火，故以轻剂清化，以化湿清暑。二诊，湿暑稍化，故守效方增辛开苦降之品，减养阴之属以助燥湿化痰之力。三诊，大热虽祛，余热尚存，气津两耗，治以泻火生津。

案例7

李右　每至下午，辄凛寒而热，热势不扬于外，而甚于里，胸闷，中脘痞阻，恶心呕吐，渴不多饮，少腹作痛，脉数沉郁不扬，咳嗽痰多，苔黄质腻。暑邪夹湿，郁阻气分，肺胃之气，不克不行，开合因而失度。症起旬日，病邪方盛，恐再转剧。姑开泄气机，以通三焦而致开合。即请商裁。制半夏（一钱五分）　炒枳实（一钱）　上广皮（一钱）　白蔻仁（五分）　竹茹（一钱）　粉前胡（一钱）　淡干姜（二分）　广郁金（一钱五分）　川连（三分）　杏仁（三钱）　鲜佛手（一钱）。

二诊：中脘痞阻已舒，恶心亦减，凛热退轻，咳亦稍松，故气逆因而大定。然下午仍有微寒，痰多胶腻。脉象稍扬，而带糊滑，舌红苔白不匀。上焦微通，而湿蕴成痰，弥漫肺胃。再参清化。香青蒿（一钱五分）　杏仁（三钱）　杜苏子（三钱）　冬瓜子（三钱）　云茯苓（三钱）　竹沥半夏（一钱五分）　瓜蒌皮（一钱五分）　旋覆花（一钱五分）　竹茹（一钱五分）　枇杷叶（去毛，三片）。

三诊：似疟已止，中州亦舒，咳嗽亦减。然仍痰多黏腻，痰气秽浊。舌苔前半稍化，后半尚觉白腻。少阳阳明之邪，早经泄化，而湿热熏蒸于肺胃之间，浊酿成痰，肺胃少降。拟降肺化痰。甜葶苈　制半夏　冬瓜子　炒竹茹　生薏仁　炒苏子　瓜蒌仁　橘红　茯苓　枇杷叶。

按语：本案暑湿内蕴，痰热交阻，三焦气化不利。治以疏泄三焦，燥湿化痰，行气开郁。二诊，上焦稍通，而湿痰仍居肺胃，痰热交阻，再予清化。三诊，诸证有减，湿邪难于一时尽除；再清热化痰，健脾利湿以祛顽邪。

案例8

荣右　木郁已久，兹兼暑湿内伏，风邪外束，脾胃受困，骤然吐泻。伏暑风邪，乘此而发，不能外泄，郁于肺胃之间，以致咽赤作痛，肌痒发痧，烦热不解。热迫下注，大便频泄。胃热上冲，咽中牵腻，干恶连绵。又当天癸临期，经行不爽。脉细弦数，舌红无苔。热郁阴伤，势多变局。拟清咽滋肺汤进退。大连翘（三钱）　川雅连（五分）　大元参（三钱）　炒牛蒡（三钱）　泽兰叶（二钱）　酒炒淡黄芩（一钱五分）　青防风（一钱）　泡射干（六分）　细木通（六分）　滑石块（三钱）　枳实（八分）　桔梗（一钱）　紫丹参（二钱）　薄荷（一钱，后入）。

二诊：利膈清咽，热态稍安，而咽中赤碎痛甚，环口发出热泡，两腮碎痛，烦渴欲饮。经色紫黑。左脉弦紧，舌红边尖绛刺。邪热化火，熏灼肺胃，阴津暗伤。恐热入血室，而致昏喘。磨犀尖（六分，冲）　鲜生地（一两，洗，打）　大元参（三钱）　柴胡（五分）　丹皮（二钱）　细生地（四钱）　大天冬（三钱）　连翘壳（三钱）　肥知母（二钱）　人中黄（五分）　泽兰叶（二钱）　青竹叶（三十片）。

三诊：凉营泄热和阴，咽赤碎痛稍减，渐能得寐，痰稍爽利。舌绛赤转淡，中心似苔非苔，颇觉黏腻。火得水而渐衰，湿得水而仍浊，浊火蒸腾，仍是熏蒸肺胃之局。拟泄热化浊。羚羊片（三钱，先煎一炷香）　白茯苓（四钱）　黑山栀（三钱）　碧玉散（三钱，包）　连翘壳（三钱）　净蝉衣（六分）　柴胡（五分）　枳实（七分）　水炒竹茹（二钱）　青竹叶（三十片）　竹沥（一两，冲）　鲜橄榄（去核，五枚，打汁，冲）。

四诊：咽痛略定，气逆较平，痰稍爽利，烦热亦轻，而肌肤仍然作痒，口渴喜凉饮，咽中白腐不退。左脉细弦而数，右脉细数微弱，舌白质红，舌尖满布红点。火热劫烁肺胃，阴津大伤。咽通于胃，喉通于肺，肺为辛金，在色为白，金因火旺，其腐为白，金之色也。还恐火刑金烁，而致肺喘。再清肺胃之热，而救肺胃之阴。北沙参（五钱）　大麦冬（三钱）　生石膏（六钱）　真川贝（三钱）　冬桑叶（一钱）　鲜生地（洗，打，八钱）　鲜铁斛（洗，打，七钱）　元参肉（三钱）　天花粉（三钱）　甘中黄（五分）　粉丹皮（二钱）　生赤芍（一钱五分）　冬瓜子（三钱，打）　金汁（一两，冲）青芦管（一两五钱）。

五诊：另定方服。龙胆草（二钱）　杭白芍（二钱）　大元参（八钱）生甘草（二钱）　生山栀（二钱）　大生地（一两）　川黄柏（一钱五分）全瓜蒌（三钱）　生石膏（三钱）　马兜铃（二钱）　板蓝根（三钱）。

六诊：咽痛白腐布满，项侧耳后肿胀作痛，热势不衰，肝胆之火，势若燎原。大苦泄热，大寒胜热，咽痛略减，白腐略退。然热势仍炽，经紫色不净，脐下按之板滞。脉象弦数，舌红起刺。肝胆之火风，交炽于上，欲行未行之血，凝滞于下，营郁则热，亦属定理。再从清泄之中，兼和营滞。以备商酌。大生地（七钱）　龙胆草（一钱五分）　黑山栀（三钱）　桑叶（二钱）　生甘草（七分）　板蓝根（三钱）　生赤芍（二钱）　丹皮（二钱）　酒炒延胡索（一钱五分）　单桃仁（三钱，去皮尖，打），（另）上濂珠（二分）　上西黄（四厘）　西血珀（四分，三味研末，蜜水调服）。

七诊：清泄肝胆，兼化营滞，热势减轻，咽痛碎腐大退，略能安谷。人之一身，营卫阴阳而已矣，周流贯通，无一息之停。卫者阳也，所以卫闭者则生寒；营者阴也，所以营郁则生热。盖营郁则阳气屈曲，自然生热。热重复轻，其势起伏，以营郁而阳不得宣，屈曲而热，郁极而通，热即转轻。迨周流至营郁之处，阳气复阻，屈曲复热，此热势起伏之情形也。昨进药后，少腹微微攻动，旋即大便，坚而且黑，甚觉安舒，未始非滞血之所化。然少腹尚觉板滞，项侧耳后，肿硬渐甚，外疡大有起发之势。其肿硬之处，营血亦必停阻，肝胆之火亢甚，夫人而知之矣。而营气不宣，阳气屈曲，积薪助火，安得而不燎原乎。再从和阴泄热，兼化营滞。羚羊片（三钱，先煎）　粉丹皮（二钱）　人中黄（五分）　大生地（六钱）　元参（三钱）　霜桑叶（二钱）　龙胆草（一钱五分）　泽兰叶（二钱）　大贝母（三钱）　丹参（三钱）　生赤芍（一钱五分）　十大功劳叶（二钱）。

八诊：辛凉重剂，原为清热解毒，救液息风而设，何以喉间更痛者？曰：红炉泼水，烈焰飞腾也。何以少腹痞硬者。大气欲泄而不泄，肠间之气，反为痹阻也。经云：其始则异，其终则同。斯之谓欤。今诸款见松，喉腐亦定，痛势且缓，独是遗毒胀痛，更甚于前。脉小数弦，口干作渴，唇吻燥痛。分明郁伏之邪火，由脏出腑，由腑出经，痛虽不堪，而症则由此转顺矣。所嫌者本质阴虚，又当邪火燔灼之余，气伤液耗，热犹未已，而遗毒之痛，亦起心火，则火化风而劫液，实为可虑。急急存阴清热，导腑解毒，安内攘外之法，未识当否？羚羊片（三钱，先煎）　桑叶（二钱）　银花（三钱）　元参（三钱）　连翘（二钱）　丹皮（二钱）　人中黄（五分）　赤芍（一钱五分）　石膏（八钱）　川贝母（二钱）　枯芩（一钱五分）　铁皮斛（五钱）　知母（二钱）　猴枣（二分）　金汁（一两，冲）　芦根（一两）。

按语：暑湿内蕴，痰热交阻，木土不和。先用清咽滋肺汤，以疏散外邪，清肺胃热，泻三焦湿火。二诊，热邪深入营血，阴津暗伤；故急清营泻热，养阴增液；治以犀角地黄汤合增液汤加减。三诊，火热稍平，湿热仍盛，从泄热化浊论治。四诊，气较平，咽痛轻，痰稍爽，然肺胃火热仍盛，阴津大伤；故清肺胃之热，救肺胃之阴。五诊，清肺凉肝。六诊、七诊，平肝清肺，化痰和营。八诊，清泻火毒、护阴固本。

案例9

王右　伏暑感新凉而发，凛寒而热有起伏，胸闷恶心欲呕，适及经来，少腹不舒。脉细数而滞，舌苔白腻。此伏邪夹湿，郁阻气机，深恐内闭昏痉。大腹皮（二钱）　川朴（一钱）　郁金（一钱五分）　赤猪苓（各二钱）

泽兰（二钱）　制半夏（二钱）橘红（一钱）　延胡（一钱五分）　光杏仁（三钱）　桔梗（一钱）　炒枳壳（一钱）　羌活（一钱）　竹茹（一钱）　玉枢丹（四分，佛手汤先化服）。

二诊：热势起伏不减，胸闷恶心，每至热起，辄觉头昏晕冒，汗不获畅。脉滞数不扬，舌苔淡黄，而中带干毛。无形之暑，有形之湿，交蒸不化，心胸遂成氤氲之乡。更以经来涩少，血因热滞，深虑内窜昏厥。炒香豉　广郁金　广杏仁　五灵脂（酒炒）　桔梗　上广皮　制半夏　延胡　竹二青（盐水炒）　丝瓜络　荷叶边　西血珀（四分）　上西黄（三厘，二味研细，先调服）。

三诊：今日热起，大为减轻，恶心亦得较定，昏晕烦渴，与昨迥殊。足见伏气与湿交蒸，心胸即如云雾矣。但脉仍糊数。邪势尚甚，还恐起伏生波也。连翘　乌药　光杏仁　赤苓神　淡子芩　南楂炭　天水散　延泽兰　制半夏　郁金　竹叶心。

四诊：热势虽未大起，而犹恋恋未退，胸闷恶心，脐上作痛，经事已净，较诸寻常尚觉涩少。脉左关弦大。良以暑湿交蒸于气分，肝胃之气，亦由此失和。再参调气。半夏　香附　广皮　郁金　枳壳　泽泻　赤苓　杏仁　竹茹　佛手　左金丸（佛手汤先服）。

按语：患者伏暑夹湿，治以化湿解暑，行气开窍法。三诊热大减，然湿与伏邪交蒸难解，仍见心胸不适。再清暑化湿解毒。四诊暑湿郁阻气分，肝胃不和，解暑化湿，并调和气机。

案例 10

张　热势起伏，起则烦扰不宁，语言错杂，胸闷频渴欲饮，汗多不解。舌红苔白，脉濡。此暑从内发，暑为天之热气，所以一经熏灼，即乱神明。经水适来，深恐热入血室，而致昏厥。光杏仁　益元散　郁金　煨石膏　桔梗　炒竹茹　川桂枝　通草　制半夏　泽兰　延胡索　鲜佛手。

按语：伏暑又感新凉，新邪引动伏暑，故见寒热诸症。治以清暑化湿，宣散表邪。二诊，湿蕴化热，湿热阻于脉络，故脉现滞数不扬；守初诊之法，又增入清络和血之品，以防暑热内伤营血。三诊，热邪大为减轻，再守前法以助暑湿外出。四诊，暑湿恋于气分，肝胃不和，故清暑化湿，兼调肝胃。

五、诸寒热 🦢

本篇所论之寒热，乃从内生，即内伤发热。张聿青认为，痰湿郁遏阳气、气虚脾不运湿、阴分久亏不复等原因，均可致阴阳开阖失其常度，营卫失调而生寒热。张聿青用苦辛寒合方，开痰饮，以通阴阳，除寒热。其治疗寒热诸证，喜用温胆汤、二妙丸、苓桂竹甘汤等方，体现出善治痰证的特点。若属阴虚所致发热，则用清营汤、犀角地黄汤增减治疗。《张聿青医案·卷三·诸寒热》，共载 5 个医案。兹选择 4 个案例点评如下：

案例 1

左　痰多，自觉身热，而脉不甚数。此痰湿有余，郁遏阳气。制半夏　炒竹茹　川桂枝　广橘红　云苓　制香附　砂仁末　生熟薏仁　二妙丸（二钱，开水先下）。

二诊：辛通苦泄，痰气之郁遏者开，则阳气之勃蒸自化。胃气既苏，内热亦退。阴虚生内热，虽属古圣明训，实与此证异岐。前法再扩充之。焦苍术（一钱）　泽泻（一钱五分）　广皮（一钱）　姜汁炒黄柏（一钱五分）　制半夏（一钱五分）桂枝（五分）　云苓（三钱）　炒黄野於术（一钱五分）　炒竹茹（一钱）　炒谷芽（三钱）　生熟米仁（各二钱）。

按：身热伴痰多，其病机为痰湿内蕴，郁遏化热所致。用温胆汤合二妙丸去枳实、甘草，加桂枝、香附、砂仁、薏苡仁，化痰清热，以开郁遏之阳。方合病机，故二诊热退，再用平胃散合二陈汤，化痰和胃以善其后。

案例2

周左　每至日晡，辄作漫热，热不退清，汗出稍松，痰多，脉濡滑。气虚痰阻，遂致阴阳开合失其常度。年近花甲，不宜见此。拟苦辛寒合方，以开阴泄热。川桂枝（五分）　光杏仁（三钱）　橘红（一钱）　制半夏（一钱五分）　竹茹（一钱五分）　煨石膏（三钱）　茯苓块（三钱）　枳实（七分）　生姜（二片）　红枣（一枚）。

二诊：苦辛寒合方而开痰饮以通阴阳，日晡漫热已退，如鼓应桴，其为开合失度，可以概见。以退为进，拟蠲饮化痰。制半夏（一钱五分）　茯苓（三钱）　竹茹（一钱）　猪苓（一钱五分）　南星（三分）　上广皮（一钱）　枳实（一钱）　薏仁（四钱）　老姜（二片）。

三诊：脉象濡滑。运化迟钝，便溏不实。舌苔中心黑润。痰湿不运，脾阳不克鼓舞。拟温中而蠲饮。川桂枝（五分）　云茯苓（三钱）　上广皮（一钱）　姜竹茹（一钱）　霞天曲（二钱）　炒於术（二钱）　制半夏（一钱五分）　生熟薏仁（各二钱）　老生姜（三片）。

按语： 本案日晡发热，根据脉证，辨其病机为气虚痰阻，治以“开痰饮以通阴阳”之法，方用温胆汤加桂枝、苦杏仁、石膏。二诊，“日晡漫热已退”，以退为进，拟蠲饮化痰；药后脾运迟钝，便溏不实。合苓桂竹甘汤，以增温阳健脾固本之力。

案例3

左　久嗽不止，痰稠厚腻，甚则色带青绿，寒热往来。脉软而数。此肝肾素亏，而脾胃之痰热，熏蒸于肺，阴阳开合之机，悉为痰阻，此所以为寒为热也。将入劳损之门，不易图治。川桂枝　杏仁泥　制半夏　橘红　炒黄川贝　生石膏　肥知母　海蛤粉　郁金　云苓。

二诊：湿痰稍退，而营卫流行，不能和协。再拟和中化痰。人参须（另煎，冲，五分）　制半夏　橘红　茯苓　川桂枝　炒枳实　干姜（四分）　郁金　野於术　煨石膏。

三诊：开饮化痰和中，阴阳交并，寒热已止，纳增痰爽。足见痰阻营卫，与阳虚生外寒，阴虚生内热者迥异也。再从前法扩充。人参须（八分）云苓　制半夏　炒枳实　砂仁　野於术　橘红　川桂枝　石膏（煨）。

按语：本案脉证合参，认为"久嗽不止，痰稠厚腻，寒热往来"的病机，为肝肾素亏，脾失健运，痰热内生，上蒸于肺；治以清热化痰，行气化湿之法。二诊，六君子汤、理中汤、苓桂术甘汤诸方合用，以健脾温中，扶正化痰。张聿青指出，脾虚生痰饮，痰湿阻滞而营卫不和，当从本治；待脾健饮除，营卫和谐，则热自除。三诊，再进前法以巩固疗效。

案例 4

　某　气虚多痰之质，偶食黏腻窒滞之物，气由此不行，湿由此不运，痰由此不化，营卫由此而阻，阴阳由此而乖，遂至阴阳相争，先寒后热。郁极而通，两次大汗，阴阳稍得协和，热势因之渐缓。然脾肺升降，仍为痰气所阻，右胁作痛，痰鸣带咳。盛纳在胃，运化在脾，所谓窒滞者阳明也。气之不行，胃气之不行也。湿之不运，胃湿之不运也。脾为生痰之源，胃为贮痰之器，肺为出痰之窍，痰之不化，是胃中之痰不化也，阻于斯，滞于斯。寒热交争之下，热虽循减，而胃中之痰湿，已被熏蒸，于是随其阳土之性而欲化燥，舌苔为之焦黑。舌色如此，而不甚热，不烦闷，不口渴引饮者，独何欤？以痰湿熏蒸，化燥化热，皆由气机郁遏，津液不行，不若时邪之症，温气化热之后，烁液劫津而成燥也。阳明胃络，上通于心。今胃中为痰湿弥漫之区，所以神机为之不运，神倦如寐，中脘板硬。脉象左寸微浮，关部溷滑，尺部沉细；右寸细滞，关弦尺弱。证由痰湿食停阻，传变化燥，以平素气弱，而致化火不足，化燥不足。惟恐里气一虚，而湿痰内陷，以致神迷。拟疏化痰湿，参入苦降辛开，即阳土宜清、阴土宜温

之意。备诸方家采择。制半夏（二钱）　旋覆花（一钱五分，包）　光杏仁
（三钱）　赤白苓（各二钱）　磨枳实（三分）　白蔻仁（三分，冲）　广橘红
（一钱）　淡干姜（四分）　川雅连（三分）　生香附（一钱五分）。

二诊：疏降胃腑，苦辛开通，脉数稍退，舌焦黑顿化十七。郁蒸之
热，已退三舍。大便虽未通行，而中脘略软，频转矢气，亦属腑气欲通之
象，不可不为起色。但热仍未退，右胁仍痛，痰鸣欲咳，还是痰湿交蒸，
不可遽化，所谓伤食类伤寒者，即此是也。再拟疏化一法，而步步顾其中
阳，以防内陷神昏之变。备方家采择。制半夏（二钱）　橘红（一钱）　生
香附（一钱五分）　淡干姜（四分）　磨枳实（三分）　雅连（二分）　光杏
仁（三钱）　旋覆花（二钱）　炒苏子（三钱）　竹茹（八分）　白蔻仁（三
分，冲）　豆卷（三钱）。

按语： 气虚多痰之体，因饮食不慎，而营卫阻滞，病发寒热。治病必
求于本，故治以和胃导滞，宣肺化痰，辛开苦降以调和阴阳。二诊，苦辛
开通，寒热稍退，痰湿仍然交蒸。案中指出"伤食类伤寒也"。治以干姜泻
心汤加减，和胃温中，宣肺化痰，以标本同治。

六、虚损

张聿青治疗虚损，常据五脏相生之理并补诸脏，或标本兼顾。如滋阴
与降火同进，以治阴虚火旺之咯血；肺脾肾并补，以治虚劳咳嗽；金水相
生法，以养肺阴；滋阴养血法，以敛肝魂。其善以《金匮要略》麦门冬汤、
温胆汤等辨证加减运用。治疗虚损时，以汤剂补五脏之虚，又常配伍丸、
散、膏、丹，如都气丸、八仙长寿丸、金水六君丸、紫衣胡桃肉粉、川贝
粉、霜桑叶粉、琼玉膏、天王补心丹等以助药力。对于需长期服药者，使
用膏方以徐徐复元。同时善用食疗法，如以姜汁炙枇杷叶煎汤，以清肺化

痰；以大荸荠煎汤或雪羹（即海蜇头一两和荸荠四个煎汤），养阴化痰除内热；以竹油（即淡竹之茎所烤出之液汁）清热化痰，或以梨汁冲服以润肺养阴，或以粳米汤代水煎药以护胃气。虚者，损之渐；损者，虚之极。虚损之证，其虚一时难复，以食疗或膏方善后，可谓至善。《张聿青医案·卷四·虚损》，共载有23个医案。兹选11例点评如下：

案例1

陈右　久咳根蒂不除，去秋燥气犯肺，咳而失血，金水由此而亏，连绵内热，肉脱形瘦。脉细数而促。理宜壮水救阴，清金保肺。然舌淡少华，中气薄弱，稠腻之药，不能多进。症入劳损之途，不能许治。勉拟《金匮》麦门冬方，备质高明。人参须（另煎，冲，四分）　云茯苓（四钱）　桑白皮（二钱，炙）　甜杏仁（三钱）　川贝母（二钱）　麦门冬（炒，去心，三钱）　生甘草（三分）　地骨皮（二钱，炒）　白粳米（一把，煎汤代水）　枇杷叶（去毛，四片）。

二诊：用《金匮》麦门冬汤，咳嗽稍减，然清晨依然咳甚，脉细弦数。盖寅卯属木，金病而遇木旺之时，病势胜矣。药既应手，未便更张。人参须（五分，冲）　生甘草（五分）　茯苓（三钱）　淡芩（炒，一钱五分）　地骨皮（二钱）　法半夏（一钱五分）　川贝（炒，一钱五分）　桑白皮（二钱）　知母（炒，一钱五分）　枇杷叶（去毛，四片）　肺露（一两，冲）。

三诊：神情稍振，胃亦渐起。然咳嗽仍然未定，甚则哕恶欲呕，上午清晨为甚，辰巳之交，往来寒热。脉细数，舌红苔黄。还是肝肾阴虚，气难摄纳，自下及上，阴阳不能和协。虽略转机，不足为恃。人参须（一钱）　生扁豆衣（三钱）　桑白皮（二钱，炙）　蛤黛散（三钱，包）　大麦冬（去心，三钱）　霍石斛（三钱）　代赭石（三钱）　法半夏（一钱五分）　生甘草（四分）　地骨皮（二钱）　茯苓神（各三钱）　粳米汤代水。

按语：久咳之人中焦脾虚，又因秋燥之邪引动素咳，燥伤肺阴，阴亏络损，而见咳而失血。以张仲景麦门冬汤合泻白散加减，肺脾同治。二诊，咳减，然寅卯之时仍咳较甚，此属木旺刑金，故增培土之力以制肝木；又加润肺养阴之属，使阴平阳秘。三诊，再肺脾同治，清肝滋阴。

案例 2

某 《金匮》云：心下悸者有水气。未病之先，心下先悸，水饮早已停阻，复因感邪，遂起咳嗽。邪虽渐解，三焦气伤，以致形色淡白，咳恋不止，甚至形寒内热。盖肺为相傅，有分布阴阳之职，肺气一虚，阴阳之分布失其常度，是以寒热往来。金所以制木也，金病则木无所制，所以气撑不和，得矢气则松，肝藏之气，不能扶苏条达，有可见者。脉象虚弦，舌白少华，苔腻。此伤风激动伏饮，邪去而饮复阻肺，肺气日虚，肝邪日旺，将成虚损之症。冠翁先生不降肺而和胃平肝，隔一隔二之治，所以卓卓人上。无如病久根深，未克奏效。兹勉从经旨久咳不已则三焦受之之意，用异功为主。管窥之见，深恐贻笑于方家耳。尚乞斧正是荷。人参须（一钱） 上广皮（一钱） 炙黑草（五分） 整砂仁（四粒） 茯苓（四钱） 川贝（炒黄，二钱） 白芍（土炒，一钱五分） 海蛤粉（四钱） 生熟谷芽（各一钱五分）。

按语： 本案之咳嗽，病在肺肝脾，以异功散培土；土虚木乘，木火刑金，故以白芍柔肝，海蛤粉平肝清肺止咳。川贝炒黄，减其寒凉之性，止咳而不损脾胃，即所谓去性存用。砂仁和胃理气。诸药合用，标本兼顾，诚为正治。

案例 3

郑右 由咳嗽而致见红，咳嗽由此更甚，内热连绵，春间复发肛痈，月事由此停阻，心中烦懊，咳甚咽中微痛。脉细弦而数，舌红心剥。肺肾并损，不能许治。以金水双调法，聊作缓兵之计而已。北沙参（三钱） 白芍（酒炒，二钱） 蛤黛散（四钱，包） 女贞子（酒蒸，三钱） 炙生地

（四钱） 茯神（三钱） 川贝母（去心，二钱） 生山药（三钱） 枇杷叶（去毛，炙，三钱） 都气丸（四钱，开水分二次服）。

二诊：脉稍柔缓，内热略减，咽痛亦轻，胃气稍振。然咳嗽时轻时重。金水并损，何能遽复。姑踵效方，以观其后。大生地 生甘草 蛤黛散 川贝母 云茯苓 大天冬 生山药 杭白芍 扁豆 都气丸。

三诊：内热咳嗽递减，胃气渐振，纳食之后，胸脘亦舒。足见冲气逆上，则胸中必致填塞。滋养之剂，在所必进。大生地（四钱） 天冬（三钱） 白芍（酒炒，二钱） 海蛤壳（五钱，打） 云茯苓（三钱） 阿胶珠（二钱） 生甘草（三分） 山药（三钱） 生扁豆（三钱） 川贝母（一钱五分） 怀牛膝（盐水炒，三钱） 都气丸（五钱，分二次服）。

四诊：饮食渐增，适交节令，咳仍轻减，时带恶心。肺肾并虚，中气亦弱，盖中气下根于肾，自必此响而彼应也。前法参以补气。大生地（四钱） 阿胶珠（二钱） 川贝（二钱） 党参（二钱） 茯苓（三钱） 蛤壳（五钱） 炙甘草（三分） 怀牛膝（盐水炒，三钱） 生扁豆（三钱，研） 白芍（酒蒸，一钱五分）。

五诊：肺肾并调，兼养肝阴，呛咳递减，呕恶未止。药既应手，宜再扩充。奎党参（三钱） 生熟甘草（各三分） 杭白芍（一钱五分） 怀牛膝（盐水炒，三钱） 白茯苓（三钱） 蛤黛散（三钱，包） 大麦冬（去心，三钱） 大生地（四钱） 川贝母（二钱） 款冬花（二钱） 车前子（三钱） 生山药（三钱）。

六诊：脾肺肾三脏并亏，脾不能运则生痰，肺不能降则呛咳，肾不能收则气逆。虚损不复，痛泄咽疼诸恙，时轻时重。脉数细急。聊望缓兵耳。麦冬（三钱） 生甘草（六分） 扁豆衣（三钱，炒） 生山药（三钱） 阿胶珠（三钱） 桔梗（三分） 白芍（二钱） 川贝母（二钱） 木瓜皮（炒，一钱五分） 八仙长寿丸（四钱）。

按语：本案之咳嗽，病在肺肾肝。治以金水双调之法，并合都气丸以助汤药益肺之源，补肾之水。二诊，以初诊方加扁豆培土以生金。三诊，虚热大减，故增滋养之阿胶、怀牛膝。四诊，合四君子汤以助脾运。五诊，再健脾养阴，金水并调，清肝止咳。六诊，肺、脾、肾三脏并补以复虚损。

案例 4

周左　温胆以致开合，形寒已退。而气阴并亏，咳嗽痰多，左胁肋气觉上逆。脉细，关弦。一派虚损情形，不敢许治也。奎党参（二钱）　制半夏（一钱五分）　怀牛膝（三钱，炒）　竹茹（水炒，一钱）　广橘红（一钱）　白茯苓（三钱）　海蛤粉（三钱，包）　川贝母（二钱）　金水六君丸（三钱，开水先送下）。

二诊：痰渐减少，咳亦退轻。然稍一举动，仍然气逆。下虚不摄，难许稳妥。大生地（砂仁炙，四钱）　紫蛤壳（五钱）　补骨脂（盐水炒，二钱）　云茯苓（三钱）　牛膝炭（三钱）　菟丝子（盐水炒，三钱）　山药（三钱，炒）　川贝母（一钱五分）　杞子（三钱）　紫衣胡桃肉（研细，过药）。

按语：本案经治疗后，形寒虽退，而气阴损伤，咳嗽痰多。故治宜标本兼顾，健脾益气与清肝化痰同进。同时，配伍张景岳金水六君煎以补虚止咳。二诊，咳痰俱减，然下元亏虚，气逆仍甚，故改用滋肾纳气法以善其后。

案例 5

李左　肝肾阴虚于下，嗜饮肺损于上，虚火上凌，曾吐紫黑厚血。今于秋燥行令，更起呛咳。金水两伤，恐入损途。阿胶珠（三钱）　白芍（酒炒，一钱五分）　蛤黛散（三钱，包）　金石斛（三钱）　丹皮炭（一钱五分）　大生地（四钱）　川贝母（三钱）　生山药（三钱）　女贞子（酒蒸，一钱五分）　枇杷叶（去毛，炙，四片）。

二诊：呛咳稍减，脉亦稍缓。药既应手，再为扩充。北沙参（四钱）大生地（四钱）川贝母（二钱）女贞子（三钱）生山药（三钱）阿胶珠（二钱）大天冬（三钱）蛤黛散（三钱，包）白薇（炒，一钱五分）白芍（酒炒，一钱五分）枇杷叶（去净毛，蜜炙，四片）。

三诊：呛咳已止。再金水并调。党参（二钱）川贝（二钱）生山药（三钱）海蛤粉（三钱，包）橘红（盐水炒，一钱）於术（炒，一钱五分）白茯苓（三钱）生熟甘草（各二分）金水六君丸（四钱，开水二次分服）。

又膏方：阴分素亏，嗜饮激动阳气，肝肾之血，随火上逆，曾吐紫黑厚血，由此顿然消瘦。兹于秋燥行令，忽起呛咳，数月不止。投金水双调，呛咳竟得渐定，其为虚火凌上烁金显然。脉细而数，舌苔黄糙。真阴安能遽复。培养下元，更须保养，或可徐徐复元耳。大生地（三两）奎党参（三两）真川贝（去心，一两）生牡蛎（四两）麦冬（二两）大熟地（五两）西洋参（二两，制）金石斛（劈开，一两）杭白芍（酒炒，一两五钱）生熟甘草（合一两）甘杞子（三两，炒）茯苓神（各一两）紫蛤壳（六两）女贞子（酒炒，三两）肥玉竹（二两）厚杜仲（二两）天冬（一两）生山药（二两）当归炭（一两五钱）冬虫夏草（八钱）炒萸肉（一两五钱）潼沙苑（盐水炒，三钱）建泽泻（盐水炒，二两）五味子（蜜炙，七钱）粉丹皮（一两五钱，炒）牛膝炭（三两）甜杏仁（二两，打）。上药如法宽水煎三次，再煎极浓，用真阿胶三两，龟板胶二两，鱼鳔胶二两，溶化冲入收膏。每晨服大半调羹，下午服小半调羹，俱以开水冲挑。

按语：肺肾阴伤，虚火凌肺而见呛咳；治以滋肾润肺，清肝止咳。二诊，诸证稍减，再以效方增减；加沙参、天冬、白薇，增养阴润肺之功。三诊，呛咳已无，再金水并调以防病复。患者嗜饮，阴分素亏，呛咳虽定，真阴难复，故又处以膏方以补真阴，保元气。

案例 6

江左　咳嗽不减，内热口渴便赤，脉象细数，饮食少思。肺金肾水交亏，将恐不支。北沙参　川石斛　川贝母　光杏仁　炒瓜蒌皮　海蛤粉　橘红（盐水炒）　云茯苓　款冬花　建泽泻　冬瓜子。

二诊：久咳气逆难卧，脉细如丝，舌苔腐烂。肾虚之极，肾火夹浊上浮。危在旦夕，勉方图进。麦冬（三钱）　西洋参（一钱五分）　真阿胶（三钱）　橘白（盐水炒，一钱五分）　海蛤粉（四钱）　北沙参（五钱）　大生地（四钱）　牛膝炭（三钱）　云茯苓（四钱）　吉林参（另煎，冲，一钱）　白荷花露（温冲，七钱）　竹沥（一两，姜汁少许，冲）　上濂珠（四分）　川贝母（五分，二味研细末，分两次服）　枇杷叶（去毛，炙，三片）。

三诊：气喘大定，痰亦略爽，而糜腐时退时来。脉形虚弦，关部独大。饮化为痰，痰化为燥，燥化为火，所有阴津，尽行劫夺。虽略转机，尚不足恃。西洋参（三钱）　海蛤粉（四钱）　北沙参（八钱）　海浮石（三钱）　川贝母（三钱）　大麦冬（三钱）　云茯苓（三钱）　竹沥（一两，姜汁少许，冲）　金石斛（四钱）　陈关蛰（一两）　大荸荠（四枚，二味煎汤代水）　上濂珠（五分）　真川贝（一钱，二味研极细末，分两次服）。

改方：阴由火劫，火由痰化。虽宜以救阴为急，而仍宜顾其痰火，竹油、雪羹之类，宜频频兼进。

按语：本案为肺肾阴伤，虚火上浮，内热咳嗽。治疗从养肺阴、滋肾水、泻肾浊、止咳逆入手。三诊，喘定痰爽。再救阴泻火，化痰止咳。同时，嘱患者频服竹油、雪羹，以养阴化痰，标本兼顾。

案例 7

黄左　吐血之后，剧咳多痰，痰皆稀白。脉细沉，苔白无华。三焦之气已虚，劳损根深，鞭长莫及。川桂枝　云茯苓　光杏仁　炙绵芪　煨生

姜　炒苏子　旋覆花　炙甘草　新会皮。

二诊：建立中气，咳嗽气逆渐松，音哑转亮，胃纳亦起。虽从失血蔓延致损，而叠进甘温，并不见红，足见久咳而三焦气虚。药既应手，安能坐视，姑从前意扩充，以观造化。川桂枝　光杏仁　云茯苓　广橘红　牡蛎（盐水炒）　茯神　炙绵芪　炙甘草　牛膝炭　东白芍　怀小麦　煅龙齿。

按语：本案吐血之后，三焦气虚，咳痰稀白，脉沉细。此乃"劳损根深"，久劳当建中州，故治以益气健脾温肺之法。药后咳轻纳增，再守效方出入。

案例 8

某　本是先天不足，肾脏空虚，湿热下注，发为漏疡，理宜培补之不暇矣。乃肺感风邪，邪恋不彻，遂致咳久不止，咽痒痰多音闪，脉数内热。本虚表实，竟是劳损情形，非学浅才疏者，所敢许治也。勉拟化痰润肺，以备商用。川贝（炒黄，二钱）　云茯苓（四钱）　光杏仁（三钱）　荆芥（一钱，炒）　橘红（蜜炙，一钱）　瓜蒌皮（三钱）　海蛤粉（四钱）　肺露（一两，冲）　霜桑叶（炙黄，研末，先调服，二钱）　枇杷叶（去毛，七片用蜜炙，十四片用姜汁炙，煎汤代水）。

二诊：肺气稍得下行，咳嗽略减，音声亦较爽利，不可不为起色。但时犹燥热。脉象带数，仍未敛静。阴液已耗，还恐缠绵不复。苦桔梗（八分）　麦冬（二钱，炒）　茯苓（三钱）　光杏仁（三钱）　橘红（蜜炙，一钱）　地骨皮（一钱五分）　制半夏（一钱五分）　桑皮（一钱，炙）　女贞子（一钱五分）　丹皮（一钱五分）　竹衣（一分）　枇杷叶（二十片，煎汤代水）。

按语：先天不足，肾虚湿热而成漏疡，又不慎肺感风邪。急则治其标，先拟疏风化痰润肺法。二诊，咳虽减，而增燥热，阴液亏耗所致，故治以养阴化痰。

案例9

顾右　心悸，肢节作痛，皮寒骨热。脉象细弦。营血亏损，遂致营卫失和，营血不能濡养经络。宜养血和营。全当归（三钱）　炙黑草（五分）　柏子霜（三钱）　甘杞子（三钱）　龙眼肉（五枚）　白芍（酒炒，二钱）　茯神（三钱）　枣仁（二钱，炒）　阿胶珠（二钱）　大南枣（四枚）。

二诊：心悸稍定，胃纳如常。的是营血不足，心阳不能下降。效方扩充。大生地（四钱）　辰麦冬（三钱）　枣仁（二钱，炒）　白归身（一钱五分）　阿胶（二钱）　白芍（酒炒，一钱五分）　辰茯神（三钱）　柏子霜（三钱）　龙眼肉（四枚）　天王补心丹（三钱，清晨先服）。

又膏方：营阴亏损，营血不足，不克与卫俱行，遂致营卫不和，皮寒骨热。血不养经，则肢节作痛。血不养肝，风阳上旋，则头痛耳鸣心悸。滋水以涵肝木，育阴而和营血，一定之理。大生地（六两）　池菊花（一两）　杭白芍（酒炒，三两）　柏子仁（二两）　川断（二两）　大熟地（四两）　白归身（酒炒，三两）　厚杜仲（三两）　奎党参（四两）　茯神（二两）　西洋参（一两）　女贞子（酒蒸，二两）　天麦冬（辰砂拌，各一两五钱）　黑豆衣（二两）　白薇（二两，炒）　生熟甘草（各五钱）　肥玉竹（二两）　泽泻（一两）　杞子（二两）　怀牛膝（酒炒，三两）　青蒿（一两五钱）　枣仁（二两，炒）　於术（乳蒸，一两）　炒萸肉（一两）　炒木瓜（一两）　石决明（四两）。阿胶三两，龟胶二两，鹿胶一两，溶化收膏。

按语：营血亏虚，心失其养，故见心悸；营血不能濡养经络，不荣则痛，故见肢节作痛；营卫失和，则皮寒骨热。治病必求于本，故从养血和营论治。二诊，营血稍充，故心悸减，再以效方增减，合天王补心丹以滋阴养血安神。并处膏方以补营阴之亏损。

案例 10

韩左　抑郁阳升不寐，木火刑金，而致吐血复发。血止之后，营阴亏损，营卫循环失度，倏寒倏热，头晕火升，口渴，舌红少苔，脉象细弦。皆阴虚不复之象。急为和阴，以冀渐复。阿胶珠（二钱）　杭白芍（一钱五分）　金石斛（四钱）　茯神（三钱）　生牡蛎（三钱）　天冬（三钱）　生山药（三钱）　龙齿（三钱）　川贝（去心，一钱五分）　枣仁（炒，研，二钱）。

按语：本案患者多思抑郁，思多气血衰，营阴暗耗，木火偏旺，肺金受刑，而见诸症。故急当养阴和营，以图复元。

案例 11

庄左　吐血之后，阴分未复，操劳动作，阳气升腾，头目昏晕，寐中辄轰然而热，有汗出之意。脉形左大。宜育阴息肝。阿胶珠（三钱）　生牡蛎（五钱）　女贞子（三钱）　茯神（三钱）　甘菊花（一钱五分）　生鳖甲（五钱）　生白芍（一钱五分）　粉丹皮（一钱五分）　生地（四钱）　怀麦（三钱）。

二诊：头目昏晕稍减，然寐中仍轰热汗出，血吐未复，操劳动阳，阳气不收。再敛阴潜阳。大生地（四钱）　生牡蛎（七钱）　黑豆衣（三钱）　柏子霜（三钱）　枣仁（二钱，炒）　生鳖甲（四钱）　生白芍（三钱）　女贞子（三钱）　茯苓神（各三钱）　怀小麦（五钱）　大红枣（三枚）。

三诊：眩晕稍减，寐中轰热汗出略定。的是吐血之后，阴虚阳气不收。再育阴摄阳。龟板（五钱）　牡蛎（五钱）　枣仁（三钱）　黑豆衣（三钱）　大红枣（三枚）　鳖甲（四钱）　白芍（二钱）　青蒿（三钱）　大生地（四钱）　怀小麦（五钱）。

四诊：寐得酣沉，轰热汗出已定，眩晕渐轻，胃纳递增。阳气渐得收摄。但虚而不复，非滋养难收全功也。生龟板（四钱）　杭白芍（一钱五分）　黑豆衣（三钱）　生牡蛎（四钱）　川贝（二钱）　生鳖甲（四钱）　枣仁（二钱，炒）　大生地（四钱）　白茯苓（三钱）　海蛤粉（三钱）　橘红（盐水炒，一钱）。

按语：病发于吐血之后，阴亏而阳亢，脉形左大，故治以滋阴潜阳平肝法。四诊之时，患者寐安、汗敛、热平、纳增，然依然眩晕，故再进滋养以收全功。

七、内伤劳倦

张聿青认为，内伤劳倦之证，多伴中气损伤，脾虚不能化痰，故处方常以温脾化痰为大法，并随证施治。若中焦寒瘀气滞致脘痛者，善用张仲景旋覆花汤；肝脾不和者，温中运中，参以平肝；寒湿阻中者，温中散寒，化湿和胃；中虚湿阻者，治以苦辛酸法，用张仲景半夏泻心汤加减；脾阴虚者，养阴化痰；治内伤劳倦兼痰盛者，以汤药健脾温中、化湿和胃之时，又合丸剂白金丸、苍矾丸等以助药力。《张聿青医案·卷四·内伤劳倦》，共载有 16 个医案。兹选 6 例点评如下：

案例 1

王右　先是肝胃不和，木郁土中，中脘作痛，痛势甚剧。至仲春忽尔面目肢体发黄，小溲红赤，漩脚澄下，则黄如柏汁。至今时痛时止，口吐涎沫。脉沉弦带涩。考中脘为胃土所居之地，阳明又为多气多血之乡，今久病而气滞于络，气多血多之处，气亦留阻，血亦瘀凝，相因之理，有必然者。夫至血凝气滞，则流行之道，壅而不宣，木气横行，土气郁阻，所以为痛为黄，实与黄疸有间。拟宣络化瘀法。当归须　延胡索　乌药　单桃仁　瓦楞子　广郁金　制香附　甜广皮　川桂木　旋覆花　猩绛　青葱管。

二诊：中脘较舒，痛亦未甚，未始不为起色。然面目色黄不减，脉仍弦涩，无非络阻气滞，气血不行。药既应手，宜守前意出入。旋覆花　瓦楞子　南楂炭　当归尾　建泽泻　单桃仁　广郁金　真猩绛　沉香曲　香附　青葱管。

三诊：病势稍疏，遍体黄色略退。然中脘气滞，痛势虽轻，仍不能脱然无累。络气被阻，营气不行，再化气瘀而通络隧。延胡索　瓦楞子　单桃仁　青皮　炒杭白芍　旋覆花　制香附　当归尾　猩绛　木猪苓　建泽泻　青葱管。

按语：本案脘痛乃因肝脾不和，日久血凝气滞。治以张仲景旋覆花汤，温阳化瘀，通络止痛；桂木、当归、乌药、香附、延胡索温肝理气和血，桃仁、郁金和血通络，瓦楞入肝，善于化瘀消积。诸药合用，络痛瘀化寒散。二诊时，中脘较舒，守初诊方加南楂炭、沉香曲和血消积；泽泻除痞满，利膀胱以退目黄。三诊，黄色略退，再理气通络，柔肝泻浊，继奏其效。

案例 2

周左　湿寒内伏，脾胃健运迟钝，胃呆少纳，形体恶寒。非寒也，卫气之阻也。炒於术（二钱）　川桂枝（四分）　广皮（一钱）　生熟薏仁（各二钱）　猪苓（二钱）　制半夏（一钱五分）　白茯苓（三钱）　砂仁壳（五分）　炒谷芽（一钱五分）　玫瑰花（二朵）。

二诊：胃纳稍起，痰多微咳。再温脾胃阳气。制半夏（一钱五分）　煨益智（七分）　橘皮（一钱）　生熟薏仁（四钱）　藿香（二钱）　炒於术（二钱）　白茯苓（三钱）　炒竹茹（一钱）　炒谷芽（二钱）　玫瑰花（二朵）　老生姜（二片）。

按语：形体恶寒，是卫气为寒湿所阻。治以苓桂术甘汤合二陈汤加减，薏苡仁生熟同用以健脾化湿，砂仁温中和胃、化湿理气，炒谷芽、玫瑰花理气和胃。二诊，胃纳稍增，然痰多微咳；加益智仁以温脾，藿香化寒除湿，生姜合竹茹以和胃。

案例3

陈左　中虚夹痰，胆胃失降，甲木升浮，头胀眩晕，有时火升，身体似觉升浮，四肢作麻，脉形濡滑。虚里跳动。宜化痰而扶持中气。人参须（另煎，冲，七分）　陈胆星（五分）　煨天麻（一钱五分）　制半夏（一钱五分）　茯苓（三钱）　炙绵芪（二钱）　生薏仁（四钱）　川草薢（一钱五分）　海蛤粉（三钱）　大淡菜（二只）　白金丸（四分，先服）。

按语：素体脾虚夹痰，胆胃不和，木火因而上升，故见诸症。治宜标本兼顾。补气健脾化痰之时，兼平肝泻火。方中人参、绵黄芪、茯苓、陈皮、薏苡仁、胆南星补气健脾化痰；天麻平肝，海蛤粉善治湿痰，草薢除胃中湿浊；又加淡菜食疗补精血以止眩晕，白金丸先服以助化痰。

案例4

沈左　中虚湿阻，不纳不饥。脾土不运，胃土不降，二土气滞，木气遂郁。如种植然，其土松者其木荣，其土坚者其木萎，土病及木，大概如此。今诊六脉细弦，均有数意，舌红苔黄，微带灰霉。谷食不进，气冲哕恶。若以痰浊上泛，则脉象应当滑大，今细弦而数，其为土虚木乘无疑。夫土中有木，木土相仇，虽饮食倍常者，且将由此而减，而况先从脾胃起点乎？欲求安谷，必先降胃；欲求降胃，必先平肝。《金匮》厥阴篇中每以苦辛酸主治，即宗其意，以观动静如何。方草即请厚甫先生商政。台参须（另煎，冲，一钱）　雅连（四分）　杭白芍（二钱）　橘白（一钱）　佩兰叶（一钱）　淡干姜（三分）　淡黄芩（一钱）　制半夏（一钱五分）　茯苓（三钱）　炒麦芽（一钱）　泽泻（一钱）　水炒竹茹（一钱）。

二诊：哕恶少定，胃纳略觉增多，寐稍安稳。舌红略淡，灰霉已化。脉象细弦，仍有数意。中脘微痛，土中有木，即此可知。中气素虚，胃浊素重，然浊虽中阻，而缠绵二月，和中化浊，屡投频进，而何以浊不得化，胃不得和？良以木火犯中，浊被火蒸，则胶滞难化，胃中之浊气不降，则胃中之清气不升，不纳不饥，势所必至。前投扶土息木，尚合机宜。再拟扶持中气，化浊和中，仍参息木，以望肝胃协和，清升浊降，胃气从此鼓舞，然不易也。方草即请商裁。小兼条参（一钱五分，另煎，冲）　制半夏（一钱五分）　炒香甜杏仁（二钱）　云茯苓（三钱）　煅代赭石（三钱）　佩兰叶（一钱）　盐水炒竹茹（一钱）　旋覆花（包，一钱五分）　焦麦芽（二钱）　广橘白（一钱）　枳实（一钱）　左金丸（七分，入煎，另四分开水先送下）。

三诊：扶中息木，哕恶又得稍减，舌心揩白之苔，亦得全化。胃中之浊，有渐化之机，肝木亦得稍平。惟胃纳仍未馨增，胃气虚而不复，胃中之清气，不能鼓舞。再扶持中气，养胃化浊，即请商裁。小兼条参（另煎，冲，二钱）　炙甘草（四分）　水炒竹茹（一钱五分）　茯苓（三钱）　炒木瓜皮（一钱五分）　制半夏（一钱五分）　橘皮（一钱）　炒香甜杏仁（三钱）　炒谷麦芽（各一钱）　炒焦秫米（一钱五分）　佩兰叶（一钱五分）　玫瑰花（去蒂，三朵）。

四诊：气虚脾弱，湿热留停，不能旋运，以致湿气泛溢，入于肌肤，由足肿而致肤胀面浮。恐延蔓入腹。大腹皮（二钱）　茯苓皮（二钱）　通草（一钱）　泽泻（一钱五分）　五加皮（二钱）　广陈皮（一钱）　猪苓（二钱）　生姜衣（二分）　生熟薏仁（各五钱）　炒冬瓜皮（一两，以上二味，煎汤代水）。

按语： 本案属中虚湿阻，脾土不运，胃土不降，肝气遂郁。治以辛苦酸法，以平肝降胃、化湿和中。方用张仲景生姜泻心汤加减。二诊，纳增哕减，以半夏泻心汤合旋覆代赭汤、左金丸复方出入。三诊，肝木之气稍平，胃中之浊仍存，再补中化浊。四诊，脾虚湿泛，改投五皮饮合四苓汤，以运脾化湿消肿。在此案中，张聿青详细分析了患者纳少呕恶的病因病机：根本病机为中焦湿阻。中焦湿阻则主要表现为以下两方面的病理变化：一是中焦湿阻，斡旋失司，气机壅滞，在上则为谷食不进，在下则为腹痛泄泻；二是土壅木郁，诚如案中所言"其土松者其木荣，其土坚者其木萎"。土病及木，则六脉弦细。

案例5

子厚兄　人之一身，气血阴阳而已。血阴气阳，气中之血，阳中之阴也；血中之气，阴中之阳也。病从暑温而起，变成外疡，其湿热之盛，不问可知。乃疡肿而溃，溃而不敛，脓水去多，气中之血既虚，血中之气亦损，以致肌肉瘦削，便泄无度。刻下泄虽渐定，而二便不固，痰气上升，胸次窒闷，口渴而不欲饮，舌苔糜腐，质淡白，小溲带黑，并无热痛情形。四肢虽属温和，而自觉恶寒，知味而不能食。脉左寸细数，关部弦搏，尺部细而带涩；右部濡弱，重按微滑，尺部细沉。手太阴之津，足阳明之气，足少阴之水，一齐耗亏，而湿痰留恋于胃之上口，致补益之品，不能飞渡胃关，气血从而日耗。勉同蓉舫先生议气血并补，汤丸并进，勿壅滞胃口。即请商政。南沙参（炒黄，三钱）　橘红（盐水炒，五分）　水炒竹茹（八分）　霍石斛（三钱）　青盐半夏（一钱五分）　生薏仁（三钱）　炒扁豆衣（三钱）　白茯苓（三钱）　生谷芽（一钱五分）　佩兰叶（一钱）。

丸方：吉林参（一钱，烘，另研和入）　生於术（一钱）　杭白芍（一钱五分）　川芎（一钱，煎汁收入）　生熟绵芪（各一钱）　大熟地（砂仁炙，四钱）　上瑶桂（四分，另研，和入）　生熟草（各二分）　云苓（三钱）　当归（炒透，一钱）。上药研为细末，浓粳米汤打糊为丸绿豆大。每服三钱，药汁送下。

二诊：昨进气阴并补，痰涌稍定，寐醒之时，汗出亦止，胸次亦觉快畅，舌苔糜腐较化，未始不为起色。无如湿热逗留，津气遏伏，不能上布，虽不引饮，而频觉口渴，舌质干光少津，懊恼里急，小溲涩少，脉弦搏稍收，而均带细数。气血并亏，方虑草木无情，不能相济，乃湿热隐伏，致培养之剂，动多窒碍。勉与蓉舫先生同议，肾为肺子，金为水母，益水之上源，参以和中流化之品。即请商政。吉林参（一钱，咀作小块，药汁送下）海蛤壳（八钱，打）云苓（三钱）木猪苓（二钱）冬瓜子（三钱）半夏曲（一钱五分）炒松天冬（三钱）白扁豆花（一钱）霍石斛（四钱）生薏仁（三钱）建泽泻（一钱五分）干白荷花瓣（六片）。

按语： 本案病起于暑温，湿热成疡；日久气血暗耗，脾肾俱损。左寸脉细数、尺部细涩、右部濡弱。本应急补气血，然湿阻脾胃，故另辟蹊径，进以气血并补，丸汤并进，为标本同治之法。方药用之得法，故患者痰涌稍定，盗汗亦止，胸次亦觉畅快，舌苔糜腐较化。二诊，湿热仍盛，气血虽亏，健脾养阴之时，增大化湿和中之力。

案例 6

陈左　劳倦伤脾，脾病则四肢不用矣。焦苍术（二钱）范志曲（二钱，炒）川朴（一钱）晚蚕沙（三钱）上广皮（一钱）制半夏（一钱五分）草薢（三钱）白蒺藜（三钱）秦艽（一钱五分）焦麦芽（四钱）酒炒桑枝（五钱）。

又，神情稍振，再守效方出入。焦白术（一钱）范志曲（二钱，炒）川朴（一钱）秦艽（一钱五分）上广皮（一钱）制半夏（一钱五分）川草薢（二钱）泽泻（一钱五分）生薏仁（四钱）赤猪苓（各二钱）焦麦芽（三钱）桑枝（酒炒，五钱）。

按语： 本案属劳倦伤脾。脾主四肢，脾伤则水湿运化不利，湿阻四肢则四肢不用。首诊时，先行健脾化痰，祛湿通络，邪祛则正复。二诊，神情稍振，以白术易苍术，增健脾之力；重用薏苡仁以利关节，加泽泻、猪苓以利水。以方测证，当有肢肿等水湿停留症状。急则治标，以化湿利水为先。水行则气行，气行则脾健。

八、咳嗽

《素问·咳论》载："五脏六腑皆令人咳，非独肺也。"张聿青治疗咳嗽，法无定法，灵活辨证。属风寒者，喜用三拗汤、杏苏散、苓桂术甘汤、旋覆花汤等；属阴虚肺燥者，以清燥救肺汤加减；若伴肺肾阴伤者，则参入养阴润肺之属；本虚标实者，以苏子降气汤加减；金水不相生所致咳嗽，以治肾为主；属中虚者，培土以生金；脾虚甚者，以建中汤出入；对于外感咳嗽伴营阴不足者，疏散外邪之时，或用三拗汤蒸露以防肺阴损伤，或制作梨膏等以固本；属肺胃阴伤者，辅以琼玉膏；属肾虚者，合都气丸以纳气归肾。《张聿青医案·卷五·咳嗽》，共载有 34 个医案，兹选 14 例点评如下：

案例 1

简左　感风入肺，肺失清肃，咳嗽痰色黄厚，夜重日轻，脉象带数。宜肃肺化痰。粉前胡（一钱）　马兜铃（一钱五分）　牛蒡子（三钱）　茯苓（三钱）　橘红（一钱）　炒杏仁（三钱）　竹沥半夏（一钱五分）　冬瓜子（三钱）　象贝（二钱）　肺露（一两）。

二诊：咳仍不止，痰黄而厚，咽痒头胀。风温外薄，肺胃内应，气热而肺失肃耳。肃肺以清气热。山栀皮（三钱）　川贝母（二钱）　粉前胡（一钱）　花粉（二钱）　桔梗（一钱）　冬瓜子（四钱）　马兜铃（一钱五分）　炒杏仁（三钱）　枇杷叶（去毛，四片）。

三诊：咳渐减疏，口燥咽干轻退。再清金润肺，而化气热。北沙参（四钱）　川贝母（二钱）　光杏仁（二钱）　炒枳壳（一钱）　桔梗（一钱）　冬瓜子（四钱）　马兜铃（一钱五分）　炒竹茹（一钱）　枇杷膏（五钱）。

按语：风邪袭肺，肺失清肃，肺气上逆而发咳嗽。本案脉数，乃风寒邪气入里化热之象；肺气上逆，故见咳嗽痰黄。治以肃肺化痰法。二诊，咳仍不止，痰黄而厚，咽痒头胀；此风邪仍盛，肺热未消，故加栀子以清肺泻火，天花粉清热生津、清肺润燥。三诊时，邪已祛十之八九，故以清金润肺、宣降肺气之法善后。

案例 2

宋媪　冬藏不固，感召风邪，肺合皮毛，邪袭于外，肺应于内，咳嗽咽燥。宜清肃太阴，俟咳止再商调理。川贝母（二钱）　桔梗（一钱）　杏仁泥（三钱）　花粉（二钱）　茯苓（三钱）　桑叶（一钱）　冬瓜子（三钱）　前胡（一钱）　川石斛（四钱）　菊花（一钱五分）　枇杷叶（去毛，四片）。

二诊：清肃太阴，咳仍不减，夜重日轻，舌干咽燥。肺肾阴虚，虚多实少。宜兼治本。北沙参（三钱）　川贝母（二钱）　甜杏仁（三钱）　川石斛（四钱）　青蛤散（四钱）　茯苓（三钱）　前胡（一钱）　桔梗（八分）　枇杷叶（去毛，四片）　琼玉膏（四钱，二次冲服）。

按语：感召风邪，清肃太阴，本为正法。但见"咳仍不减"，思患者年老肺肾阴虚，阴不制阳而致肺气上逆，复感外邪而发作。故二诊时，以川石斛、北沙参滋肺胃之阴；再辅以琼玉膏，滋肺肾之阴，兼补脾益气。

案例 3

陆左　肺有伏寒，至冬寒水行令，阳气不化，以致寒饮停于肺下，咳嗽右胁作痛。宜温疏太阴之表，以觇动静如何。不去节麻黄（三分，另煎，去沫，冲）　制半夏（二钱）　茯苓（四钱）　冬瓜子（四钱）　不去皮尖杏仁（三钱）　生香附（一钱五分）　橘红（一钱）　旋覆花（一钱，包）　不去节甘草（三分）　炒苏子（三钱）　枳壳（一钱）　磨郁金（五分，冲）。

二诊：温疏太阴之表，咳略减轻，而脉象微数，营液不足之征。论病宜续进苦温，然肺虽恶寒，心则恶热，脉沉带数，未便耗伤营分，再出之以和平。粉前胡　广橘红　制半夏　云茯苓　旋覆花　杏仁泥　炒苏子　炒黄川贝母　蜜炙紫菀。

另附梨膏方：

麻黄（四钱，蜜炙，去沫）　茯苓（四两）　煨石膏（二两）　桔梗（八钱）　枳壳（八钱）　姜汁（二钱）　大荸荠（八两）　甜杏仁（七两，荸荠同打汁，冲）　杜苏子（绞汁，冲，四两）　白莱菔（打汁，冲，一斤）　竹沥（四两，冲）　荆沥（二两，冲）　雪梨（一斤）。上药熬膏，每日服一调羹，开水送下。

按语：肺有伏寒停饮，故治以辛温化饮法；二诊时咳略减轻，脉象微数，故去麻黄，以和平之药，辅以润肺止咳之梨膏方缓缓调之。

案例 4

周左　航海感风而咳剧，虽经养肺而咳止住，然肺络之中，邪未尽泄，所以稍一感触，辄喉痒咳剧。疏其新感，咳即渐减。腠理日疏，邪仍内踞。金病则不能制木，木火自必刑金。然右脉浮滑，病仍在肺。前贤谓邪在肺络，或邪未楚而适投补益，以致邪伏难泄者，三拗汤主之。然苦温疏散，恐伤肺体。兹拟肺露而变其法，作日就月将之计，庶几疏不碍表，补不滞里耳。请备方家正之。不落水猪肺（一只）　不去节麻黄（六钱）　不去皮尖杏仁（三两）　不去节甘草（一两）。三味与猪肺一同蒸露，随意温服。

按语：外感风邪而致咳，邪气未祛，而专补肺，则有敛邪养邪之弊；专攻恐损及正气，专补又虑敛伏邪，故用三拗汤蒸肺露，缓缓调之，疏不碍表，补不滞里。临证应随机应变，不可胆怯拖沓，亦不可急功近利，医者识之。

案例 5

王左　降化温疏，脉证相安。久病而投猛剂，行险侥幸，固知者所不为，然邪与正不能并立，不去其邪，何以保全其正气，则和平缓治，是犹畏疡溃之痛而养毒也。再作背水之计。粉前胡　光杏仁　制半夏　广橘红　茯苓　炙紫菀　荆芥穗　炒瓜蒌皮　苏梗子　梨肉。

二诊：肺感风邪，不为疏解，反为补益，以致邪恋而不得泄，咳久不止。脉濡而气口独浮。既从外感而来，虽经日久，不得不为疏泄也。不去节麻黄　不去节甘草　不去皮尖杏仁　炒瓜蒌皮　炒枳壳　炒苏子　广郁金　茯苓　蜜炙橘红　桔梗。

按语： 患者久病，正气本虚，复感外邪。脉濡而气口独浮，此外邪客表之象。张聿青虑其正气亏虚，不敢妄投猛剂，故背水一战，投降气化痰、清疏风热之剂。二诊时，仍咳久不止，且脉濡而气口独浮，是邪仍在表误投补益而致邪不得疏所致，故以三拗汤加味，祛风散寒、宣肺止咳。

案例6

杨左　咳嗽气逆痰多，遍身作痛，脉象弦滑。痰饮阻肺，肺失降令，络隧因而不宣。姑辛温寒以开饮邪。川桂枝（五分）　白茯苓（三钱）　光杏仁（三钱）　炒苏子（三钱）　煨石膏（三钱）　广橘红（一钱）　甜葶苈（五分）　制半夏（一钱五分）。

二诊：辛温寒合方，咳嗽气逆，十退五六。的是肝气夹饮上逆。再以退为进。姜半夏（二钱）　炒苏子（三钱）　白茯苓（三钱）　猩绛（五分）　炙黑草（三分）　广橘红（一钱）　川桂枝（四分）　旋覆花（二钱）　上川朴（七分）　青葱管（三分）。

三诊：痰喘大退，咳嗽未定，两胁作痛亦止。再为温化。白芥子（四分，炒，研）　广橘红（一钱）　茯苓（三钱）　旋覆花（二钱，包）　光杏仁（三钱）　制半夏（一钱五分）　炒苏子（三钱）　枳壳（一钱）　广郁金（一钱五分）　猩绛（五分）。

按语： 患者外寒内饮；方用桂枝、茯苓疏风散寒、温阳化饮，紫苏子、苦杏仁、半夏、化橘红降肺止咳、燥湿化痰，甜葶苈泻肺平喘。用之中的，故咳嗽气逆，十去五六。二诊，患者咳嗽气逆，肝主左升，肺主右降，肝气生发太过，则见咳逆不止，两胁作痛，故仿仲景和血通络之法，合旋覆花汤以疏肝理气、降逆止咳。

案例 7

魏左　肺有伏寒，稍一感冒，咳嗽即甚。兹当天气渐寒，更涉重洋，咳嗽因而尤甚，动辄气逆。脉沉弦，重按少力。舌红苔薄白，并不厚腻。此风寒痰饮有余于上，而肾本空虚于下。用雷氏上下分治法。炒苏子（三钱）　制半夏（一钱五分）　川朴（八分）　橘红（一钱）　白茯苓（三钱）　熟地炭（四钱）　嫩前胡（一钱五分）　当归（炒透，一钱五分）　老生姜（三片）。

二诊：上下兼治，喘嗽稍减。的是上实下虚，前法扩充。制半夏（一钱五分）　菟丝子（盐水炒，三钱）　巴戟肉（三钱）　白茯苓（三钱）　广橘红（一钱）　怀牛膝（盐水炒，三钱）　紫蛤壳（四钱）　炒於术（二钱）　炒苏子（三钱）　附子都气丸（三钱，晨服）。

按语：本案患者肾本亏虚，又感外感，痰饮内盛，故以苏子降气汤加减。二诊咳嗽稍减，下虚较甚，故增菟丝子、巴戟肉、怀牛膝、都气丸等滋肾敛肺之品。

案例 8

吴左　咳逆得食即定，中虚显然。咳甚于晨，痰在肺下，因卧而不旋运，所以至阳气初展之时，而为之咳也。下虚上实。拟补气立方。奎党参　炒苏子　炙甘草　制半夏　粉前胡　薄橘红　川桂枝　福泽泻。

按语：本案患者脾虚生痰，土不生金。故治以培土生金法，健脾益气，化饮止咳。

案例9

徐左　汗出略减，而咳嗽仍然不定，甚则呕涎。脉细濡软，舌黄苔白，时有凛寒之象。经谓久咳不已，则三焦受之。三焦者，气之海也。进黄芪建中法。川桂枝　炙绵芪　炙甘草　白芍　茯苓　郁金　煨姜。

按语：本案系患者咳嗽经久不愈，传及三焦。治以黄芪建中汤调和阴阳，培土生金。土旺则三焦通利，咳嗽自止。

案例10

张左　肺邪未彻，复感新风，与浊相合。头胀咳嗽身热，痰气带秽。宜以疏化。池菊（一钱五分）　橘红（一钱）　牛蒡子（三钱，生，打）　光杏仁（三钱）　桑叶（一钱五分）　冬瓜子（三钱）　荆芥穗（一钱）　枳壳（一钱五分）　前胡（一钱五分）　生薏仁（三钱）　广郁金（一钱）。

二诊：疏泄肺邪，咳仍不减，痰气带秽。脉大。风邪与浊交蒸，肺胃热郁。厥阴之病，在脏为肝，在色为苍，而风气通肝，所以痰带青绿也。冬瓜子（三钱）　生薏仁（四钱）　云茯苓（三钱）　桔梗（六分）　桑叶（一钱）　光杏仁（三钱，打）　甜葶苈（四分）　粉前胡（一钱）　水炒竹茹（一钱）。

三诊：咳嗽不减，痰不爽利，色带青绿。下虚上实。再清金润肺。川贝母（二钱）　光杏仁（三钱）　蜜炙桑叶（一钱）　炒瓜蒌皮（三钱）　冬瓜子（三钱）　生薏仁（三钱）　黑栀皮（一钱五分）　白茯苓（三钱）　青芦管（八钱）　枇杷叶膏（五钱，分二次服）。

四诊：痰色仍带青绿，心中空豁，脉象虚细，舌红苔心霉黑。痰热上盛，真水下虚。再上下分治。玉泉散（三钱）　川贝母（二钱）光杏仁（三钱）　炒瓜蒌皮（三钱）　桑叶（一钱五分）　冬瓜子（三钱）　阿胶珠（二钱）　水炒竹茹（一钱）　枇杷叶（四片，炙，去毛）。

五诊：心中空豁较退，苔霉痰绿呛咳俱减。的是风热痰郁于肺胃，遂有火烁金伤之势。再用喻氏清燥救肺法。阿胶珠（三钱） 生甘草（三分） 光杏仁（三钱，打） 浮石（四钱） 桑叶（一钱五分） 煨石膏（三钱） 冬瓜子（三钱） 川贝母（一钱五分） 枇杷叶（去毛，四片） 芦根（一两）。

六诊：用喻氏法，病退十六，效方再望应手。阿胶珠（三钱） 桑叶（一钱五分） 生甘草（三分） 地骨皮（二钱） 煨石膏（三钱） 川贝母（二钱） 冬瓜子（三钱） 干枇杷叶（三片） 肺露（一两，冲）。

七诊：咳嗽较定，而痰阻肺之支络，欲咳稍舒。舌心灰润。再开痰降肺。光杏仁（三钱） 冬瓜子（三钱） 海浮石（二钱） 炒瓜蒌皮（三钱） 郁金（一钱五分） 枳壳（一钱） 桔梗（一钱） 茯苓（三钱） 池菊（一钱五分） 桑叶（一钱） 枇杷叶（四片）。

按语： 本案患者风热袭肺，投药咳仍未缓。热重药轻，故以清肺化痰为主。四诊时痰热壅盛而阴分亦伤，故前方加益气养阴之品以救阴润肺。五诊患者诸症大减，再以喻氏之清燥救肺法。七诊时咳嗽已定，而邪未祛尽，再投以开痰降肺之方，兼清疏开泻，给邪以出路，祛邪外出。

案例 11

朱右　每至经来，辄先腹胀，兹则感风咳嗽痰多。先治新感，再调本病。牛蒡子（三钱） 前胡（一钱五分） 橘红（一钱） 茯苓（三钱） 桔梗（八分） 桑叶（一钱） 光杏仁（三钱） 白蒺藜（三钱） 象贝（二钱） 丹参（二钱） 池菊花（一钱五分）。

二诊：咳嗽稍减，音仍带涩，还是肺邪未清。经来腹胀，再商。前胡（一钱） 橘红（一钱） 茯苓（三钱） 大力子（三钱） 丹参（二钱） 苏梗（三钱） 杏仁（三钱） 川贝（二钱） 蝉衣（一钱） 制香附（二钱）。

三诊：音涩渐开，咳未全止。再拟清金润肺。川贝母（二钱） 白茯苓（三钱） 炒瓜蒌皮（三钱） 桔梗（一钱） 前胡（一钱） 光杏仁（三钱） 冬瓜子（三钱） 生甘草（四分） 生梨肉（一两）。

按语： 本案患者行经则腹胀，又新感咳嗽。急则治其标，先疏风清肺、化痰止咳。二诊咳嗽稍减，但音仍带涩，肺之余邪未清，故于上方减桑叶、菊花，加疏风、清热、利咽之蝉蜕，以香附易蒺藜、丹参。三诊音涩渐开，咳未全止，再拟清金润肺。

案例 12

孙孩　咳嗽甚则呕吐，脉濡滑，舌白。童质泄泻之后，脾运不及，生痰聚湿。复感暑风，邪与痰合，肺胃因而失降。宜降宜下。制半夏（一钱五分）　广橘红（一钱）　白茯苓（三钱）　枳实（三分）　光杏仁（三钱，打）　大力子（二钱）　粉前胡（一钱）　炒竹茹（一钱）　六一散（荷叶包，三钱）　鲜佛手（一钱）。

二诊：大便畅行所下秽浊甚多，凝痰乳食，从此而达，发热因而大退。然肺胃邪恋未清，咳嗽呕吐未止。再从疏肺之中，参以甘辛法。前胡（一钱）　制半夏（一钱五分）　茯苓（三钱）　杏仁（二钱）　橘红（一钱）　薄荷（七分，后入）　炒竹茹（一钱）　薏仁（三钱）　姜汁（三滴）　枇杷叶（二片，去毛）　活水芦根（六钱）。

三诊：发热已退，咳亦递减，大便数日方行。再疏肺化痰，气降则大腑自通也。前胡（一钱）　橘红（一钱）　制半夏（一钱五分）　牛蒡子（一钱五分）　炒竹茹（一钱）　杏仁（三钱）　茯苓（三钱）　桑叶（一钱）　枇杷叶（去毛，二片）　芦根（五钱）　姜汁（二滴）。

按语： 本案系患者饮食内伤，脾虚痰生，聚而蕴肺，又感触外邪，肺失宣降，故发而为咳；脾失运化，升清降浊功能失司，"清气在下，则生飧泻"，故泄泻，浊气不降，则上逆为咳；故以二陈汤加减燥湿化痰、理气和中，枳实、苦杏仁、前胡、佛手调理肺胃之气机升降，再以六一散清暑利湿，共奏升清降浊、燥湿化痰、清降肺胃之功。辨证精准，故服药后大便畅行，且所下秽浊甚多，秽浊祛则热随之而退。肺胃尚有余邪，再以燥湿化痰、理气和中之法，兼以辛疏甘润，邪祛则正安，故热退咳止。

案例 13

董左　邪恋肺损，咳久不止，大便艰涩。损而难复。蜜炙麻黄（二钱，另煎去沫，冲入）白莱菔汁（一汤碗）荸荠汁（半茶杯）杜苏子（八两，水浸，打，绞汁）光杏仁（八两，去尖，浸水，绞汁）竹沥（一茶杯）雪梨汁（二中碗）姜汁（一调羹），上药同熬，将桔梗一两五钱，桑叶一两煎汁加入，白蜜二两，冰糖一两五钱收膏，每服半调羹。

按语： 此案体现张聿青独特的用药方法。久咳不止，肺气亏损，难求速效，只宜宣肺化痰、润肺止咳；诸药取汁，加白蜜、冰糖同煎而成膏剂，以图缓调。肺为娇脏，不耐寒热，况久咳虚损，峻药恐动肺耗气，补益又恐敛邪养邪，故以攻补兼施之方煎膏，缓缓调之。

案例 14

邵左　夜卧受寒，咳嗽发热，即服酸收之品，肺邪因而不泄，咳经三月，仍然不止，痰出觉冷。伏寒不泄，恐致损肺。不去节麻黄（三分）不去皮尖杏仁（三钱）白茯苓（三钱）不去节甘草（三分）炒杜苏子（三钱研）制半夏（一钱五分）枳壳（七分）橘红（一钱）老姜（二片）。

二诊：用三拗汤以搜太阴深伏之寒，咳嗽大退。然脉形仍然沉细。不入虎穴，焉得虎子。不去节麻黄（三分）炒苏子（三钱）新会红（一钱）不去皮尖杏仁（三钱）制半夏（一钱五分）白茯苓（三钱）不去节甘草（五分）砂仁末（三分研冲）蜜生姜（八分）。

三诊：咳嗽降序，十退七八，而仍痰多稀白。前法改进化痰。制半夏（二钱）炒苏子（三钱）白茯苓（三钱）光杏仁（三钱）生薏仁（三钱）广橘红（一钱）旋覆花（一钱五分）台白术（一钱五分）糖生姜（一钱）。

四诊：搜散太阴伏寒，咳嗽渐定。然三日来不寒而热，汗不畅达。脉数，右寸关独大。此外感新邪，与本病两途。拟用疏泄，不致引动伏气为上。淡豆豉（三钱）　橘红（一钱）　荆芥穗（一钱）　炒苏子（三钱）　生薏仁（三钱）　光杏仁（三钱）　桑叶（一钱）　制半夏（一钱五分）　白茯苓（三钱）　鲜佛手（一钱）。

按语：夜卧受寒，咳嗽发热；先服收敛之品，致邪恋经久不愈。病虽三月，寒仍未除，故以"三拗汤以搜太阴深伏之寒"。二诊，外寒渐解，咳嗽大退。再进原方加砂仁以祛余邪。三诊，咳虽大减，然痰多。外寒虽已渐消，而肺中仍寒，病久脾虚生痰。改用温肺化痰，健脾益气之法。四诊，咳嗽渐止。然患者不慎又复感于寒，治以疏泄之法，祛邪并防素饮上逆。

九、肺痿肺痈

肺痿者，肺叶如草木萎而不荣也。肺痈者，肺叶生疮也。二者病位均在肺。张聿青治疗肺痿肺痈，以辨证论治为大法，湿热伤阴致肺痿咳嗽者，壮水以制火。肺痿之后，余热未清者，泻肺清热、养阴化痰。嗜饮伤肺，湿热伤肺成痿者，清肺化痰、和胃降浊。肺欲成痈者以桔梗汤加减，肺已成痈者以苇茎汤加减，阴虚湿盛型肺痈以淡渗疏利法治疗。张聿青谨遵经旨，防治疾病传变，先安未受邪之地，及早截断病程，临证常收药到病除之效。《张聿青医案·卷五·肺痿肺痈》，共载有 13 个医案。兹选 4 例点评如下：

案例 1

陈左　肺痿之后，蕴热未清，咳嗽痰黄，时发时止，不易图愈。地骨皮　茯苓　炙桑皮　郁金　生米仁　冬瓜子　煨石膏　肥知母　淡芩　杏桃仁　青芦管　枇杷叶。

按语：患者肺痿之后，虚热蕴肺，张聿青用泻白散、苇茎汤、白虎汤合方出入。以清泄肺热、化湿和胃、润肺化痰、理气通络。

案例2

陈左　肝郁气滞，病从左胁作痛而起，加以火灸，络热动血。屡进阴柔之药，阴分固赖以渐复，然湿热由此而生，发为浊症。湿热逗留，风邪外触，遂致咳嗽。先以燥药伤气，致气虚不能鼓舞旋运，饮食悉化为痰。又以柔药滋其阴，酸寒收涩，痰湿之气，尽行郁遏，以致痰带腥秽，色尽黄稠。黄为土色，是湿痰也。今内热咳嗽，痰仍腥秽。脉数濡弦，左部虚弦，舌苔薄白而滑。此气阴两亏，而湿热逗留之象，从实变虚，从假变真，殊难措手。前人谓因虚致病者，补其虚而病自除；因病致虚者，去其病而阴自复。八年之病，虽有成例可遵，恐鞭长之莫及耳。拟导其湿热下行，而不涉戕伐，俾得熏蒸之焰息，即所以保其阴气之消耗也。光杏仁　冬瓜子　生薏仁　炙桑皮　枇杷叶　云茯苓　青蛤散　泽泻　青芦管。

按语： 此案张聿青详细阐述了阴虚湿盛型肺痈的病因病机及演变过程。肝郁气滞，又加以火灸，郁而化火，灼伤阴液；屡进阴柔之药，甘寒滋腻，又致痰湿内阻；若治以温燥之品燥湿化痰又恐伤其阴液；治以滋阴润燥又加重其湿滞。故张聿青另辟蹊径，以淡渗疏利之法，保其阴而祛其湿。

案例3

方右　咳嗽痰秽，内痈重症，遗毒已深，难遽言治。冬瓜子　杏仁　茯苓　黑山栀　煨石膏　桔梗　生薏仁　枇杷叶　青芦管。

先生问：吐出之痰有如糊粥黄色者盈碗否？曰：然。肺已成痈，而将穿破，咳痰臭甚，吐出后秽味不退者，病尤深也。正蒙附志。

按语： 此案虽简短，却精辟地描述了肺痈的病情变化及其预后：肺痈早期湿浊毒邪尚未深入，尚可治之，而当出现吐出之痰如糊粥，量多且腥臭异常，提示遗毒已深，热盛肉腐，血败化脓，肺络损伤，脓疡溃破，病难治矣。

案例 4

彭左　咳嗽痰带秽臭。肝火蒸腾肺胃，将成内痈，不可轻视。葶苈子　炒枳壳　冬瓜子　光杏仁　青芦管　赤白苓　白桔梗　生薏仁　橘红。

服此方二剂而减，其效如神。按此症或起于酒，或由乎火，此人自谓气郁久闷，故致木火旺而刑及肺金也。正蒙志。

按语：咳嗽痰带秽臭，兼其人自谓气郁久闷，而致木火刑金，肝火灼肺，炼液成痰，伤及血脉，若病情继续发展，则热壅血瘀而成肺痈矣。故当机立断以桔梗汤截成痈之势，排将成未成之脓。辨证准确，故二剂而减，效如桴鼓。

十、喘证

张聿青诊治喘证，分虚、实两端，且善辨寒热。寒热错杂者，以张仲景麻杏石甘汤出入；脾虚饮盛，新寒引动素饮者，治以小青龙汤；下元亏虚者，补肾以定喘；肾阴虚致金水不相生之虚喘，以张景岳左归饮方加减治疗；表里俱实者，用解表泻里之法。此外，善用针灸以开通肺络，善用丸、散、膏方。如紫河车研末为丸以培元固本，或以都气丸滋肾纳气。或汤药救急，后转用膏方以滋肾善后。《张聿青医案·卷五·喘》，共载 15 个有关于喘证的医案，兹选 7 则案例如下：

案例 1

顾石泉　肺感风邪，久恋不解。前月中旬作课熬夜，凉气复袭，卫气为邪所阻，以致阳气屈曲不舒，而为身热。热则痰湿尽行蒸动，营卫循环失度，以致寒热纷争，有如疟状。痰既阻遏，则浊气不能下降，清津不能上升，以致津乏来源，舌光口渴。痰湿熏蒸，以致溱溱汗出。胃为十二经之总司，主束筋骨而利机关，所以《内经》治痿有独取阳明之说。今湿痰蕴遏，阳明不主流利筋骨，所以两足忽然痿强。此皆未发气喘时之情形也。今咳嗽反止，而气喘难卧，冷汗直出，四肢厥冷，是肺气但主于出，而不能下纳，自然有此等一虚难挽之象。然所以致虚者喘也，其所以致喘者何哉？盖肺主右降，胃腑居于肺下，肺胃之分，久为痰湿占踞之区，一朝而塞其右降之路，所以暴喘不止，而所吐之痰，反不若平日之多矣。一嗳则喘略松，即是胃实。丹溪云：气有余便是火。气火上逆，浊邪化燥，口起白腐矣。脉象无神，脱兆已著。至于治法，则李士材云：因虚致病者，当治虚，其病可退；因病致虚者，当治病，其虚可保。挥蚊掠汗，作此梦语，以备商榷。川桂枝（五分）　淡干姜（五分）　煨石膏（七钱）　光杏仁（四钱）　生薏仁（五钱）　冬瓜子（五钱）　枳壳（一钱）　青芦管（一两）。

按语： 患者阳明胃经被痰湿所遏，故两足突然痿强；肺气不降，故见喘逆。嗳气则喘略松，盖喘因在胃。治病求本，当攻胃实、利肺气。以《金匮》之桂枝生姜枳实汤通阳气，破逆气，行气消痞，温中化饮，以石膏之沉降之性清肃肺胃之逆气，苦杏仁、冬瓜子开宣上焦肺气、薏苡仁健脾渗湿利中焦脾气、青芦管通利小便通下焦肾气，三焦分消，导湿下行，诸药合用，共奏通阳化饮、行气降逆、化痰祛湿之功。六腑以通为用，胃气得降则肺气得降，肺气得降则喘自平，虚自缓矣。

案例 2

右　肾虚不克收藏，每至冬藏之令，辄发痰喘。去冬天暖之极，收藏不固，再以春令地气发泄，根气失于摄纳，喘呼不能坐卧。黑锡丹招纳肾阳，虽属中病，而肾阴久亏，不能胜任温纳，致虚阳上浮，脱帽露顶，唇焦颧红。六脉细涩，苔淡黄，心毛而糙。气不摄纳。有汗脱之虞。拟补肾阴以摄肾气，能否应手，恐难必也。生熟地炭（各三钱）　牛膝（四钱）　云茯苓（三钱）　丹皮（二钱）　煅磁石（五钱）　紫口蛤壳（五钱）　大麦冬（三钱）　怀山药（三钱）　坎炁（漂净，炙，一条）　秋石（二钱，洗）　五味子（三分，炙）。

按语：患者肾不纳气而发痰喘。以黑锡丹温肾纳气以平喘，患者不任温化，故现虚阳上浮之兆，张聿青认为是肾阴亏虚日久，倏尔予以温燥，导致格拒之证，故以麦味地黄丸滋补肺肾之阴，以煅磁石潜阳安神，纳气平喘，以秋石滋阴降火，蛤壳化痰软坚散结，坎炁即新生婴儿之脐带，用血肉有情之品，峻补坎中真阳，肾中之精气。诸药合用，共奏滋阴潜阳，纳气平喘之功。

案例 3

陈左　肺合皮毛，毫有空窍，风邪每易乘入，必得封固闭密，风邪不能侵犯。谁为之封，谁为之固哉？肾是也。经云：肾者主蛰，封藏之本，精之处也。则知精气闭蛰于内，表气封固于外。所以肾本空虚，往往一至秋冬，气不收藏，为咳为喘者多矣。今稍一感触，即觉伤风，表气不固已甚。肺在上主气之出，肾在下主气之纳，肾虚封藏不固，则肾气不能仰吸肺气下行，气少归纳，所以体稍运动，即觉气急。素有之痰饮，为冲气夹之而上，咽痒咳嗽，甚至见红。特是肾之阴虚，与肾之阳虚，皆令气不收藏。左脉弦大，且有数意，断无命阳不振，寒饮上泛，而脉不沉郁，转见弦大之理。所以脉大而左部为甚，以肝肾之脉皆居于左，其为肾阴虚不能收摄无疑。况所吐之痰，牵丝不断，并非水饮。饮之所以为痰者，热炼之也。仲景小青龙汤、真武汤，为痰饮之要方。汤曰：青龙，为其行水也。真武，水神名，为其治水也。足见饮即水类，与痰浊绝不相同。下虚如此，断勿存观望之心，而使根蒂日近空乏。用介宾先生左归饮法。紫口蛤壳（四钱）　生地炭（四钱）　怀山药（三钱）　长牛膝（三钱）　萸肉（二钱，炒）　白茯苓（三钱）　车前子（二钱）。

按语：本案患者肾阴虚无以收摄肺气，故见哮喘。张聿青以左归饮壮水之主，以培补肾之元阴，而精血自充，营卫自固矣。

案例4

某　肝肾素亏，脾土亦弱，水谷之气，生痰聚饮，饮阻肺下，气喘痰多盈碗。脉象沉弦，舌苔白腻。五饮中之支饮也。仲景云：饮家当以温药和之。仿此立方。麻黄（蜜炙，三分）　炒白芍（一钱五分）　川桂枝（三分）　五味子（二分）　橘红（一钱）　北细辛（三分）　制半夏（一钱五分）　淡干姜（三分）　炙黑草（三分）。

按语：本案患者肝肾素亏，脾土亦弱，肝失疏泻，肾失气化，脾失转运，故水饮停肺，气失宣降，故见气喘痰多。治宗仲景治饮大法"病痰饮者，当以温药和之"，治以小青龙汤加减。

案例5

严　辛温寒合方，气喘大减。的是寒热互阻于肺。不入虎穴，焉得虎子，效方进退。炙麻黄（后入，五分）　生甘草（三分）　橘红（一钱）枳壳（炒，一钱五分）　茯苓（三钱）　光杏仁（三钱，打）　石膏（三钱，煨）　广郁金（一钱五分）　生姜汁（三滴）。

二诊：哮喘复发。暂用重药轻服。麻黄（蜜炙，三分）　生熟草（各二钱）　淡干姜（三分，五味子四粒，同打）　茯苓（三钱）　石膏（煨，打，一钱五分）　白芍（酒炒，一钱五分）　川桂枝（三分）　制半夏（一钱五分）　北细辛（三分）　杜苏子（三钱）。

三诊：用喻氏法，初服甚验，再服气喘复甚，其喘时重时轻，经月已来，浊精自出。脉沉弦，右部虚软。下虚上实，用雷少逸法。制半夏（一钱五分）　熟地炭（四钱）　杜苏子（炒，打，三钱）　车前子（盐水炒，二钱）　上川朴（七分）　前胡（一钱）　白茯苓（三钱）　牛膝炭（三钱）　紫口蛤壳（五钱）　橘红（一钱）。

四诊：标本并顾，气喘大定，精浊亦减。的是上实下虚，虚多实少。前法扩充。制半夏（一钱五分）　苏子（炒，研，三钱）　川桂枝（四分）　车前子（盐水炒，三钱） 粉前胡（一钱） 橘红（一钱） 奎党参（二钱） 怀牛膝（盐水炒，三钱） 熟地（五钱，炙） 胡桃肉（一枚，打，入煎）。

五诊：投剂之后，气喘未发，而胃气呆钝，形体恶寒。肾气不收，痰饮上踞。拟上下分治。制半夏（一钱五分） 苏子（炒，研，三钱） 白茯苓（三钱） 粉前胡（一钱） 橘红（一钱） 车前子（盐水炒，二钱） 旋覆花（绢包，二钱） 光杏仁（三钱） 怀牛膝（三钱） 都气丸（五钱，分二次服）。

六诊：恶寒已退，痰喘未发。上实下虚无疑。再上下分治。制半夏（一钱五分） 茯苓（三钱） 车前子（盐水炒，三钱） 怀牛膝（盐水炒，三钱） 杞子（三钱，炒） 苏子（三钱） 橘红（一钱） 紫蛤壳（六钱） 怀山药（三钱，炒） 萸肉（二钱，炒） 枇杷叶（去毛，四片） 都气丸（六钱，分二次服）。

七诊：肾阴渐得收摄，而阳升头胀少寐。阳之有余阴之不足也。前法扩充。生地（四钱） 山药（三钱） 牛膝（盐水炒，三钱） 生白芍（二钱） 云茯苓（二钱） 萸肉（二钱，炒） 车前子（盐水炒，二钱） 生牡蛎（五钱） 夜交藤（五钱） 龙骨（三钱，煅） 都气丸（五钱，分二次服）。

又补方：痰饮停于肺胃，肾本空虚，稍一感触，辄引动内饮，而为喘为咳。喘咳不已，肾气从而上逆。所以极重之际，用滋肾归纳法，如鼓应桴，则是虚中有实，而实少虚多也。当以根本为重。大熟地（姜汁炙，十二两） 怀牛膝（盐水炒，一两五钱） 补骨脂（盐水炒，二两） 白茯苓（三两） 上绵芪（盐水炙，三两） 甘杞子（三两） 制半夏（一两五钱） 巴戟肉（二两） 杭白芍（酒炒，一两五钱） 萸肉（炒，一两五钱） 制首乌（四两） 车前子（盐水炒，一两） 於术（二两，炒） 菟丝子（盐水炒，二两） 山药（三两） 陈广皮（一两） 胡桃肉（三两，打） 奎党参

（三两） 紫口蛤壳（五两） 芡实（三两，炒） 炙黑草（五钱） 潼沙苑（盐水炒，三两）。上药煎三次收干，以龟板胶一两，鹿角胶二两，阿胶二两，溶入收膏，每服七八钱，开水冲服。

按语：本案之哮喘，以麻杏石甘汤治疗，气喘大减。喘证又发之时，系肝肾素亏，脾土亦弱，故改投滋肾纳气、健脾化饮法。

案例 6

某 肝肾素亏，脾土亦弱，水谷之气，生痰聚饮，饮阻肺下，气喘痰多盈碗。脉象沉弦，舌苔白腻。五饮中之支饮也。仲景云：饮家当以温药和之。仿此立方。麻黄（蜜炙，三分） 炒白芍（一钱五分） 川桂枝（三分） 五味子（二分） 橘红（一钱） 北细辛（三分） 制半夏（一钱五分） 淡干姜（三分） 炙黑草（三分）。

按语：患者痰喘，张聿青辨证为脾虚痰盛，急则治其标，故先以仲景小青龙汤加化橘红温肺化饮。

案例 7

郭左 幼时即有痰喘之症，今年二十余，喘发复盛，痰聚胸膈，胸膈窒闷，欲吐不得，四肢少暖。投以小青龙下控涎丹，不吐不泻。改投此方。皂荚子（一分五厘） 明矾（三分） 黑丑（四分） 上湘军（三分） 四味研细，淡姜汤送下。

按语：本案患者自幼哮喘，此次喘证发作，引动素饮；投青龙剂后，痰饮仍盛，张聿青独辟蹊径，以淡姜汤送服逐痰药粉剂，以取速效。

十一、血证

血本阴精，不宜动，不宜损。动者为病，损则为病。张聿青治疗血证，随其病机辨证施治。虚者，责之于气虚、血虚、阴血亏虚，而阴虚者最多见。实者，责之于湿热胶柱、风温袭肺、气滞湿郁等。

张聿青治疗血证，肝火逆犯肺胃者，佐金平木以止血，或和胃降逆、养阴平肝以止血。外伤损络者，降气活血以止血。瘀血内阻者，化瘀以止血。气滞血瘀者，理气化瘀、养血止血。饮食辛辣致胃肠积热者，清热以止血。对于阴虚所致血证，则细辨所在脏腑以及气血阴阳之所偏。如肝肾阴虚者滋补肝肾；虚火亢盛者壮水滋阴、泻火止血；气阴两虚者益气养阴以止血，夹湿热者，滋肾养阴，兼以利湿清热。风邪外袭者结合其所感之邪，或疏散风热，或平肝泻火，或清热燥湿。待邪祛血自止。证属脾阳虚寒、统摄无权者，常用黄土汤加减。脾气亏虚者，以补中益气汤加减。脾肾亏虚者，补益脾肾，益气摄血。张聿青善用先贤诸法，卷六吐血篇中，或用缪希雍治吐血三大法，或用张景岳止血法，张聿青治疗血证，止血尤重降气，止血防止留瘀。血证后期，患者多虚，张聿青常固本补虚，或滋阴，或益气，或处以膏方，值得参考借鉴。《张聿青医案·卷六》，载有吐血案41例，选载10例点评；载有衄血案5例，选载4例点评；载有蓄血案5例，选载2例点评；载有便血案13例，选载6例点评；载有溲血案5例，选载2例点评。

（一）吐血

案例1

某　天下无倒行之水，因风而方倒行；人身无逆行之血，因火而即逆上。湿热有余，肝阳偏亢，肺胃之络，为阳气所触，遂致络损不固，吐血频来。时易汗出，阳气发泄太过，不言可喻。脉象弦，两关微滑，亦属火气有余之象。清养肺胃，益水之上源，方可不涉呆滞而助湿生痰，特王道无近功耳。金石斛　茜草炭　女贞子　茯苓神　黑豆衣　北沙参　牡蛎（盐水炒）　炒白薇　川贝。

按语： 肝火横逆，损伤胃络，络损血失固摄，故见吐血。患者素体湿热偏盛，脉证相参，以女贞子、北沙参，养肺滋肾；以石斛、白薇，养胃滋肾；白薇善入血分，以之凉血，血凉则安；白薇合茜草，可止血；加川贝润肺，使金水相生；茯苓神、黑豆衣，化湿健脾以固本。

案例 2

某　吐血时止时来，胸脘作痛，时易火升。此由努力任重，伤损肺胃之络。缪希雍谓宜降气不宜降火，宜行血不宜止血，旨哉言乎！磨郁金　侧柏炭　丹皮炭　磨三七　茜草炭　瓜蒌炭　黑山栀　代赭石　生赤芍　醋炒当归炭　鲜藕煎汤代水。

此症经陈莲舫治过，用止血药，故案有隐射语。（正蒙附志）

按语：血瘀胸脘，又因努力任重，致肺胃之络损伤而吐血。前医以止血药乏效。张聿青独辟蹊径，"见血休止血"，用缪希雍法降气行血，瘀祛则血自止。

案例 3

曹左　内伤营络，吐血盈碗者再。涌溢之际，血难骤出，以致瘀血散入肺中，肺之降令不行。咳嗽气逆，将入损途。旋覆花（二钱，包）　延胡索（一钱五分，酒炒）　赤芍（一钱五分，炒）　红花（四分，酒炒）　锦纹大黄（一钱五分，酒炙成炭）　桃仁泥（二钱）　川郁金（一钱五分）　桂枝尖（二分）　土鳖虫（三枚，去头足，炙）。

又，咳嗽稍减，气升略定。大便解出带黑，瘀从下行之征。然猛药不能频进，再降肺化痰。旋覆花（三钱，包）　桃仁泥（二钱）　炒苏子（三钱，炒，研）　紫丹参（二钱）　冬瓜子（三钱）　局猩绛（五分）　川郁金（一钱五分，切）　白茯苓（四钱）　红花（四分，酒炒）　枇杷叶（去毛，炙，四片）。

按语：由于吐血，致瘀阻肺窍；肺气不降，而咳嗽气逆。急用行气活血、降气平之法。二诊时，咳减气定，瘀从大便而出。张聿青宗经旨，"大毒治病，十去其六"，故改用降肺化痰之属以善其后。

案例 4

胡左　痰带血点，痰稠如胶，心中有难过莫名之状。此本水亏于下，痰热扰上，切勿以其势微而忽之也。海浮石（三钱）　煅决明（四钱）　川石斛（四钱）　丹皮炭（一钱五分）　藕节（二枚）　黑山栀（二钱）　钩钩（三钱，后入）　竹茹（一钱，水炒）　瓜蒌霜（三钱）　蛤黛散（四钱）　煅磁石（三钱）。

又，痰血已止，痰稠稍稀，的是肝火上撼心肺，再为清化。海浮石（三钱）　煨决明（四钱）　川石斛（四钱）　丹皮炭（一钱五分）　瓜蒌霜（三钱）　煅磁石（二钱）　川贝母（二钱）　海蛤粉（四钱）　茯神（辰砂拌，三钱）　麦冬（一钱五分，辰砂拌）。

又，血止而心阴未复，再平肝养阴。朱茯神　拣麦冬（辰砂拌）　当归炭　柏子仁　磁石（煅）　川楝子　醋炒枣仁　丹参炭　煅龙骨　代赭石　香附（盐水炒）。

按语： 水亏木旺，木火刑金，炼液成痰，肺络受损，故见咳痰带血；火扰心神，故心中有难过莫名之状。故治宜养阴平肝、润肺化痰、清心止血。二诊，因辨证准确，痰血已止，再守效法。

案例 5

顾左　咳经数月，渐至吐血盈盆，至今仍然夹带。脉象细弦，舌红少苔。阴虚木火上凌，营络损破，而气火仍然不平。还恐暴涌。大生地（五钱）　大天冬（三钱）　侧柏炭（三钱）　茜草炭（一钱五分）　藕汁（一杯）　竹茹（一钱五分，水炒）　生白芍（二钱）　丹皮炭（一钱五分）　蒲黄炭（八分）　阿胶珠（三钱）。

又，滋肾水以制木火，血已止住，而呛咳仍然不减。金水并调，一定之理。大生地（四钱）　川贝母（二钱）　蛤黛散（四钱，包）　阿胶珠（二钱） 大天冬（三钱） 生白芍（一钱五分） 茜草炭（二钱） 怀牛膝（盐水炒，三钱） 枇杷叶（去毛，炙，三钱） 都气丸（四钱，开水先服）。

按语：咳经数月，渐至吐血盈盆，阴血暗耗。治以养阴凉血止血之法。二诊，血已止，仍见呛咳；再行金水并调之法，滋阴润肺，养血止血，纳气止咳。

案例 6

王右　吐血大势虽定，痰中仍然带红，气冲呛咳。脉细弦而数。阴虚木火凌金，冲气从而上逆。拟育阴以制冲阳上逆之盛。阿胶珠（二钱） 生甘草（三分） 怀牛膝（盐水炒，三钱） 茜草炭（一钱五分） 川石斛（三钱） 生白芍（一钱五分） 川贝母（三钱） 蛤黛散（三钱） 生山药（三钱） 藕节（三枚）。

二诊：痰红已止，咳亦略减。脉细弦数稍缓。冲阳稍平，肺肾阴伤不复。再金水双调。炙生地（四钱） 川贝母（二钱） 生白芍（一钱五分） 茜草炭（一钱五分） 白茯苓（四钱） 北沙参（四钱） 蛤黛散（四钱） 生山药（三钱） 冬瓜子（三钱） 藕节炭（三枚） 都气丸（三钱先服）。

按语：吐血之病势虽已趋缓，痰中仍然带红，脉细弦而数。脉证合参，辨为阴血不足，木火刑金；故治宜滋阴养血、润肺平肝，化痰止血。二诊时，痰血已无，咳亦减轻，脉象转缓。肝阳稍敛，阴血仍亏，故再进滋阴润肺、化痰平肝，以巩固疗效。

案例 7

戴左　吐血成盆成碗，今虽大势已定，而仍气冲咽痒。脉形沉细，舌淡苔白，胃钝纳减。据述临涌之际，四肢厥逆。良由感寒不解，与湿相合，脾阳遏郁，遂致统摄无权。还恐涌溢。生於术（二钱） 丹皮炭（一钱五分） 茜草炭（一钱五分） 白茯苓（三钱） 炮姜炭（五分） 炙黑草（六分） 磨三七（三分） 侧柏炭（二钱） 藕节（二枚）。

按语：吐血乃因寒湿约脾阳，脾不统血所致。故治以温中止血之法。

案例8

孙左　失血一症，由于阴虚阳亢者多，而此症血来盈口，继发痧疹，其风温迫损肺胃，显然可见。脉细而不耐重按。伏风未清，则新风易入。急宜微苦辛凉，以澈其根蒂。若漫投育阴补益，恐犯薛氏成劳之例，不可不辨。粉前胡（一钱五分）　象贝母（二钱）　桑叶（一钱）　丹皮炭（二钱）　薄荷（四分，后入）　杏仁泥（三钱）　连翘（三钱）　桔梗（一钱）　牛蒡子（三钱）　梨肉（一两）。

按语：吐血，乃"风温迫损肺胃"所致。邪从外来，当从外散。治宜微苦辛凉之法以祛散伏风，邪祛则血自归经。

案例9

陈左　吐血数载不止，色淡不鲜。此湿热袭入营分，血中有湿也。血室不靖，用介宾法。丹皮炭　炒瓜蒌皮　赤白苓　荆芥炭　二妙丸　黑山栀　半夏曲　防风根　炒广皮。

（原注）此人吐血已七八年矣，其色淡红，血少而夹湿也。

按语：湿热久蕴胃腑，湿热袭入营分，络瘀血溢，故见吐血。治宜宣降和胃，凉血和络。用张介宾法。《景岳全书·血证》载："血有病于风湿者，宜散之燥之。以防风、荆芥、葛根、秦艽、苍术、白术、半夏之属。"

案例10

陈左　血生于心，藏于肝，统于脾。善弈构思，思中有虑，既思且虑，脾土必伤，以致统摄无权，血液外溢，咯吐带红。以其为血之液也，所以血不鲜赤，心中有难以明言之状。此由少阴心经而来，未可以其势微也而忽之。拟补益心脾，导血归脾。炙绵芪　奎党参　朱茯神　远志肉　野於术　炒枣仁　当归尾　广木香。

此案血液之论，体会入微，突出前贤，虽使西人见之，亦当折服。（文

涵志）

按语： 素善谋虑，多思伤脾，脾失固摄，故见吐血。急用归脾汤加减，以养心健脾，益气止血。

（二）衄血

案例 1

潘左　咳嗽鼻衄，腰酸肢重。肝肾空虚，恐延衰症。丹皮炭　杜仲　当归　生地炭　炙黑丝　瓜络　川断肉　白芍　川贝母　牛膝炭　海蛤粉　白茅花　炒麦冬。

二诊：补肾清金，衄血未来，咳减纳加。的是水亏而虚火上炎，载血逆行也。乘此善调，以图恢复为要。生熟地（三钱）　杜仲（三钱）　炒麦冬（三钱）　川贝母（二钱）　杭白芍（一钱五分）　生山药（三钱）　茯神（三钱）　牛膝炭（三钱）　龟甲心（五钱，先煎）　代赭石（四钱）。

按语： 鼻衄，腰酸肢重，属肝肾阴亏于下，虚火上炎，灼伤肺络所致。故治以滋养肝肾阴血，平肝清金，引火下行。二诊，鼻衄已止，食纳增，咳嗽减；再守效方，更加山药、茯神、龟甲心以固本，代赭石以平肝。

案例 2

王左　涎涕带血，血从呼出。风邪湿热上蒸。玉泉散（三钱）　马兜铃（二钱）　广郁金（一钱五分）　桑叶（一钱）　薄荷（五分）　苍耳子（一钱）　象贝母（二钱）　白桔梗（八分）　枇杷叶（去毛，四片）。

按语： "涎涕带血，血从呼出"，乃因风热夹湿，郁于太阳经络，络脉受损所致。故治以疏散上焦风热，宣肺化湿祛痰。其中，玉泉散出自《景岳全书·卷五十一》，乃张景岳化裁益元散之方，以石膏易滑石而为此方；石膏性寒，专清肺胃实热，佐甘草则清上而不下趋。

案例 3

李左　鼻衄如注，脉象弦大，肺胃风热内迫，恐致厥脱。犀角尖（五分） 细生地（三钱） 炒丹皮（一钱五分） 生赤芍（一钱五分） 绿豆衣（五钱） 麦冬（三钱） 黑山栀（三钱） 大黄（二钱，酒蒸） 藕汁（一杯） 元参肉（三钱） 白茅花（一两五钱）。

按语： 风热外袭，内迫肺胃，扰动营血，络伤致衄。故治以犀角地黄汤、增液汤、三黄汤复方加减，以清营泄热、凉血止血。

案例4

吴右 向有鼻衄，势不甚盛。兹以不禁辛辣，以至三次衄血，皆有盈盂之多。阳络损伤也。侧柏炭（三钱） 丹皮炭（一钱五分） 鲜竹茹（一钱五分） 当归炭（一钱五分） 白茅花（一钱） 细生地（四钱） 白茯苓（三钱） 大麦冬（三钱） 藕汁（半杯） 鲜荷叶络（三钱）。

按语： 素患鼻衄，因饮食辛辣而鼻衄作甚。此因辛辣之物，致肺胃有热使然。治以十灰散、增液汤加减，以凉血止血；更加鲜竹茹以清胃火，茯苓健脾化湿和胃，藕汁清泻肺胃，凉血养阴，当归炭养血止血，以防血去阴伤。

（三）蓄血

案例1

朱左 任重受伤，营血瘀滞，蓄而暴决，呕血盈盆，大便紫黑。由此面黄力乏，腹中结块。脉涩两关独弦。蓄者虽去，新者复瘀，势必复为呕下。临时汗脱，不可不虑。於术 乌药 当归炭 五灵脂（酒炒） 炒赤芍 蓬术 楂炭 桃仁 奎党参 焦麦芽 延胡索 制香附。

蓄血呕血，急饮韭汁、童便。若时有冷汗及大便血下无度者，死症也。（正蒙志）

按语： 因重物所伤，致瘀血蓄结于内，故见"脉涩而两关独弦""腹中结块""大便紫黑"，瘀血停留，血不循经而呕血。病势危急，急宜行气散结、化瘀止血。蓄血呕血，若病情危急，当急饮韭菜汁、童子小便，以活血散瘀、降逆止血。

案例 2

邵左　呕出紫瘀，气撑脘痞较退。深恐根蒂未除，而致复聚。生锦纹（一钱五分，酒炙，后下）　延胡索　竹茹　炒赤芍　茯苓　韭汁（半杯）　当归炭　瓦楞子　白蒺藜。

二诊：逆上之血，已从下行，然脘腹仍觉不舒，脐下作满。蓄血未清，还恐变胀。炒当归（一钱五分）　瓦楞子（五钱）　丹参炭（三钱）　川桂木（五分）　郁金（一钱）　炒赤芍（一钱五分）　元明粉（一钱，冲）　参三七（一钱）　生锦纹（一钱，酒炙，后入）　桃仁（一钱五分）　延胡索（一钱五分）。

三诊：便解色黄，瘀血已楚。再和中而运旋脾胃，以裕其生化之源。当归炭　炒赤芍　野於术　伏苓　参三七　磨郁金　丹皮炭　牛膝炭　枳实　白蒺藜。

按语：呕出瘀血，脘胀痞满仍存；病根未祛，或再成聚证。病属瘀血内阻，故治当行气活血，散瘀消痞。二诊，血从下行，脐下胀满；故合桂枝茯苓丸，以助活血散结之力。三诊，大便色转黄，蓄血已除；故养血健脾，参以和血以善其后。

（四）便血

案例 1

周左　湿热未愈，肠红又至，腹痛便血，血块紫殷。良以湿蒸热腾，血遂凝结。未便止遏，宜和营化瘀。当归炭　粉丹皮　炒槐花　川连炭　荆芥炭　南楂炭　延胡索　炒赤芍　血余炭　泻青丸　上湘军（酒炒，后入）。

二诊：辛以燥湿，苦以泄热，并以丸药入下，使直达病所，湿热既退三舍，则凝瘀自然默化，所以腹痛渐定，便血大减。然肝为藏血之海，为神魂之舍，血去则肝虚，怒火则木动，此少寐多梦之所由来也。纳不馨旺，木气盛则土气衰也。但阴络未扃，恐血再渗漏，仍须务其所急。生於术（七分）　川连炭（四分）　荆芥炭（一钱五分）　大红鸡冠花（炒黑，四钱）　防风炭（一钱）　赤白苓（各二钱）　茅术（一钱，麻油炒黄）　制香附（炒透，一钱五分）　黄柏炭（二钱）　泽泻（一钱五分）　猪苓（一钱五分）　煅龙齿（三钱）　夜交藤（四钱）。

按语：湿热壅遏大肠血分，热伤阴络，故见肠红便血；治以行气化湿，和血止血。二诊，湿热瘀血渐化，故腹痛下血大见好转。然多怒者木旺土衰血少，故症见纳少眠差；治病必求于本，故治以健脾燥湿，养血安神，行气通络，凉血止血。

案例2

陈左　肠红日久不止，脉细濡弱，而右关独觉弦滑。此风湿热袭入大肠营分，非沉阴苦降，不足以达肠中也。焦苍术（一钱）　炒荆芥（一钱五分）　黄柏炭（三钱）　秦艽（一钱五分）　丹皮炭（二钱）　生白术（一钱五分）　川连炭（五分）　泽泻（一钱五分）　炒防风（一钱）　大红鸡冠花（炙黑，三钱）。

远血为脾不统血，黄土汤。近血乃肠胃湿热，赤小豆当归散。此人数月便血，精神如旧。师以为非身所藏之血，其血自痔中来，与遗泄属湿同。（正蒙志）

按语：便血色红，数日不止，脉细濡弱，而右关独弦而滑。此湿热内蕴脾胃，下注大肠，故见下血；下血日久，血分亏虚。故治以清热化湿，行气祛风，凉血止血。便血数月，精神仍旧，此便血非体内所藏之血，而是湿热下注，血从痔来。

案例3

某　便血复发，每至圊后，气即下坠，坠则小溲欲解不爽。此气虚统摄无权，清阳沦陷也。党参　黄柏炭　槐花炭　炙黄芪　醋炙柴胡　炙草

丹皮炭　炮姜炭　地榆炭　醋炙升麻　於术　当归炭。

按语： 便血伴便后气坠，辨证为中气亏虚，气不摄血所致。故治以补中益气汤，合温中燥湿止血诸药以标本兼治。

案例 4

郑左　阴有二窍，一窍通精，一窍通水，水窍开则精窍常闭。无梦而泄，二十余年，而起居如常。其兼证也，上则鼻红，下则便血。其脉也，滑而实。其苔也，白而腻。此皆湿热盛极，致湿扰精宫，渐至阴络内伤。经云：阴络伤则血内溢，血内溢则后血。其病虽殊，其源则一。

苍术　防风炭　炒荆芥　川连炭　川萆薢　米仁　黄柏炭　炒槐花　丹皮炭　猪苓　泽泻　大淡菜。

按语： 遗精而又便血，脉滑而实，舌苔白腻；为"湿扰精宫，阴络内伤"所致；故治以利湿清热解毒，凉血疏风止血，更合淡菜食疗以填精固肾。

案例 5

洪左　肛门烙热稍退，然便血仍然不止。脉象细数。的是湿热损伤营分，阴络内伤。再拟养肝滋阴壮水。生地炭（五钱）　丹皮炭（二钱）　黄柏炭（一钱五分）　酒炒白芍（一钱五分）　川连炭（四分）　地榆炭（二钱）　当归炭（一钱五分）　炒黑樗白皮（三钱）　清阿胶（二钱）　炒槐花（二钱）。

二诊：育阴泄热，便血递减。药既应手，当为扩充。炙生地（四钱）　丹皮炭（二钱）　炒槐花（二钱）　炙黑樗白皮（三钱）　清阿胶（二钱）　黄柏炭（二钱）　当归炭（二钱）　炙龟板（三钱，先煎）　泽泻（一钱五分）　白芍（二钱）　茯神（三钱）。

三诊：便血递减。再养血育阴，而固阴络。清阿胶（三钱）　丹皮炭（二钱）　樗白皮（一钱，炒黑）　炙龟甲心（六钱）　大生地（四钱）　地榆炭（二钱） 建泽泻（一钱五分） 酒炒白芍（二钱） 炒槐花（二钱） 蒲黄炭（一钱） 赤小豆（二钱） 藕节（二枚）。

按语：湿热内蕴肝脾，火炽血分，不得泄越，灼伤阴络，故见便血。治当清泻肝脾湿火，兼以凉血育阴。方用四物汤、黄连阿胶汤，加清热燥湿、清肠凉血之品。二诊，便血有减，再守效方，加炙龟板以养阴血；炒槐花、泽泻利湿泄热、清肠止血。三诊，便血再减，再守养血育阴，而固阴络。

案例6

叶右　向有肠红，春末夏初，渐觉肿胀。日来肠红大发，血出稀淡，脘痞腹胀，难于饮食。脉形沉细，苔白质淡。肝为藏血之海，脾为统血之帅，今脾阳不能统摄，所以血溢下注，脾难旋运。恐肿胀日甚。生於术（一钱） 炙黑草（三分） 砂仁（后入，五分） 生熟谷芽（各二钱） 制茅术（一钱） 炮姜（五分） 大腹皮（二钱） 百草霜（一钱）。

二诊：用苍术理中，便血大减，而便泄腹痛，胸脘痞满，气分攻撑，腹膨肤肿。脉沉细，苔淡白，脾稍统摄，而旋运无权，遂致肝木偏亢，气湿不能分化。前法再参以分化。茅术（一钱五分） 木香（五分） 陈皮（一钱） 川朴（四分） 白芍（一钱五分，吴萸二分，同炒） 连皮苓（四钱） 炮姜（五分） 炙草（三分） 砂仁（五分） 大腹皮（一钱五分）。

三诊：便血已止，而脘腹仍然胀满，大便泄泻，小溲不畅。脾虚不能旋运，气湿不行，升降失司。再运土利湿。大腹皮（二钱） 连皮苓（四钱） 猪苓（一钱五分） 生熟米仁（各二钱） 上广皮（一钱） 广木香（五分） 泽泻（一钱五分） 炙鸡内金（一钱五分） 制香附（二钱） 生姜衣（三分）。

四诊：运土利湿，便血未来，而脘腹满胀，仍然不减。小溲不利，大便泄泻，两足厥逆，脉形沉细，肢体虚浮。阳气不能敷布，以致水湿之气泛溢肌肤。再宣布五阳，以望转机。熟附片（五分）　淡吴萸（五分）　泽泻（二钱）　薄官桂（六分，后入）　炙内金（二钱）　公丁香（三分）　白茯苓（四钱）　猪苓（二钱）　台白术（二钱）。

五诊：胀由于气，肿由于湿，宣布五阳，肿胀稍定，仍然不退，咳嗽气逆。肺主一身气化。再疏肺下气，参以理湿。砂仁（五分）　甜葶苈（六分）　大腹皮（二钱）　花槟榔（一钱）　青陈皮（各一钱）　木香（五分）　炒苏子（三钱）　制香附（二钱）　连皮苓（二钱）　炙内金（一钱五分）　姜衣（二分）。

按语： 大便下血，血出稀淡，脉形沉细，苔白质淡。此属脾阳不能统血所致，故治以温补脾阳之法。三诊时，便血已止。然脾虚不运，湿阻气机，故脘腹胀满，泄泻；膀胱气化失司，故见小溲淋沥不畅。故治以健脾化湿法。经治便血虽止，然病久阳虚水泛，又转投四苓汤加附子、肉桂以温阳利水。五诊，肿胀稍定，咳嗽气逆，从宣肺化湿论治。

（五）溲血

案例1

倪左　小便混浊如泔，有时带出血条，却不作痛。此肾虚而湿热袭入肾与膀胱。宜泄热利湿。海金沙（三钱）　当归炭（二钱）　川萆薢（二钱）　泽泻（一钱五分）　生地（四钱）　滑石块（三钱）　丹皮炭（二钱）　赤白苓（各二钱）　鲜藕（三两，煎汤代水）。

二诊：尿血不止，尿管并不作痛，脉形细弱。肾虚湿热内袭，实少虚多之象也。炙生地（四钱）　当归炭（二钱）　蒲黄（六分）　牛膝炭（三钱）　炒萸肉（一钱五分）　生甘草（三分）　丹皮炭（二钱）　山药（四钱）　藕节炭（三枚）。

三诊：膀胱湿热稍化，血稍减少，小溲仍然浑浊。前法再进一筹。大生地（四钱）　当归炭（二钱）　蒲黄炭（五分）　沙苑（盐水炒，三钱）

生山药（三钱）　丹皮炭（二钱）　牛膝炭（三钱）　炒萸肉（一钱五分）　淡秋石（一钱）　藕汁（一杯，温冲）。

四诊：尿血渐减，脉亦稍缓。痛者为火，不痛者为虚。再益肾之阴。大生地（三钱）　粉丹皮（一钱五分）　白芍（一钱五分）　大熟地（二钱）　山药（三钱）　旱莲草（三钱）　炒萸肉（一钱五分）　泽泻（一钱五分）　潼沙苑（三钱）　藕节（二枚）。

五诊：尿血降序，尚未能止。脉象微数。肾虚而虚火内迫。再育阴泄热。大熟地（四钱）　炒五味（三分）　茯神（三钱）　旱莲草（三钱）　淡秋石（一钱）　大麦冬（二钱）　炒萸肉（二钱）　丹皮（二钱）　生山药（三钱）　白芍（一钱五分）　藕节炭（三枚）。

六诊：尿血渐退。再壮水益阴。生熟地（各三钱）　粉丹皮（二钱）　炒萸肉（二钱）　炙五味（三分）　麦冬（三钱）　杭白芍（一钱五分）　淡秋石（二钱）　生山药（三钱）　泽泻（盐水炒，三钱）　藕节（三枚）。

七诊：尿血之后，肾阴不复。再壮水育阴。生熟地（各三钱）　生山药（三钱）　白芍（一钱五分）　大天冬（二钱）　党参（三钱）　生熟草（各三分）　炙五味（三分）　泽泻（一钱五分）　大麦冬（一钱五分）。

八诊：溲血之症，原由肾水内亏，虚火郁结，迫损血分。前投壮水制火，诸恙得平，调理之计，自宜扩充前意。兹参入清养上中，以肺阴在上，而为水之上源也。西洋参（二两）　奎党参（四两）　生山药（三两）　生於术（二两）　炒萸肉（一两）　炒扁豆（三两）　云茯苓（三两）　川石斛（四两）　粉丹皮（二两）　肥玉竹（三两）　怀牛膝（盐水炒，三两）　生熟地（各二两）　天麦冬（各三两）　甘杞子（三两）　白芍（酒炒，一两五钱）　生熟草（各五钱）　当归炭（一两五钱）　女贞子（酒炒，三两）　潼沙苑（盐水炒，三两）　浓杜仲（盐水炒，二两）　炒知母（二两）　泽泻（一两）。用清阿胶三两，龟板胶三两，鱼鳔胶二两，冰糖三两，四味溶化收膏，每日晨服一调羹。

按语：肾虚又夹湿热，膀胱气化失司，以致小便带血。故治以养阴清热利水法。二诊，尿血依旧。属"实少虚多""肾虚湿热"；故治以六味地黄丸加利湿化瘀止血药。三诊，尿血稍减，守二诊方去蒲黄、藕节炭，加盐水炒沙苑子以益肾泻浊，以淡秋石滋阴泄热，更用藕汁冲服，以助养阴利尿之功。四诊、五诊、六诊，尿血渐退。不痛为虚，故再进养阴泻火利尿法。七诊，尿血已止，肾阴亏耗，壮水育阴以固本。张聿青指出，本案溲血乃因"肾水亏耗，虚火郁结，迫损血络"所致；其溲血虽止，但亏损之阴难以速充。故八诊时，以膏方调理；补肾之中，参以清养，金水互生，诚为至善之法。

案例 2

左　溲血已止，而脉象尚觉弦硬。的是肝肾两亏，不能固摄，湿热乘袭其地。再从壮水之中，参以坚阴。生地炭（四钱）　生牛膝（五分）　黑丹皮（一钱）　龟甲心（五钱）　茯苓（三钱）　黄柏炭（一钱）　黑山栀（三钱）　泽泻（一钱五分）　淡竹叶（一钱五分）　鲜藕（一两）　黄茧壳（二钱，二味煎汤代水）。

按语：尿血经治虽止，脉仍弦硬。此肝肾亏虚失于固摄，湿热又乘虚来袭所致。当壮水滋阴以善其后。

十二、痰饮

张聿青认为，痰饮病多因脾虚湿阻，或脾肾阳虚，或营卫不和，或胃阳不展等所致。其治疗痰饮病，能融合诸家之长。如以大半夏汤消膈间寒饮，以旋覆花汤理气通阳、化瘀散结，以苓桂术甘汤温阳化饮，以四苓散健脾利水，以小半夏汤化痰散饮，以张景岳五君子煎以健脾温中，以缪希雍资生丸健脾化湿等等。张聿青认为，痰饮之形成，"其来也渐，则其愈也难"，故常用丸剂缓调。随病机之不同，佐以白金丸、陈半六君丸、来复丹、安胃丸、沉香化气丸、控涎丹、香砂六君丸等，体现了对病情缓急把握之准确。张聿青使用丸剂，服用方法精思巧妙。如以益智仁、生姜煎汤送服，太乙丹、伏龙肝煎汤代水，于"上午半饥时用橘红汤过下"，等等，值得后学者仿效。《张聿青医案·卷七·痰饮》，共载有26个医案。兹选择10例点评如下：

案例1

薛左　腹中漉漉，饮象也。口吐涎沫。良以胃气虚寒，津液不能约束。其来也渐，则其愈也难。拟以丸药缓调。陈半六君丸，每晨服三钱，益智仁一钱，生姜三片，煎汤送下。

按语：胃气虚寒，致水液失约，故见饮病。饮之形成，乃脾胃虚寒日久所致；治疗上不可速求其效，故以丸剂缓缓图治。

案例2

杨左　停饮内阻，火被水抑，不能蒸变，以致谷食不化，涌吐而出。土为火子，命火不治，则脾土不运，大便频泄；脉沉细，右尺更甚，宜理中汤。潞党参（一钱五分）　炮姜（五分）　制附片（五分）　炒於术（二钱）　炙甘草（三分）　白茯苓（三钱）　煨木香（四分）。

按语：脾肾阳虚，水饮内停，火不暖土，而致谷食不化，涌吐而出，大便频泄。右尺主肾阳，沉细且更甚，肾阳虚衰无疑。故治以温补脾肾，以制附片温肾散饮，补火助阳；以炮姜温中散寒，党参、於术健脾益气，茯苓健脾渗湿，以除停饮；佐木香疏肝理气，肝脾同调；甘草调和诸药。全方共奏温里散寒、补脾益气之功。

案例3

虞左　水饮停留，控之不出，攻之不行，刻下食入倒饱，中脘痞胀，作酸，欲吐不吐，小溲短少，便不畅行。脉象濡软。良由久病脾胃气虚，不能运旋，水谷之气，不能变化，清浊不克分渗。用介宾先生五君子煎，以补脾胃而振中阳，参分化清浊，以观动静。吉林参（一钱） 云茯苓（四钱） 炙甘草（七分） 炒於术（二钱） 淡干姜（七分） 来复丹（一钱五分，药汤送下）。

二诊：温运脾胃，而分清浊。痛胀不退，欲吐不吐，胸中有窒闷莫名之状，大便不行，小溲涩少。脉沉细微数，舌红前半少苔。停饮日聚于上，胃液日耗于下，攻之不行，执之故。木为水子，用刚体柔，营液既虚，则木失涵养，横暴之气，夹痰攻冲，脾胃皆受其困。再养营液，参苦辛酸以制强肝，冀其气平而痰饮默化。干苁蓉（三钱） 炒萸肉（二钱） 制半夏（一钱五分） 甘杞子（三钱） 茯苓（三钱） 白芍（土炒，二钱） 安胃丸（三钱，分二次服）。

三诊：痰饮结聚于上，肝气纵横于下，以手探吐，痰出略舒，而仍腹满作胀。经谓：浊气在上，则生膜胀。又谓：在上者因而越之。姑再遵此立方。炒於术（二钱） 陈皮（二钱） 石菖蒲（一钱五分） 川朴（二钱） 生熟草（各三分） 广藿梗（四钱）。六味研末，每服三钱。甜瓜蒂一两，赤小豆一两，二味微炒黄色，研细，另服三钱。均开水调送下。

四诊：肝气夹饮内阻，吐出痰涎甚多。所有痰涎，当从涌出，而胸膈仍然不舒，噫出腐气。脉象濡弱。良由屡次挖之使呕，胃中之气阴安得不亏，谷气不能变化，酿为腐气。未可漫投消导。用《金匮》大半夏汤，以通补阳明，而推扬谷气，参重以镇逆，咸以软痞。吉林参（八分） 代赭石（四钱） 蜜炙干姜（三分） 炙甘草（五分） 制半夏（二钱） 旋覆花（三钱，包） 炒木瓜皮（一钱五分） 橘白（一钱） 南枣（三枚） 白蜜（一钱五分，入煎）。

按语：久病脾虚致水饮停留。初诊用五君子煎，益气温中，散寒化饮；

更合来复丹，以助温阳化痰之力。二诊，健脾化痰，更兼平肝降气。三诊，以散剂炒黄调服，更服张仲景瓜蒂散，以涌吐上焦之痰饮。四诊，用《金匮要略》大半夏汤合旋覆代赭汤加减，以和胃降逆，化痰温中，消痞散饮。

案例 4

朱左　停饮感寒复发，由脘痛而致呕吐，间日必发；发则脘中不舒，或觉作痛，呕出涎水，方得暂舒。胃无通降之权，饮食因而递减，肌肉因而消瘦。脉象沉弦，舌苔白腻，中心浮浊。水饮不化，阳气不能旋运。拟分化清浊，兼通胃阳。制半夏（三钱）　茯苓（五钱）　大腹皮（二钱）　广皮（一钱）　干姜（盐水炒，五分）　白蔻仁（五分）　公丁香（三分）　猪苓（二钱）　来复丹（一钱五分，开水先送下）。

二诊：分化清浊，药进之后，呕出涎水甚多。此病聚于中，不能不出者。既呕之后，至今三日，食未反出，药病不可谓不投。水饮之气，非温不化，再参马元仪法。上瑶桂（五分，去粗皮，药汁另煎）　制半夏（二钱）　云茯苓（五钱）　公丁香（三分）　淡干姜（七分）　大腹皮（二钱）　建泽泻（一钱五分）　淡吴萸（五分）　来复丹（三钱，开水先送下）。

三诊：呕吐暂定，而水气不化，中阳不旋，中脘作痛。脉沉细，苔白质腻。温理中阳，固是定局，然水饮盘踞，阳气何由得宣。再从温化之中，稍寓攻逐之意。淡吴萸（五分）　陈皮（一钱）　茯苓（四钱）　大腹皮（二钱）　制半夏（二钱）　公丁香（三分）　淡干姜（七分）　白蔻仁（六分，研，后入）　制香附（二钱）　上沉香（三分）　黑丑（四分，二味研细末，生姜汤分二次下）。

四诊：温理中阳，兼逐饮邪，阳气转旋，脘痛已止。然正气暗亏，气不得化，小溲不畅。再参扶持中气，以期气化则水湿亦化。吉林参（另煎，冲，八分）　茯苓（四钱）　川桂枝（六分）　白蔻仁（六分，研，后入）　淡干姜（七分）　泽泻（一钱五分）　公丁香（五分）　高良姜（五分）　老姜（三片）。

改方：仍呕。良姜（七分）　广皮（一钱）　公丁香（三分）　制半夏（二钱）　制香附（三钱，打）　干姜（七分）　白蔻仁（六分，后入）　茯苓（四钱）　上沉香（三分）　黑丑（三分，二味同研细末，先服）。

五诊：饮阻于中，复经吐下，脘痛已止。然小溲未畅，水难外泄。恐饮再停聚，宜分化清浊，再利膀胱，以开支道。制半夏（二钱）　茯苓（四钱）　干姜（六分）　建泽泻（一钱五分）　台白术（二钱）　陈广皮（一钱）　薄官桂（六分）　公丁香（三分）　木猪苓（二钱）　老姜（一钱）　来复丹（一钱，开水先服）。

六诊：呕吐未作，胃纳渐增。然中脘时仍作痛，大便六日不行，脉行沉细。脾为阴土，主健运而恶湿，今水久停，则脾土不能运旋，腐气因而阻痹。当再通阳。制半夏（三钱）　白蔻仁（六分）　制香附（二钱）　泽泻（一钱五分）　云茯苓（五钱）　丁香（三分）　干姜（五分）　猪苓（二钱）　老姜（一钱五分）　半硫丸（一钱五分，先服）。

七诊：助阳气以资鼓舞旋运，大便通行。然水饮之气，旋去旋停，皆因脾胃之阳，久为困遏，不克转旋。温中蠲饮，参以分利。制半夏（三钱）　丁香（三分）　白蔻仁（五分）　建泽泻（一钱五分）　云茯苓（五钱）　淡吴萸（八分）　广橘皮（一钱）　木猪苓（二钱）　老姜片（二钱）　公丁香（二钱，另研，饭丸，姜汤送下）。

八诊：水饮根蒂未除，旋去旋停，得呕始宽。燥土利湿，可以通阳，而不能撤水，乘元气未漓，而为攻逐。叔涛先生所见相同，即行照用。川桂枝（七分）　茯苓（六钱）　制半夏（二钱）　橘皮（二钱）　淡干姜（七分）　白术（二钱）　大腹皮（二钱）　生甘草（二分）　控涎丹（一钱，姜汤下）。

九诊：水饮既去，中气不足，旋运不及，去者自去，停者自停。病至则攻，病去则补。川桂枝（七分）　制半夏（二钱）　大腹皮（二钱）　公丁香（二分）　茯苓（三钱）　川朴（一钱）　老姜（一钱五分）　控涎丹（五分，姜汤先服）。

又诊：水行后，另服补方。吉林参（一钱五分）　炙上芪（二钱）　桂枝（七分）　川椒目（四分）　木猪苓（二钱）　炒於术（二钱）　干姜（七分）　茯苓（五钱）　赤石脂（一钱，研末，饭糊为丸，先服）。

按语：患者素有痰饮，因受外寒引动素饮而致脘痛，治以通阳化浊。药后吐出痰涎甚多，再以马元仪法治之。四诊，患者脘痛已止，再通阳化饮以除余邪。

案例5

毛　向有肝气旧恙，秋季肢厥，胸闷，头晕，有似发痧。盖气道闭塞，阳气上升，即肝木勃动之先声也。平复未久，忽复身热腹痛，右半胸腹尤甚，当脐坚硬跳动，缠绵已久。咳嗽痰多，经日盈碗。今痛势虽定，而遍右尚觉不舒。所最甚者，中宫窒塞，谷食难容，大便不解。六脉濡软，沉候俱弦，右关尤甚，寸细尺沉，左尺小涩。此肝木纵横，夹内伏之痰饮，乘于土位。肝脏居左，而土位居右，木既乘土，所以痛甚于右也。中脘属胃，胃为戊土，脐居一身之中，亦土位也，《金匮》当脐动气，有水邪干土之例，正与痰饮一层吻合。夫土中之木，木即气也，气乃无形之物，饮为有质之邪，事楚事齐，则是有形者急，无形者缓。欲治有形，可攻可下，可燥可劫，但可施之于壮实之躯，断难施之于尺脉小涩之体。今食喜暖热，舌苔薄白，而色淡质腻。长沙云：饮家当以温药和之瘥。饮为阴邪，阴霾闭塞，非阳光煦照，安能雾散云收。况胃为阳土，水谷至此，顷刻即消，吾身之一丹灶也。今气停于是，湿停于是，痰停于是，饮停于是。然则水谷之海，岂是停气、停湿、停痰、停饮之所，特温以煦之。其气既虚，血亦不足，刚燥之品，未免伤阴。拟用长沙瓜蒌薤白汤出入，取辛润滑利，以开胃阳。而辛温大热之品，另制为丸，飞渡上焦，免致伤液。药能应手，尚有可为。特气弱年高，胜负之数，不能预决耳。管窥所见，尚乞高正。薤白头（三钱） 制半夏（二钱） 霞天曲（炒，一钱五分） 瓜蒌仁（五钱，姜汁炒，研） 广皮（一钱五分） 云茯苓（三钱） 煅白螺蛳壳（二钱） 生姜汁（两茶匙，冲） 上瑶桂（三分，研细末，饭包丸，姜汤送下）。服药前先服白酒一小杯，药后再服一杯。

二诊：伐肝通阳，脐腹之痛大减，中脘痞胀略松，稍思纳谷，大便畅行，然每至食后，中州仍觉不舒。数日之间，先寒后热者再，以胆主开合，为肝之外腑，脏病于内，腑应于外，则开合为之失度，胆病实肝病也。高年久病，断无破泄之理。然食能知味，非无胃也；食入必胀，土中有木也；木在土中，则有胃若无胃矣。胃腑以通为用。又肝无补法，前人谓泻肝即所以补肝，则是破泄一层，未便过饬。今右关弦滑，尺脉较前稍起，左关仍弦，沉候尚觉有力。伐肝泻木，虽经病久，尚在急需。拟从辛通之中，参以化痰调气。正之。半夏曲（二钱） 炒枳壳（一钱） 广皮（一钱） 茯苓（五钱） 白蒺藜（去刺，炒，三钱） 白芍（土炒，一钱五分） 砂仁（四分，盐水炒，后入） 野蔷薇花（七分） 娑罗子（磨，冲，四分） 薤白头（三钱） 上瑶桂（五分，研末饭丸，姜汤分两次送下）。

按语：肝气旧恙，且兼痰饮内停；肝木乘土，则见胸腹疼痛；水邪干土，则见脐下动气；《金匮要略·胸痹心痛短气病脉证治》载："阳微阴弦，即胸痹而痛，所以然者，责其极虚也。今阳虚知在上焦，所以胸痹心痛者，以其阴弦故也。"今六脉濡软，沉候俱弦，右关尤甚，寸细尺沉，左尺小涩，六脉濡软，知是湿邪为患；沉取皆弦，知是痰饮内伏；寸细尺涩，知是肾阳不足。总而言之，是年高阳虚，肝脾不合，痰饮内盛。欲治以温燥化饮，恐耗伤气阴；故投以辛润滑利，以开胃阳。治以瓜蒌薤白半夏汤通阳散结，逐饮降逆，加霞天曲、茯苓、生姜汁以健脾益胃，化痰蠲饮；另用上瑶桂研细末，饭包为丸，姜汤送服，使其辛散之性缓发，温通中阳，散其饮邪，避免其辛燥之性耗伤阴液。再嘱患者药前服白酒一杯，药后再服一杯，寓瓜蒌薤白白酒汤辛通温阳、豁痰消阴之意。用之得法，故腹之痛大减，中脘痞胀略松，稍思纳谷，大便畅行。仍食后中州不舒，数日之间，先寒后热，责之肝胆，脉象仍多弦象；故治应伐肝泻木，辛通为主，以白蒺藜、白芍平肝解郁，养肝柔肝；以半夏曲、枳壳、广陈皮之属，化痰调气；以薤白头、桂枝通阳散结，共奏疏肝泻木、理气化痰之功。

案例 6

王左　昔肥今瘦，病发则吐呕痰水，倾盆而出，呕至竭尽，往往微呕而带出紫血。夫饮食不为肌肤，而凝聚痰水，及时而发，其为蓄饮，略见一斑。惟是痰饮之证，都成于中气虚微，脾阳不运。夫既阳虚气弱，何至呕辄见红。若谓阳明为多气多血之乡，呕动胃络，而血从络溢，亦顷刻间耳，何至随动随出之血，而辄变紫瘀哉？先哲有言，人受气于水谷，水谷之气，流则为津为液，滞则为饮为痰。盖流者气化之流，滞者气化之滞也。尊体丰伟，断非阳虚之比。参诸脉象，左部柔和，右部沉弦而滑。此由肝木之气，失于条达，木郁则土滞，土滞而水湿不行，渐成蓄饮，呕则胃逆，胃逆则肝脏郁勃之气，夹火冲胃，胃络之血溢出，已经火烁，色即变瘀，此实饮病而兼木郁者也。主治之法，《金匮》云：心下有支饮，小半夏汤主之。又云：呕吐心下痞，膈间有水，眩悸者，小半夏加茯苓汤主之。盖取半夏散结除湿，茯苓益脾消水，生姜利气止呕，今以此方为君。以半夏厚朴汤分其浊气下出而为之臣。参入橘皮疏胃，合以上诸药，即寓二陈之意，而为之佐。气降即火降，参入沉香调和中气降气平肝，而为之使。二十剂后，则于晚间服本方，清晨服香砂六君子丸三钱，以微顾其本。当否正之。

制半夏（二钱）　上川朴（四分）　橘皮（一钱）　云茯苓（四钱）　磨苏梗（三分，冲）　磨沉香（二分）　生姜汁（一茶匙，冲）。

按语：中气虚微，脾阳不运，日久而水湿内停，聚而成痰成饮。痰饮聚于胃，胃气不降，则上逆为呕；痰饮阻碍脾胃之运化，饮食水谷无以化为精微，故昔肥今瘦；土虚木郁，郁而生火；郁火灼伤胃络，随上逆之胃气而出，故呕而带出紫血。右关脉主脾胃，右关脉但见沉弦而滑，故知痰饮停聚，中阳不足而兼肝郁。故治以健脾除湿，祛痰利水，以张仲景小半夏汤合半夏厚朴汤加味治疗；兼肝郁则配伍一味沉香调气疏肝，沉香功善行气止痛，温中止呕。如《本草再新》所言，沉香"治肝郁，降肝气，和脾胃，消湿气，利水开窍"。张仲景治痰饮之大法——病痰饮者，当以温药和之，在此案中得以充分体现。

案例 7

王左　久咳痰多，数日来中脘结聚有形，食入痞阻，痰喘气逆。脉象沉弦，舌苔淡白。此带病感寒。寒湿痰交阻肺胃。大节在迩，有喘脱之虞。用《金匮》桂枝加厚朴杏子汤。川桂枝（五分）　川朴（一钱）　海蛤壳（一两）　炒苏子（三钱）　橘红（一钱）　白芥子（三分）　砂仁（四粒）　磨沉香（四分）　白茯苓（四钱）　枳壳（四分）　杏仁泥（三钱）　杭白芍（一钱，炙草二分炒入）。

按语： 患者素有痰饮，外寒引动内饮，寒湿交阻于肺胃。故用张仲景桂枝加厚朴杏子汤合三子养亲汤法，以调和荣卫、散寒化饮、降逆平喘；又加海蛤壳以化痰软坚，加沉香、枳壳以理气宽胸。

案例 8

薛左　迭经温化痰饮，咳逆已止，然脉象尚带沉弦。脾为生痰之源，以阳为运。再补其气而助其鼓舞运旋。制半夏（一钱五分）　川桂枝（四分）　茯苓（四钱）　野於术（一钱五分）　人参须（六分）　泽泻（一钱五分）　猪苓（二钱）　淡干姜（炒黄，四分）　广橘红（一钱）　炙黑草（三分）。

按语： 迭经温化痰饮，咳逆虽止，而脉带沉弦，病根未除，脾阳不运，痰饮仍胶着不解；故合用六君子汤、理中汤、苓桂术甘汤、五苓散诸方以祛病根。

案例9

胡左　脉缓有力，颇得充和，惟右关部稍见滑象，是得天独厚，痰湿亦属有余。大便常带溏行，是中气足以鼓舞，不能偃蹇，与火衰脾泄迥殊。至于阳道不兴，花甲之年，已不为病，而况古稀者乎。津液二字，俗每并称，殊不知浊中之清者，上升而为津；清中之浊者，下行而为液。寐醒辄觉口渴，然并不引饮，片刻即回，若以清津有亏，何以不饮而渴自解，亦何以除寐醒之余，并无燥渴之见象？盖湿随气化，卧则气闭而湿聚，阻遏清气，不能上升，虽有清津，无从供给；醒则气行湿散，浊者不阻，清者自得上行矣。宜补气运湿，以杜其湿盛生痰，痰热生风之渐。然古稀之年，阴分亦不能不预为之地。仿《金匮》药法，上下分治。即请指正。龟板胶（一两，蛤粉拌，炒松）　大生地（三两，姜汁拌，炒松）　鹿角胶（一两牡蛎粉炒）　炒杞子（一两）　炒白芍（七钱）　真阿胶（一两，蛤粉拌，炒松）。上药研极细，蜜水泛作小丸，如疢药大，候干用。制半夏（三两）野山别直参（三两）　枳实（一两五钱）　炒於术（一两五钱）　云茯苓（三两）　广皮（一两五钱）　泽泻（一两五钱）　猪苓（一两五钱），共研为细末，蜜水将小丸洒湿，照泛丸法，以后项药渐渐包上，如梧子大为度。每日服二三钱，清晨开水送下。

按语： 患者年已古稀，阴血不足。诊其脉"脉缓有力，颇得充和，惟右关部稍见滑象"，知其胃气尚足，然痰湿中阻。脉证合参，治以丸剂，上下分治。下以益肾中真阴之不足，上以化脾胃痰湿，诚为善治！

案例10

王左　经云：饮入于胃，游溢精气，上输于脾，脾气散津，上归于肺，通调水道，下输膀胱，水精四布，五经并行。此于后天生化之机，宛然如绘者也。脉象濡细，而右部软滑。其平时伏有痰饮，发必致喘，投《金匮》

苓桂术甘汤，屡如鼓桴，是内饮治脾之主方，自必投之辄效。特辛温之品，久恐伤阴，则必有和平中正之方，为先事预防之计。窃维精神气血，所以奉生，其次则津与液焉。何为津，浊中之清而上升者也；何为液，清中之浊而下降者也。然津不自生，得气化而口鼻濡润；液不自降，得气化而水道宣通。气化者，足太阴脾气、手太阴肺气也。体丰则中虚，中虚则气弱，气弱则脾土少鼓旋之力，肺金乏清肃之权，于是而向之流布为津为液者，遂凝滞而酿湿为痰，隐匿于中，乘机而发。虽喘咳不过偶作，未必为目前之累，实足为后日之忧也。调理之策，维有补脾降胃，鼓动气机，使气得流化，则不治痰而痰默消，不理湿而湿胥化。经旨之上输于脾而归于肺者，即此意也。兹从《外台》茯苓汤、六君、资生等参合丸剂，当否政之。野山别直参（另研，一两五钱）　白蔻仁（另研，八钱）　盐水炒枣仁（一两五钱）　制半夏（三两）　盐水炙大有黄芪（二两）　木猪苓（一两五钱）　盐水炒菟丝子（二两）　远志肉（六钱，生甘草三钱，煎汁收入）　炒范志曲（二两）　枳实（一两五钱）　广藿香（二两）　甜杏仁霜（二两）　杜仲（三两）　泽泻（一两五钱）　广皮（一两五钱）　广木香（七钱）　浙茯苓（三两）　土炒野於术（二两）。

上药如法研为细末，用生姜五钱，焦谷芽四两，煎浓汤泛丸如小梧桐子大。上午半饥时用橘红汤过下，每服二钱。

按语： 气血不足，脾阳亦弱。平时伏有痰饮，发必致喘；脉象濡细，右脉软滑。温阳化饮恐伤阴血，故治以复方丸剂以标本同治。该案病机描述甚精甚妙，当反复读诵以悟其妙。

十三、痰湿痰气

脾主运化水湿，脾为生痰之源，肺为贮痰之器，肝主疏泄，肾主水液代谢，故痰湿、痰气多与肺、肝、脾、肾脏腑有关。故治疗痰湿痰气，张聿青常用六君子汤、小温中丸等健脾温中之方，以化痰除湿，健脾理气。若胃阴不足者，则进甘凉益胃法；肾精不足者，则益肾以化痰蠲饮。为增强疗效，临证又常配伍小温中丸、济生肾气丸、七味都气丸、当归龙荟丸、礞石滚痰丸以扶正祛邪。张聿青治疗痰湿痰气，运用方药精当，服用方法巧妙，如使用张石顽法，张景岳益肾化痰法等；并根据病情，或以淡盐汤送服济生肾气丸，或病发时开始送服礞石滚痰丸、当归龙荟丸；或用鲜生姜、冬瓜皮煎汤代水熬药，个中深意，值得细细玩味。《张聿青医案·卷七·痰湿痰气》，共载有 10 个医案。兹选 3 例点评如下：

案例1

沈左　向有痰饮，兹于春夏之交，神情委顿，形体恶寒，胃呆少纳。右脉濡滑，舌苔滑润。此由湿痰蕴阻，脾阳不能鼓舞，所以阳气敷布不周。以六君加味。小兼条参（另煎，冲，八分）　上广皮（一钱）　茯苓（三钱）　淡干姜（四分）　炒於术（一钱五分）　制半夏（一钱五分）　炙草（三分）　焦麦芽（一钱）。

二诊：中虚湿痰内阻，缠绵日久，胃气既虚，胃阴亦损。脾为阴土，胃为阳土，阴土固非阳不运，阳土则非阴不和。今不纳不饥，恶心欲吐，痰黏而稠。脉细弦，右部较大于左，左部略觉细软，且有数意。舌少苔，中心光红，良由病久胃气不复，胃阴连累而虚，遂致阳明不和，失于通降。拟甘凉益胃法。西洋参（一钱五分，元米炒）　甜杏仁（三钱）　茯神（三钱）　半夏曲（盐水炒，二钱）　金石斛（三钱）　生扁豆衣（三钱）　盐水炒竹茹（一钱）　活水芦根（七钱）。

师云：若浅视之，似人参益智、半夏泻心、橘皮竹茹之证。今舌见光红，脉见弦数，胃阴之虚显然，故宜甘凉养胃矣。（正蒙志）

按语：素有痰饮，值湿气渐长之季，外湿引动内湿，脾阳因之而困；

故见"胃呆少纳，右脉濡滑"；治宜六君子汤合理中汤，益气健脾，温中燥湿。脾胃同居中焦，脾病即久，胃之气阴亦伤，故二诊治以甘凉益胃法，则胃气复，脾运建。

案例 2

吕左　癖染紫霞，日久伤气，气弱不能输运，聚饮生痰，上阻肺降，咳嗽痰多盈碗。脉象沉弦。虽属饮象，每先干咳，然后痰多。肺金渐燥，将成痰火之症。川贝母（三钱）　桔梗（二钱）　苏子（三钱）　竹沥半夏（一钱五分）　枳壳（七分）　肥玉竹（三钱）　茯苓（三钱）　白蜜（一钱五分）　橘红（一钱）　老姜（一钱五分），后二味少冲水炒干，入煎。

二诊：用石顽老人法，咳嗽痰多，尚复如是，寅卯为甚，甚则心烦汗出。脉象甚弦，而带微数。阴精不足于下，痰气凭凌于上，冲阳夹痰上升，所以寅卯为甚。然腻药难投，宜上下分治。玉竹（三钱）　车前子（一钱五分）　冬瓜子（三钱）　炒苏子（一钱五分）　贝母（一钱）　怀牛膝（盐水炒，三钱）　白茯苓（三钱）　海蛤粉（三钱）　济生肾气丸（三钱，淡盐汤送下）。

三诊：补水中之阴，助水中之火，利水中之滞，寅卯咳嗽已减，痰亦渐少。再上下分治。制半夏（一钱五分）　炒苏子（一钱）　怀牛膝（三钱，酒炒）　车前子（盐水炒，二钱）　薄橘红（一钱）　白茯苓（三钱）　紫蛤壳（五钱）　炒香甜杏仁（三钱）　济生肾气丸（三钱，淡盐汤送下）。

四诊：痰嗽渐轻，的属肾虚不能仰吸肺气下行。介宾先生谓熟地为化痰之圣药，其说虽偏，不为无意也。炒萸肉（二钱）　白茯苓（三钱）　车前子（盐水炒，三钱）　炒香甜杏仁（三钱）　怀山药（三钱）　紫蛤壳（五钱）　怀牛膝（盐水炒，三钱）　七味都气丸（三钱）　济生肾气丸（二钱，二丸和合，分二次服）。

按语： 患者嗜好鸦片，日久伤脾；脾气不运，生痰成饮；贮痰于肺，肺气失降，故见咳嗽痰多。吸食鸦片，煎灼肺金，肺金渐燥。故治以健脾温中，润肺化痰法。二诊，痰多如前，辨证失误。张聿青细诊病患之脉，认为病属阴损于下，痰凌于上，故改拟上下分治法，益肾蠲饮，化痰止咳。四诊，咳减痰少，辨证准确，再仿张景岳法，益肾化痰止咳以巩固疗效。

案例 3

李左　据述病恙起初乏力，渐至失音。经云：脾病则四肢不用。不用者无力也，由乏力而渐渐失音，似非脾病矣。殊不知湿困于脾，蕴于胃，湿热之气上蒸于肺，肺热则音不能扬，其时似宜与金被火烁则不鸣之例相比。足又软弱，似宜与脾胃湿热上蒸，肺热叶焦，则生痿躄之例相比。虽非的症，然亦可以意会。阅方中一用白芍，音即低微，为其收守也。肺脾同病，肺为燥金，故湿热者当进燥烈，当此之际，似宜流化气机，清化湿热，扩清其上蒸之炎。而参芪叠进，冬地频投，湿热之气，滞而不行，渐至一身之营卫皆郁，七八天一更衣，胸腹绊结，少腹成块，摩则无形，囊足皆肿，呼吸不利。变变奇奇，皆卫气郁结之所为。盖郁则气滞，气滞则不行，能无所见如上乎？麻黄开肺气，故小效。然无清理脾胃湿热之功，故始效而终不效。星半祛痰湿，又有耗伤肺阴之弊，故服之觉燥。吾人肝合脾升，胆合胃降，卫气既郁，胃土安能通降？胃土不降，则胆经之气，不能独向下行，于是但有肝木之升，而无胆木之降，所以目昏头晕，肝阳大动也。后用《金匮》等法，似觉心思渐入角尖，恐有暴厥暴绝之患。不如且行停药，半月之后，将拙拟方进七八剂，观其动静何如。总之，与其错服一剂，不如停服一剂，有切当万稳之法则用，无切当之法则已。问病付药，殊觉渺茫，未识知己以为何如。抗直不讳之处，必为同道所恶，不得已借一纸之书，以当面谈。土贝母（三钱）　天花粉（二钱）　真建曲（二钱）　川抚芎（一钱）　桑霜叶（一钱）　广郁金（三钱）　制香附（三钱）　粉丹皮（二钱）　盐水炒广橘红（一钱五分）。

按语：本案对病机描述极为精辟。患者失音，肺脾同病。张聿青指出健脾则留恋湿热，宣肺则脾湿难除，燥湿化痰则又有耗伤肺阴之弊，可见临床辨证之难。为医者"与其错服一剂，不如停服一剂"，治以理气化痰法以与同道相商。此中敬业精神值得称赞！

十四、气郁

张聿青认为，气郁则木气难疏，木郁则土病，肝肾同源，故气郁多与肝、脾、肾三脏相关。其治疗气郁，或平肝调气，或理气和胃，或辛苦酸合方以调肝健脾。用药喜用豆蔻花、佛手花、沉香曲等清轻芳化之品，以疏肝和胃，醒脾利气；或用逍遥丸以疏肝健脾，半夏厚朴汤以和胃化痰；气郁致冲任失调者，治以平肝调冲；郁久肝血不足者，养血平肝；肝火偏旺者，清肝和胃；气郁胸中者，宽胸理气；木旺水亏者，滋肾平肝，养血和胃；禀赋不足，木火刑金者，滋肾清肺，下气柔肝；气郁痰多，神窍痹阻者，加白金丸以化痰开窍；痰阻咽喉者，合嚛化丸以助药力。张聿青治疗气郁之法，时至今日，仍极具临床指导意义。一是为临床提供了肝脾不和所致吐利类疾病的思路。二是其治疗郁证善于灵活运用张仲景方，如取乌梅丸之苦辛酸法，酸以敛肝泻肝柔肝，配伍疏肝理气之药，则有敛而不留邪之效。为后学者继承创新运用张仲景方提供了思路。三是提出了"热胜则肿"的水肿治疗思路，即"养肝柔肝，以平气火"之法。《张聿青医案·卷七·气郁》，共载有17个医案。兹选8例点评如下：

案例1

金右　抑郁伤肝，肝强土弱，胃失通降。食入胀满，漾漾欲吐，腹中偏右聚形，月事不行，往来寒热，脉细弦而数。胆为肝之外腑，木旺太过，则少阳之机枢不转。宜平肝调气，参以散郁。柴胡（五分，醋炒）　白芍

（一钱五分，酒炒） 制香附（二钱） 白茯苓（三钱） 陈香橼皮（一钱）
当归（二钱，酒炒） 川楝子（一钱五分） 粉丹皮（二钱） 延胡索（酒
炒，一钱五分） 炒枳壳（一钱） 干橘叶（一钱五分）。

二诊：两和肝胃，参以开郁，便行稍畅。而中脘气滞，胃失通降，食
入胀满；开合失度，寒热往来。再和肝胃以舒木郁。香附（二钱） 豆蔻花
（五分） 炒枳壳（一钱） 女贞子（三钱，酒炒） 焦麦芽（二钱） 广皮
（一钱） 佛手花（六分） 沉香曲（一钱五分，炒） 当归（一钱五分，酒
炒） 逍遥丸（四钱，分二次服）。

按语：情志抑郁，致肝之疏泄失常；肝气不升，则脾气不升，进而致
胃失通降。脾胃气机升降失调，运化不利，则食入胀满，漾漾欲吐。肝主
疏泄，调节行经排精；肝失疏泄，于女子则见月事不行、经行不畅。张聿
青提出，治肝气郁滞，宜"平肝调气，参以散郁"，予逍遥散加减。方中柴
胡、白芍、枳实为四逆散主药，柴胡之升，枳实之降，意在调理肝胃气机；
柴胡行肝气，白芍养肝阴，体用兼调，意在恢复肝之疏泄功能；当归、白
芍、茯苓乃《金匮要略》之当归芍药散，可补肝脾之不足；再伍香附、香
橼皮、川楝子等，以增疏肝理气之效；加牡丹皮、延胡索，以助活血平肝
之力。二诊时，便行稍畅，但仍食入胀满，寒热往来，再和肝胃以舒木郁。
三诊，则投以豆蔻花、佛手花、沉香曲等清轻芳化之品，以疏肝和胃、醒
脾利气，重用逍遥丸以疏肝健脾。

案例 2

金左 先自木郁土中，中脘有形作胀。脾与胃以膜相连，胃土受侮，
脾土亦虚，渐致腹筒胀大，肢肿面浮，目眦带黄，如是者已经数月。兹交
立冬节令，忽然下利，滞滞不爽，脓血相杂，上则恶心呕吐，呕出亦带黑
色，四肢厥逆，脉沉如伏。肝强土弱已极，肝为藏血之海，肝经之气纵横
逆扰，则肝经之血不克归藏，有发厥之虞。《金匮》厥阴篇中每以苦辛酸合

方，即师其法。能否应手，非敢知也。乌梅（五分） 川雅连（五分，淡吴萸七粒，同炒） 白芍（三钱） 黄芩（一钱五分） 干姜（四分） 甘草（四分） 茯苓（三钱） 佛手花（四分） 干橘叶（一钱五分）。

二诊：前用《金匮》苦辛酸法，脓血已退，便利大减，卧得安眠，胃亦略起，胀势稍得宽松。而气仍下坠，呕痰仍黑，目畏火光，小溲红赤，舌干口燥，两手稍温，两足仍厥，脉稍起而细弦无力。阴虚木旺，气火尽越于外，经谓热胜则肿也。虽见转机，尚未足恃。拟养肝柔肝，以平气火，气行火平，治肿治胀之道，寓乎其中矣。陈阿胶（二钱） 炒天冬（三钱） 生甘草（七分） 当归（炒黑，二钱） 泽泻（一钱五分） 生地炭（四钱） 生白芍（三钱） 云茯苓（三钱） 木瓜皮（二钱，炒） 车前子（三钱） 佛手花（四分）。

三诊：四肢转温，面肿大退，胀势亦减，上冲之气亦平，小溲渐畅，然便利仍然不止。昨日停药一天，今又脓血相杂。脉象细弦。肝强土弱，营不收摄，湿热蹈暇乘隙，更复伤营。再养血和营，兼清湿热。当归（炒黑，二钱） 杭白芍（三钱） 甘草（二分，同炒） 生地炭（四钱） 车前子（二钱） 茯苓（三钱） 木瓜皮（三钱） 大腹皮（二钱） 淡芩（一钱五分） 丹皮（炒黑，二钱） 驻车丸（三钱）。

酌改方：淡芩（一钱五分） 甘草（三分） 干姜（二分） 丹皮（二钱，炒） 木瓜皮（一钱，炒） 白头翁（二钱） 川连（五分） 白芍（三钱，与甘草同炒） 秦皮（一钱五分） 黄柏炭（三钱）。

四诊：改方参用白头翁汤，脓血大为减少，便利较疏，胀松呕退，痰色转白，略能进谷。然利仍不止，两足肿胀尤甚，有时恶心，脉象细弦。肝强土弱，湿热伤营，虽屡见转机，而于大局终无所济，不得不预告也。再泄脾胃湿热，参以分化。制半夏（二钱） 川雅连（六分） 淡芩（一钱五分） 广橘红（一钱） 淡干姜（三分） 猪苓（二钱） 茯苓（三钱）

滑石（三钱） 木通（八分） 生熟薏仁（各五分） 泽泻（二钱） 白头翁（三钱） 陈胆星（一钱）。

按语： 患者肝郁脾虚，脾虚不运水湿，则水湿泛溢，症见腹大、四肢水肿等。遇立冬节令，突发下利且兼脓血。病属寒热错杂，遂采用《伤寒论》苦辛酸之乌梅丸法化裁。因方出有法，故二诊时脓血已退，便利大减。然厥阴为阴尽阳生之脏，病情演变多趋极端。张聿青治以养肝柔肝。三诊时诸症皆缓；然因停药又致脓血相兼，此乃肝强土弱，湿热复袭，故以白头翁汤加减治之。四诊，脓血下利已止，然脾弱而湿热余邪仍在，故以半夏泻心汤加减，调和中焦气机，清利体内湿热。

案例 3

左　情志久郁，肝木失疏。冲脉为肝之属，冲脉起于气街，夹脐上行，至胸中而散，以致气冲脘痞咽阻。姑舒郁结而苦辛降开。老川朴（一钱） 老山檀（三分，磨，冲） 川雅连（五分） 茯苓（三钱） 炒竹茹（一钱） 磨苏梗（四分） 郁金（一钱五分） 淡干姜（四分） 橘皮（一钱）。

按语： 本案患者肝郁气滞，冲气上逆故见诸症，张聿青以辛开苦降法调畅气机。诸药合用，气化痰行，郁开热清。

案例 4

左　痛抱西河，肝气抑郁，腹中疼痛，肌热，口苦舌干。急宜开展襟怀，以靖气火。桑叶（一钱五分） 川楝子（一钱五分） 川石斛（四钱） 半夏曲（一钱五分，炒） 丹皮（二钱） 蜜炙香附（一钱五分） 大麦冬（二钱） 山栀皮（三钱，炒） 枇杷叶（二钱，去毛）。

按语： 肝气抑郁，气机郁滞，不通则痛，故见腹中疼痛；气郁发热故肌热。肝气郁滞，郁而发热，而邪有欲透散之势，故治宜轻清宣透，以宣气清火。气滞则血易滞，考虑肝之生理特点，故加以炒牡丹皮。至此，方证具备，理法皆全。

案例 5

陈右 肝气抑郁不舒，左胁下又复作痛，牵引胸膈，口鼻烙热，目涩头胀。肝气不舒，肝火内亢，肝阳上旋。平肝息肝，兼开气郁。郁金 川楝子 制香附 炒枳壳 丹皮 木香 延胡索 干橘叶 冬桑叶 池菊。

按语：肝气不舒，久郁化热，肝胆气机不利，故左胁下痛；肝主筋连膜，故牵引胸膈作痛；肝开窍于目，肝火上炎，则见目涩，头胀或眩。相火易动，治当清肝平肝，调畅气机。故用郁金行气解郁、活血止痛，以调节肝胆；川楝子、制香附、炒枳壳、木香，行气止痛；牡丹皮苦泄清热；延胡索辛散温通，能"行血中气滞，气中血滞，故专治一身上下诸痛"；干橘叶疏肝理气；冬桑叶、池菊平抑肝阳，清肝明目。全方疏肝理气，肝平而气自舒。

案例 6

徐右 情怀郁结，胸中之阳气，郁痹不舒，胸次窒塞不开，不纳不饥，耳胀头巅烙热，大便不行，脉细弦微滑。仿胸痹例治。光杏仁（三钱） 郁金（一钱五分） 生香附（二钱） 白茯苓（三钱） 瓜蒌皮（三钱） 川贝母（一钱五分） 山栀（二钱） 鲜竹茹（一钱五分） 炒枳壳（一钱） 枇杷叶（去毛，一两）。

按语：情怀郁结，胸中之阳气郁痹不舒，胸次窒塞不开，是肝气不舒所致；症状虽在胸部，但病变在肝；肝经之循行，及于耳、头面、巅顶，气郁化热则耳胀头巅烙热；气机郁滞，故大便不通；脉细弦微滑，为内有痰热之象。仿胸痹拟疏肝解郁，理气化痰之法；以郁金、香附、苦杏仁疏肝解郁，理气降气；以茯苓、川贝母、瓜蒌皮化痰降浊，以山栀、竹茹、枇杷叶清热化痰，以枳壳行气宽肠。若肝得疏泄，痰化热清，则胸中气机舒展，症状自然得以缓解。

案例 7

金右　情怀郁结，肝木失疏，以致肝阳冲侮胃土，中脘有形，不时呕吐，眩晕不寐。脉细弦，苔白质红。全是风木干土之象。拟两和肝胃法。金铃子（一钱五分，切）　制半夏（一钱五分，炒）　炒枳壳（一钱）　川雅连（五分）　白芍（一钱五分，土炒）　制香附（二钱，研）　延胡（一钱五分，酒炒）　代赭石（四钱）　白蒺藜（去刺，炒，三钱）　淡吴萸（二分，与雅连同炒）　旋覆花（二钱，绢包）。

转方：去川连、吴萸，加茯苓、竹茹。

二诊：气分攻撑稍平，中脘聚形亦化，呕吐亦减，寐亦渐安，略能安谷。但胸中有时微痛，所进水谷，顷刻作酸，眩晕带下。脉两关俱弦。肝胃欲和未和，再从厥阴阳明主治。制半夏（一钱五分）　广皮（一钱）　青皮（四分，醋炒）　白芍（一钱五分，土炒）　茯苓（三钱）　制香附（二钱，研）　川楝子（一钱五分，切）　白蒺藜（去刺，炒，三钱）　干姜（二分）　川雅连（五分）　代赭石（四钱）　炒竹茹（一钱）。

三诊：呕吐已定，攻撑亦平，渐能安谷，肝胃渐和之象也。但少腹仍觉有形攻撑，心悸眩晕，小溲之后，辄觉酸胀。肾气已虚，不能涵养肝木。再从肝肾主治。制半夏（一钱五分）　青陈皮（各一钱）　白归身（一钱五分，酒炒）　白蒺藜（三钱）　煅决明（四钱）　川楝子（一钱五分）　杭白芍（一钱五分，酒炒）　阿胶珠（一钱五分）　朱茯神（三钱）　煅牡蛎（四钱）　炒枣仁（一钱）。

四诊：呕吐已定，而少腹攻撑，似觉有形，每至溲便，气觉酸坠，眩晕汗出，肝体渐虚。再平肝息肝。川楝子（一钱五分）　香附（二钱，醋炒）　朱茯神（三钱）　生牡蛎（五钱）　白芍（二钱）　甘杞子（三钱）　当归炭（二钱）　炒枣仁（二钱）　阿胶珠（二钱）　怀小麦（五钱）。

按语：情怀郁结，木旺克土，致胃气上逆，而见呕吐、少腹攻撑等诸症状；治以旋覆代赭汤合半夏泻心汤、左金丸复方图治，以平肝和胃。二诊，呕减寐安，然六脉仍弦，再和肝胃。三诊，木土渐和，肾虚之象渐显，肝木不得涵养，故改拟养肝平肝息肝法以固本逐邪。张聿青方随证转，辨证巧妙，由本案可见一斑。

案例8

张左　身热已退，而咽次仍然哽阻。脉象弦滑。还是痰气交滞，再为清化。香豆豉（三钱）　枳实（一钱）　云茯苓（四钱）　白檀香（一钱五分）　炒竹茹（一钱）　光杏仁（三钱）　川朴（一钱）　制半夏（二钱）　磨苏梗（五分，冲）　枇杷叶（四片）。

另附噙化丸方：瓜蒌（二钱）　黑山栀（三钱）　风化硝（一钱五分）杏仁霜（三钱）　桔梗（三钱）　广郁金（三钱）。上药六味，研细末，用淡姜汁、白蜜为丸如弹子大。每服一丸，噙化细细咽下。

按语：本案痰气交阻，治以半夏厚朴汤，行气化痰，和胃降逆；加苦杏仁、枇杷叶，以降气化痰；加豆豉、竹茹，以增下气调中之力；并立噙化丸，以利咽和胃。此方噙化丸，可作成药以推广之。

十五、肝火肝阳

张聿青认为，肝火肝阳证之病因病机，多为肝失疏泄、情志不遂，郁而化火；或肝热素盛；或肝血本亏，阴不养肝，肝阳亢逆；或肾阳虚衰，火不生土，猝受惊恐，震动肝木；或肾阴不足，肝气化火；或痰湿之体，阻碍肝胆之宣降；或他脏之火乘侮所致，等等。张聿青治疗肝失疏泄所致肝火肝阳证，认为移情易性是治疗疾病之根本，同时喜用萱花、蜜水炒香附、广郁金等疏肝理气；阴血不足者，喜用阿胶、生地黄；肝火者，喜用川楝子、牡丹皮、黑山栀等，以清肝凉血；肝阳者，喜用天麻、钩藤、菊花、桑叶、白蒺藜等以平肝潜阳。兼脾气不足者，或以归芍六君子汤加减，或加山药、茯苓、白术等益气健脾。痰湿素盛者，多用二陈丸，或以橘络汤送服控涎丹等以化痰祛邪。阴阳俱损，病情迁延者，以膏方调治。张聿青认为，肝火肝阳多兼阴血不足，故用药极其谨慎，如香附用蜂蜜炒之，以防燥药伤阴。张聿青善用丸剂，或以丸剂与汤药同煎，或丸剂先服以助药力，或丸剂一半煎汤，一半先吞服（如陈子岩案），诚为用药巧妙！《张聿青医案·卷八·肝火肝阳》，共载有 27 个医案。兹选择 10 例点评如下：

案例 1

胡右　诸恙较前稍轻，而阳气化风，鼓动不息，唇口蠕动，即颊车牵掣，舌强难言。左脉弦大，右脉濡细。夫脾胃开窍于口，唇为脾之华，阳明之脉，环口而交于人中。今肝风所犯部位，皆脾胃两经所辖之区。经云：邪之所凑，其气必虚。苟非脾胃气虚，何致肝阳独趋其地。拟归芍六君，以补脾胃而御肝木，仍参介类以滋水潜阳。吉林参（一钱）　白茯苓（三钱）　朱茯神（三钱）　杭白芍（三钱）　阿胶珠（二钱）　白归身（一钱五分）　生於术（二钱）　炒枣仁（二钱）　生鳖甲（五钱）　生牡蛎（八钱）　煅龙齿（三钱）　上濂珠（三分）　上西黄（三厘，二味研细，分两次蜜水调服）。

按语：肝阳化风，脾受木克，故见"左脉弦大，右脉濡细"。案中以介类药滋水涵阳，更用归芍六君子汤养血柔肝健脾以固本。

案例 2

贾左　气喘不止，厥气尽从上逆，无形之火亦随之而上，火冲之时，懊憹欲去衣被。金无制木之权，姑清金平木。瓜蒌霜（四钱）　杏仁泥（三钱）　川贝母（二钱）　郁金（一钱五分）　海浮石（三钱）　风化硝（七分）　黑山栀（二钱）　蛤粉（四钱）　粉丹皮（一钱四分）　竹茹（盐水炒，一钱）　枇杷叶（六片）。

二诊：大便未行，灼热依然不退，寅卯之交，体作振痉，而脉并不数。无非肝胆之火内炽，不得不暂排其势。杏仁泥（三钱）　羚羊片（一钱五分）　郁金（一钱五分）　丹皮（二钱）　竹茹（一钱）　瓜蒌仁（五钱）　法半夏（一钱五分）　川贝母（二钱）　青黛（五分，包）。

三诊：火热之势稍平，略近衣被，不至如昨之发躁，咽喉气结稍舒。的属痰滞阻气，气郁生火。再展气化而清息肝胆。瓜蒌霜　夏枯草　羚羊片　郁金　川贝　橘红　鲜菊叶　松罗茶　黑山栀　杏仁　枳实。

四诊：火热渐平，然两胁胀满气逆，甚至发厥。良由气郁化火内炽，火既得熄，仍还于气。再平肺肝之逆，而开郁化痰。郁金　杏仁　竹茹　山栀　丹皮　蒺藜　橘红　枳壳　枇杷叶　皂荚子（一钱五分，重蜜涂，炙，研末，每服分许，蜜水调）。

五诊：中脘不舒，两胁下胀满，妨碍饮食，不能馨进，气逆不平，脉象沉弦。此肝藏之气，夹痰阻胃，胃气不降，则肺气不能独向下行，所以气逆而如喘也。整砂仁　广皮　杏仁　旋覆花　制半夏　炒枳壳　香附　苏子　瑶桂（二分，研末，饭丸）。

六诊：中脘渐松，两胁胀满亦减，气逆火升略定。的是寒痰蔽阻，胃气欲降不得，肺气欲降无由。一遇辛温，阴霾渐扫，所以诸恙起色也。再从前法进步。桂枝　制半夏　瓦楞子　茯苓　薤白头　枳实　广郁金　瓜蒌仁　橘皮　干姜。

按语： 本案属木火刑金之证。故治以佐金平木法。初诊，以清金为主，佐以理气。二诊，增大平肝清肝之力。三诊、四诊，火热渐平，然木火炼液为痰，咽喉气结，故治以平肝化痰，软坚利咽。五诊，木火乘克胃土，中脘不舒，故治以下气和胃法，并作肉桂以引木火归元。六诊，诸症大减，辨证准确，再行平肝和胃，清肺化痰法。

案例3

陈子岩　向有肝阳，时发时止。兹则少腹胀硬，大腹胀满，中脘胀痛，势不可忍，恶心泛呕，其味甚酸，心胸嘈杂，大便不行，脉象细弦而数，苔黄质腻。骨热皮寒，气逆短促。少腹居中为冲脉。两旁属肝。考冲脉部位，起于气街，夹脐上行，至胸中而散，足见下则少腹，上则胸脘，皆冲脉所辖之区。今冲气逆行，冲阳逆上，胃为中枢，适受其侮，所以为痛为嘈杂为恶心，诸恙俱作矣。胆为肝之外腑，为阴阳开合之枢纽，肝病则少阳甲木开合失常，为寒为热，似与外感不同。所虑者气冲不已，致肾气亦动，转成奔豚之候。兹议两和肝胃，参以镇逆。方备商裁。川雅连（五分）　淡干姜（四分）　川桂枝（四分）　制半夏（二钱）　代赭石（四钱）　旋覆花（二钱）　川楝子（二钱）　延胡索（一钱五分）　陈皮（一钱）　土炒白芍（一钱五分）　姜汁炒竹茹（一钱）。

二诊：两和肝胃，参以镇逆，中脘胀痛已止，恶心嘈杂吞酸亦定。然大便未行，痰气欲降无由，遂致气窜入络，两季胁异常作痛，牵引腰膂背肋，不能转侧。更加烟体失瘾，气不运行，其势益甚，竟至发厥。幸吐出稠痰数口，方得稍定。脉象细弦，重按带滑。络气痹阻，恐其复厥。勉与荫棠先生同议逐痰通腑宣络。非敢率尔，实逼处此也。方备商裁。薤白头（三钱）　瓜蒌仁（三钱）　竹沥半夏（一钱五分）　旋覆花（二钱）　猩绛（六分）　橘皮络（各一钱）　冬瓜子（三钱）　茯苓（三钱）　青葱管（三茎）　控涎丹（五分，橘络汤先送下）。

三诊：投剂后季胁腰膂痛止，大便一次甚畅，日前之所谓痛胀阻隔，快然若失，不可不为转机。惟气时上逆，甚至如喘，胸闷酸涩上泛，头昏眩晕，虽频频吐痰。自觉欲出未出者尚多。脉象弦滑而数，重按少力。络气之滞，虽得宣通，而木火不平，与浊痰相合，蒸腾于上，消烁阴津，所以舌苔黄揩干毛，恐起糜腐。拟清泄木火，化痰救津。留候荫棠兄裁夺。

黑山栀（三钱）　炒黄川贝（二钱）　光杏仁（去尖，三钱）　大麦冬（三钱）　瓜蒌皮（三钱）　海蛤粉（三钱）　霍石斛（四钱）　鲜竹茹（二钱）　鲜枇杷叶（一两）　左金丸（八分，包煎）　白金丸（五分，先吞服）。

四诊：清泄木火，化痰救津，颇能安寐。舌苔边尖较化，干毛转润，脉数较缓，神情略为振卓。但时带呛咳，咳则气从上升，两季胁吊痛，略闻食臭，辄增嘈杂头晕。丹溪云：上升之气，自肝而出。经云：诸逆冲上，皆属于火。良由厥气纵横之余，余威尚盛，遂至气化为火，逆犯肺金，消烁津液，其水源之不能涵养肝木，略见一斑。若肝胆之火，夹龙雷上逆，便是喘汗之局。兹与荫棠先生同议滋水养肝，兼泄气火。前人谓痰即有形之火，火即无形之痰，冀其火降，痰亦自化，然非易事也。陈阿胶珠（二钱）　大麦冬（三钱）　霍石斛（四钱）　粉丹皮（二钱）　生白芍（一钱五分）　黑山栀（一钱五分）　炒瓜蒌皮（三钱）　炒黄川贝（三钱）　海蛤粉（三钱）　秋石（一钱）　煅磁石（三钱）。

五诊：舌黄大化，润泽有津，口渴自减，渐能安谷。但气火不平，夹痰上逆。肺为华盖，适当其冲，频频呛咳，痰虽欲出，碍于两胁之痛，不能用力推送，致喘呼不宁，欲寐不得，神情烦懊，脉象细弦。咽中燥痛。一派气火升浮之象，非济之以水，不足以制其火。然壮水之品，无不腻滞，痰热阻隔，不能飞渡而下。经谓虚则补其母，肺金者，肾之母气也。拟益水之上源，仍参清泄气火，而化痰热。北沙参（四钱）　西洋参（一钱五分）　霍石斛（四钱）　川贝母（一钱五分）　冬瓜子（四钱）　瓜蒌皮（三钱）　海蛤粉（四钱，包）　旋覆花（一钱五分，包）　猩绛（六分）　青葱管（三茎）　鲜枇杷叶（一两，去毛）　陈关蛰（一两）　大地栗（四枚，三味煎汤代水）　濂珠（三分）　川贝母（五分，二味另研末，先调服）。

六诊：益水之上源，参以化痰，胃纳渐起，诸恙和平。然时仍呛咳，咳嗽引动，气即上冲，咽中微痛。脉象细弦。肝经之气火升浮，遂致在上之肺气不降，在下之肾阴不摄。拟益肾水以涵肝木，使阴气收纳于下，略参化痰，使不涉呆滞。炒松生地（四钱） 霍石斛（三钱） 青蛤散（五钱，包） 车前子（盐水炒，三钱） 煅磁石（三钱） 大麦冬（二钱） 生白芍（二钱） 怀牛膝（一钱五分，盐水炒） 川贝母（二钱） 秋石（一钱五分） 琼玉膏（四钱）。

按语：素来木气偏旺，且肝阳上亢；冲气随木气上冲，胃气失降，故见呕恶、腹胀等。治以平肝和胃，方用旋覆代赭汤、半夏泻心汤、金铃子散合方。二诊，中脘胀痛已止，然肝气、痰浊仍然胶着，大便不行；更因烟瘾气逆致厥。故急用化痰通腑法，以旋覆代赭汤、瓜蒌薤白半夏汤、旋覆花汤，并先用控涎丹以橘络汤送下速涤痰开窍。三诊大便转畅，木旺烁津，在清泄木火，化痰救津。四诊患者服前药后睡眠颇馨，肝火日久，暗耗肝血，肾水不足，治以养阴化痰、清泄气火。六诊诸恙和平，再益肾养肝，兼以化痰以善其后。

案例4

唐右　湿痰素盛，每至春升之际，往往神情迷倦。平时精神不振，耳鸣如蝉。脉象细弦。虽有湿痰，而营分更虚，风阳上逆，所以舌心剥脱也。拟养营而不涉柔腻。白归身（二钱，酒炒） 黑豆衣（三钱） 土炒奎白芍（一钱五分） 海蛤壳（五钱） 制首乌（四钱） 奎党参（三钱） 潼白蒺藜（各二钱，盐水炒） 云茯苓（三钱） 竹沥半夏（一钱五分）。

二诊：补气以助健运，则湿痰不化而自化。养营以助滋涵，则肝阳不息而自息。前方已见和平，仍守前意。奎党参（三钱） 白归身（一钱五分） 白茯苓（三钱） 海蛤粉（四钱） 炒於术（二钱） 竹沥半夏（一钱五分） 广橘红（一钱） 制首乌（四钱） 潼沙苑（盐水炒，三钱） 六君子丸（三钱）。

按语：脉细而弦，主营血不足。湿痰素盛，值春升木旺之季，木旺血亏，风阳上越，灼伤胃阴，故见舌心剥脱。故治以柔肝养血、益气健脾、疏风化痰之法。二诊，痰化血充，仍守效方进之。

案例 5

程右　肝阳上升不息，眩晕目昏，四肢作酸，脉弦而滑。此肝风与湿相合，风主动摇，所以身如舟行也。於术炭　茯苓　桂枝　炙甘草　煨天麻　蜜炙干姜　泽泻　二妙丸。

二诊：足膝软弱稍退，而痹不能酣，合眼则光明异景叠呈。此阳气乘于阴位。前法再进一层。朱茯神（三钱）　白蒺藜（三钱）　菊花（一钱五分）　秦艽（一钱五分）　川桂枝（四分）　煨天麻（一钱五分）　制半夏（一钱五分）　焦秫米（二钱，包）　二妙丸（二钱）。

按语：痰湿之体，肝阳偏亢，故眩晕头痛、头重身困、四肢酸楚沉重等。以苓桂术甘汤合甘草干姜汤，温中健脾燥湿；加天麻平肝，泽泻利水，二妙丸清热燥湿。二诊，足膝软弱稍退，痹不能酣，合眼则光明异景叠呈。此风阳上乘所致，故以前方增半夏秫米汤加茯神以和胃安神，白蒺藜、秦艽、菊花疏风明目。

案例 6

徐左　中脘之下，有形攻撑跳动，寤难成寐，脉象左弦。此由肝气抑郁，肝阳上扰。急宜开怀颐养，不可专恃药力。酸枣仁（二钱，研）　煅龙齿（三钱）　川楝子（一钱五分）　夜交藤（四钱）　朱茯神（三钱）　制香附（二钱）　杭白芍（一钱五分，酒炒）　陈广皮（一钱）　炒枳壳（七分）　左金丸（四分，先服）。

二诊：上冲之气已平，而仍心悸少寐，牙龈胀痛，大便不行。还是肝阳撼扰，走窜胃络也。辰天冬（三钱）　朱茯神（三钱）　石决明（五钱）　玄参（三钱）　川石斛（四钱）　煅龙齿（三钱）　夜交藤（四钱）　钩钩（三钱，后入）　活水芦根（一两，去节）　青果（三枚，打）。

按语：情绪抑郁，肝阳上升，故见诸症。案中指出，情绪之病，首宜"开怀颐养"，药乃次之。患者经情绪疏导，合疏肝安神之药后，上冲之气已平，肝阳仍炽，胃络不和，故见牙痛便难，故再行平肝和胃、养心安神。

案例7

严左　体丰湿痰素盛，熬夜劳神，阳不收藏，致肝阳夹痰上升。头昏眩晕，恶心欲呕，胸闷不舒。脉象糊滑，关部带弦，舌苔浊腻。痰火交炽，恐风旋不息，而致发痉。制半夏（三钱）　枳实（一钱）　煨天麻（一钱五分）　白茯苓（三钱）　制南星（七分）　橘皮（一钱）　炒竹茹（一钱）　白蒺藜（三钱）　白僵蚕（一钱五分）　白金丸（一钱，开水送下）。

二诊：化痰息肝，眩晕恶心已定，热亦退楚。前法入出，以清邪薮。制半夏（二钱）　茯苓（三钱）　煨天麻（一钱五分）　牛膝（三钱）　白蒺藜（三钱）　陈胆星（五分）　上广皮（一钱）　炒竹茹（一钱五分）　蛤壳（五钱）　大地栗（三枚）。

按语：患者体丰痰湿素盛，熬夜又致肝阴暗耗，肝阳夹痰上扰。故脉见糊滑，关部带弦，症见头昏眩晕、胸闷不舒、恶心欲呕。急宜平肝化痰、息风和胃。二诊，诸症悉退，再守效方以清余邪。

案例8

张右　产后月事不来，血虚火炽，春升之际，忽发呕吐，味带酸苦，口渴咽燥气从上升，少腹先满，中脘气冲。脉细弦少力。血不养肝，遂致冲气肝阳逆上。拟和肝胃之阴。金石斛（三钱）　大天冬（二钱）　生熟白芍（各一钱五分）　阿胶珠（二钱）　白蒺藜（三钱）　盐水炒牛膝（三钱）　煅磁石（三钱）　大生地（四钱）　紫蛤壳（六钱）　车前子（三钱）。

二诊：上升之气稍平，恶心亦减，咽燥较润，的是冲阳上逆。再育阴养肝，以平冲逆之威。大生地（四钱）　生白芍（三钱）　生熟甘草（各二分）　川贝（一钱五分）　阿胶珠（三钱）　紫蛤壳（五钱）　炒木瓜皮（一钱五分） 牛膝（盐水炒，三钱） 大天冬（三钱） 生山药（三钱） 车前子（一钱五分）。

三诊：上升之气渐平，胸次窒闷已开，咽燥恶心，仿佛全定，惟稍带呛咳。还是阴分未复，冲阳逆上，肺失降令。从效方出入。大生地（四钱） 生白芍（三钱） 生熟甘草（各二分） 牛膝（三钱） 阿胶珠（三钱） 紫蛤壳（五钱） 炒木瓜皮（一钱五分） 山药（三钱） 川贝母（一钱五分） 牡蛎（六钱）。

四诊：滋肾育阴，以制冲阳，气升既平，渴亦大定，痰亦渐少，胃纳较进。效方扩充，再望应手。大生地（五钱） 大天冬（三钱） 炒山药（三钱） 生熟草（各二分） 阿胶珠（三钱） 生白芍（三钱） 紫蛤壳（五钱） 白茯苓（三钱） 煅牡蛎（六钱） 八仙长寿丸（四钱，二次服）。

五诊：滋水育阴，以制冲阳，胃纳渐增，以中气下根于肾也。气逆既定，稍涉劳勚，犹觉冲逆，虚而未复，必然如此。起居寒暄，当格外珍卫。大生地（五钱） 盐水炒牛膝（三钱） 炒山药（三钱） 酒炒白芍（三钱） 阿胶珠（三钱） 紫蛤壳（三钱） 大天冬（三钱） 白茯苓（三钱）。

按语： 产后血虚，肝血不足；血不养肝，致肝阳偏亢，值春升木旺之时，肝阳逆上，胃气上逆，故见呕吐诸症；治以平肝育阴、益胃生津、养血清热。以此法加减治疗，肝之阳气渐敛，肝肾阴血渐充。嘱患者慎起居、节饮食以防病复。

案例 9

杨左 阴分久虚，下虚上实，风阳上逆，腹中极热，眩晕火升，精水不固。脉象细弦，尺部带涩。水亏木旺，宜介类潜伏阳气。龟甲（一两，先煎） 生牡蛎（六钱） 阿胶珠（三钱） 生甘草（五分） 大生地（四钱） 生白芍（三钱） 黑元参（三钱） 大淡菜（二只）。

二诊：阳升不寐，风阳鼓动则心悸。火之不降，由于水之不升；水之不升，由于水之不足。生鳖甲（五钱）　生龟板（一两）　生山药（三钱）　块辰砂（三钱）　茯苓（三钱）　生牡蛎（七钱）　生白芍（三钱）　粉丹皮（三钱）　大淡菜（二只）　金器（一件）。

按语： 肝肾阴亏，风阳上亢，水亏木旺，故脉象细弦，尺部带涩。治以滋阴潜阳之法。复诊，伴见不寐、心悸，故以初诊方加辰砂、金器以清心安神；以山药、茯苓健脾，以防重镇药伤胃。

案例 10

凌右　便血之后，血虚不复，肝阳上僭。眩晕心悸，面浮肢肿，带下连绵，经事涩少，一派内亏见证。拟养肝息肝，兼摄奇脉。生地　牡蛎　山药　桑螵蛸　潼沙苑　阿胶　於术　茯神　黑豆衣　湖莲肉。

二诊：经来稍畅，胃亦略起。然仍眩晕心悸，面浮肢肿。血虚木旺阳升。效方踵进。全当归（一钱五分）　紫丹参（一钱五分）　池菊花（一钱五分）　桑螵蛸（三钱）　黑豆衣（三钱）　煅牡蛎（三钱）　阿胶珠（三钱）　潼沙苑（三钱）　湖莲肉（三钱）。

按语： 便血之后，阴血不复，虚阳上逆，故见眩晕。阴血不足，故心悸、经行量少；血虚冲任之脉失养，故见带下连绵。治以生地黄、阿胶、黑豆衣，滋阴养血，山药、白术、莲肉健脾益气，桑螵蛸、潼沙苑子益肾固精止带，牡蛎平肝潜阳，又助桑螵蛸、沙苑子固涩止带。二诊，阴血渐复，胃气有增。故再守效方，更加当归以增养血之力，菊花平肝、丹参和血。

十六、肝风

张聿青认为，肝风的病因病机，或外风引动内风；或营卫不和，少阳胆火不降；或肝阳素亢体质，水火不能交接；或痰湿之体，胃气壅实，甲木不降；或营阴不足，肝风上旋；或情绪抑郁，甲木不降，肝风震撼等。故其治疗肝风，善用平肝息风法，或兼以调和荣卫，或清胆泻火，或养肝安神；或逐痰和胃，随其证而辨证用方。在药物运用方面，重视药物炮制，如白蒺藜以鸡子黄拌炒，或以盐水炒；竹茹以盐水炒，淡黄芩酒炒，等等。重视药物服用方法，如以菖蒲汤化服至宝丹，礞石滚痰丸开水先服，牛黄清心丸化服，抱龙丸化服等。同时，重视药物煎煮方法，如金器悬煎。张聿青治疗肝风医案方药中，体现出其深厚的中医功底，辨证准确，用药精当，服用方法巧妙，值得认真挖掘学习。《张聿青医案·卷八·肝风》共载有 18 个医案。兹选 6 例点评如下：

案例1

张左　外风已解，内风暗动，睡卧心神昏乱稍定，而时易汗出。阳气不收，再和阴摄阳。金石斛（四钱）　炒枣仁（二钱）　煅牡蛎（四钱）　川贝母（二钱）茯神（三钱）　地骨皮（二钱）　生甘草（三分）　海蛤粉（三钱）　怀小麦（五钱）糯稻根（四钱）。

二诊：心神渐清，汗出亦止。然肢体无力，口渴欲饮，胃呆少纳。再和肝胃之阴。金石斛（四钱）　白蒺藜（三钱）　黑豆衣（三钱）　茯苓（三钱）　池菊（一钱五分）　半夏曲（二钱，炒）　橘白（一钱）　生甘草（三分）　生熟谷芽（各一钱）。

按语： 肝肾之阴不足，阴虚不能潜阳，水不涵木，筋脉失养，故内风暗动。阴虚生内热，内热扰动心神，故睡卧心神昏乱；"阳亢不入于阴，阴虚不受阳纳"，潜阳不得，津液难摄，故时易出汗。方用石斛、牡蛎、地骨皮、海蛤滋阴潜阳；酸枣仁、茯神安神定志；怀小麦、糯稻根敛汗以缓其疾。二诊，病情缓解，肝胃之阴仍不足，阴虚火偏旺，损伤津液，故见口渴；脾胃之阴不足，运化失司，故胃呆少纳。张聿青注重后天脾胃的调节，方加半夏曲、茯苓皮、橘白、生熟麦芽以和胃健脾，帮助恢复脾胃气机。

案例2

李左　头晕而四肢厥逆，欲吐不吐，欲泻不泻，半月之中，连发两次。厥逆既回，而头晕汗出不定。此由肝风上旋，与时行之病不同。拟息肝和阳。炒枣仁　煅龙骨　茯神　白芍　地骨皮（桂枝二分，同炒）　黑豆衣　白蒺藜　煅牡蛎　池菊花　怀小麦。

按语：肝阳上亢，肝风内动，风阳扰神，即为头晕。刘完素曰："风火皆属阳，多为兼化，阳主乎动，两动相搏，则为之旋转。"（《素问玄机原病式·五运主病》）肝风内扰，阻滞气机，筋脉失和，故四肢厥逆；气机逆乱，故欲吐不吐，欲泻不泻。方用白蒺藜、龙骨、牡蛎、菊花疏肝平肝，白芍柔肝敛肝，治之大法以"肝"为用，治肝为主；再兼治汗出等诸症状。此调肝之妙法。

案例3

王左　心胸灼热既退，寐亦稍安，而时仍眩晕。痰热化火，上旋头巅，肺胃交通之路为痰所阻，阳出而阴不得入，所以动辄气逆也。光杏仁　青盐半夏　蜜炙橘红　白蒺藜　炒川贝　海蛤粉　天麻　薤白头　瓜蒌仁　泽泻　云苓。

按语：痰热上延，清窍为之扰乱，患者主见眩晕。痰之所来，责之肺胃，肺为贮痰之器、脾胃为生痰之源，痰浊内阻，清阳不升，所谓"无痰不作眩"。方用苦杏仁、半夏、化橘红、川贝母化痰，蛤蚧、天麻、薤白、瓜蒌仁舒畅气机，茯苓、泽泻化痰行水，痰化气行，则眩晕自除。

案例4

胡左　用龙牡救逆法，肌肤甲错大退，四肢厥冷，筋惕肉瞤俱减，而仍悸晕耳鸣。还是阳气少藏，恐尚周折。白蒺藜　龙骨　朱茯苓　稽豆衣　钩钩　煨天麻　炒枣仁　牡蛎　怀小麦　金器。

服此方诸症皆减，惟眩晕耳鸣异常，以苔腻为胃有浊痰，用胆星白金丸，寐安，余不应。曰：少阳胆火不泄。用桑皮、丹、栀、夏枯、决明加磁朱丸，乃应。耳仍不聪，加用龟甲，耳渐聪。又增带下，曰：亦是阳不上升，用盐水炒柴胡、青葙子、炒椿根皮、萆薢、白芍、牡蛎、伏龙肝，乃定。可谓怪证也。（正蒙附志）

按语： 里饮夹肝风上逆，营卫不和，故见筋惕肉瞤等症状，治以龙牡救逆汤，饮邪渐退；然肝风仍盛，肝阳不能敛藏，故眩晕、心悸、耳鸣仍作。治以养血安神，平肝祛风。

案例5

左　偏枯三载，饮食如常。五六日前大拇指忽发疔疮，阳明湿热之盛，略见一斑。前晚恶热，欲去衣被，昨晨复食面包，胃气壅实，甲木之气，不能下降，遂致肝风夹痰上升，清窍为之蒙闭，神昏不语，喉有痰声，脘腹饱满，头汗涔涔，而汗有秽气。脉象弦滑，舌红苔黄，中心霉黑。唇口蠕动，痰火蒙闭于内，湿热熏蒸于上。恐蒙闭不开，风阳震动，而致厥脱。勉拟清泄痰火，芳开蒙闭。请商。乌犀角（五分磨冲）　天竺黄（二钱）白蒺藜（三钱）　粉丹皮（二钱）　胆星（八分）　钩钩（三钱）菖蒲根（三钱）　瓜蒌皮（三钱）　竹半夏（一钱五分）　至宝丹（一丸菖蒲汤化服）。

按语： 阳明血热之体，湿热蕴胃，气郁血壅，导致疔疮、发热；病起于饮食不慎，脾胃气机壅滞，运化失常，故见脘腹饱满；土壅木郁，肝气夹风痰上扰，故神昏不语，头汗涔涔。《医经溯洄集》："因于气，因于火，因于湿者，类中风。"处方以犀角凉血清热定惊，白蒺藜平息肝阳，天竺黄、胆南星、瓜蒌皮、半夏、石菖蒲化痰和胃，又合至宝丹以助化湿开窍之力。

案例6

王左　向有肝阳，一阳来复之时，加以情怀怫郁，以致甲木不降，乙木勃升，心悸不寐，肉瞤筋惕，肢震头摇。脉细而沉取弦搏，苔浊厚腻。此由肝火风震撼，津液凝痰，痰转化热，遂与风火彼此相煽，而有莫御之势矣。拟化痰息风，参以宁神镇肝。胆星（六分） 天麻（一钱五分） 钩钩（三钱） 豆衣（四钱） 茯苓神（各二钱） 竺黄（三钱） 半夏（一钱五分） 橘红（一钱） 珍珠母（五钱） 大淡菜（二只） 金器（一件悬煎） 童便（半杯每日另服）。

二诊：化痰息肝，脉证相安。然仍筋惕肉𥆧，悸眩不寐。脉象弦滑，舌苔腻浊。痰火风鼓旋不息，再化痰息肝。制半夏（二钱） 橘红（一钱） 茯苓神（各二钱） 胆星（三钱） 磁石（三钱） 龙齿（三钱） 牡蛎（五钱） 珍珠母（一两） 天麻（一钱五分） 块辰砂（三钱） 大淡菜（二只） 鸡子黄（一枚）。

按语：患者素体肝阳偏盛，再加情绪抑郁，肝体、肝用皆伤。肝阳上亢，心神被扰，故心悸不寐；肝气郁结，气机不畅，经络失养或津液传输受阻，则肉𥆧筋惕，肢震头摇；风火相煽，化津为痰，则见痰热之象。方中胆南星、天竺黄、半夏、化橘红化痰，天麻、珍珠母镇肝息风。二诊，守方加入龙骨、牡蛎，增平肝息风之力；辰砂、磁石重镇安神，又添鸡子黄血肉有情之品以收敛肝风。

十七、眩晕

张聿青认为，导致眩晕的病机有"下虚上实""肾水不足，不能涵养肝木……风阳上旋""痰阻中宫""气血两亏，木失涵养""气滞于下，阳升于上""痰饮内动，阳气郁阻"等；证候虚实夹杂，但无外乎肝肾之阴不足、痰饮内停两端；在治疗时，多从滋阴潜阳、化痰息风、化痰通阳论治。然眩晕易辨，杂症难分。如《张聿青医案》所载眩晕九案，患者或伴腹胀胸闷，或伴牙龈胀痛，或伴呕吐纳差，或伴腹满作痛，或伴两足不温，头发脱落；须知临床症候虽千变万化，但不出阴阳、表里、寒热、虚实八纲。张聿青临床诊察尤重脉象，从脉断病之根源，由案中可见一斑。在《张聿青医案·卷八·眩晕》，共载有医案 9 例。兹选择 3 例点评如下：

案例 1

钱左　肾水不足，不能涵养肝木，肝经之气，横扰不平，则腹胀胸闷，在下则为气，上旋则为风。风阳上旋，则为眩晕。今大势虽定，而根柢不除，牙龈胀痛，亦属风阳阻于胃络也。脉象细弦。宜为柔养。川石斛（四钱）　大麦冬（三钱）　生牡蛎（六钱）　生白芍（二钱）　白蒺藜（三钱）　小黑豆衣（三钱）　酒炒女贞子（三钱）　阿胶珠（一钱五分）　干橘叶（一钱）。

按语： 眩晕伴牙龈肿胀痛，一般认为是阳明热盛所致，多以清胃散之类治之。然本案之脉弦细，为肝失所养、肾阴不足之征象；由于水不涵木，致风阳上扰，而发为眩晕。故治以养阴柔肝，益水涵木，佐以平肝息风。

案例 2

叶右　但寒不热，渐致腹满作痛，头昏目眩，饮食少思。脉弱而弦。气滞于下，阳升于上。宜调气息肝。醋炒香附（二钱）　当归（二钱）　川楝子（一钱五分）　白蒺藜（三钱）　酒炒白芍（一钱五分）　钩钩（三钱）　半夏曲（一钱五分）　干橘叶（一钱）　甘菊花（一钱五分）　佛手花（七分）　生熟谷芽（各一钱）。

二诊：眩昏少减，食入仍满。再和协肝脾。制香附（二钱）　广陈皮（二钱）　朱茯神（三钱）　冬白芍（一钱五分）　缩砂仁（五分，后入）　炒枳壳（一钱）　炒枣仁（三钱，研）　香橼皮（一钱）　川楝子（一钱五分）　沉香曲（二钱，炒）　焦麦芽（二钱）。

按语： 腹满作痛，饮食少思，似为脾胃之疾。但查脉象，弱中有弦，知病本在肝，病标在气；故治以理气调肝，方用当归、白芍养血柔肝；香附、金铃子、蒺藜、钩藤、橘叶、佛手花，疏肝理气，平肝息风；少佐半夏曲，麦芽，以健胃消痞，行气除胀。二诊时，眩晕已减，肝风已降，土受木克已久，运化失司；故治以协和肝脾，重在和脾；以砂仁、陈皮、沉香等醒脾和胃，兼借其芳香疏达肝气。

案例3

杨左　白㾦已化，热亦渐轻，而四肢欠温，痰多频咳；有时自觉热冲至巅，则头昏眩晕，脉象沉弦。良由痰饮内阻，阳气不克宣通，所谓无痰不作眩也。拟化痰以通阳气。制半夏（一钱五分）橘红（一钱）炒苏子（三钱）白蒺藜（三钱，去刺）僵蚕（二钱）白茯苓（三钱）制南星（四分）川桂枝（四分）煨天麻（一钱五分）煨姜（二片）。

二诊：头晕、恶寒已退，痰多欲咳。的是痰饮内动，阳气郁阻。再化痰降气。於术（二钱）川桂枝（三分）补骨脂（盐水炒，一钱）干姜（三分）炙草（二分）橘红（一钱）白茯苓（三钱）制半夏（一钱五分）五加皮（二钱）。

三诊：昨吐痰涎甚多，余邪上泛也。今吐痰尚作恶心，胃气已经虚馁，况吐出带黑。拟四逆法。台参须（另煎，冲，八分）上广皮（一钱）生熟薏仁（各二钱）茯苓（三钱）制半夏（一钱五分）熟附片（五分）淡干姜（五分）竹茹（姜汁炒，一钱）生熟谷芽（各一钱五分）。

四诊：投附子四逆，呕吐已止，痰亦渐少，咳嗽较定，而咽中觉燥，舌仍淡白。本质阴亏，未便温燥过节。拟六君以治脾胃为主。台参须（八分）制半夏（一钱五分）炒於术（一钱五分）上广皮（一钱）生熟草（各一分）竹茹（姜汁炒，一钱）佩兰叶（一钱五分）白茯苓（三钱）生熟谷芽（各一钱五分）。

五诊：祛痰补气，咳嗽痰多俱减，咽燥转润。的是寒饮内阻，脾胃气虚。药向效边求。台参须（一钱）制半夏（一钱五分）炒陈皮（一钱）姜汁炒竹茹（一钱）炒於术（二钱）生熟草（各二分）云茯苓

（三钱）　生熟谷芽（各一钱）　玫瑰花（二朵）　真武丸（三钱，先服）。

六诊：痰多咳逆气喘。脉象沉弦，左部细弱。脾胃肾皆虚，气不收摄。拟摄纳阳气。台参须　补骨脂　厚杜仲　云茯苓　车前子　菟丝子　怀牛膝　济生肾气丸。

七诊：温摄脾肾，气喘已平，痰亦渐少。可见脾虚不运则生痰，肾虚不纳则气逆。药既应手，宜再扩充。台参须（一钱）　炒於术（一钱五分）　牛膝（盐水炒，三钱）　车前子（三钱）　上广皮（一钱）　制半夏（一钱五分）　沙苑（盐水炒，三钱）　菟丝子（盐水炒，三钱）　茯苓（三钱）　巴戟肉（三钱）　杜仲（三钱）　补骨脂（盐水炒，三钱）。

八诊：气喘已平，每至戌后阴分，痰辄上逆。再以温药和之。台参须（一钱）　茯苓（三钱）　炒於术（二钱）　桂枝（四分）　炙甘草（二分）　制半夏（一钱五分）　杜仲（三钱）　巴戟肉（三钱）　橘红（一钱）　菟丝子（盐水炒，三钱）　济生肾气丸（三钱）。丸方：脾虚则生湿，气虚则生痰；痰饮内踞，为喘为咳为眩晕。温脾所以燥湿化痰，而脾土之阳化生于命火，历投温补脾肾，颇形康胜。此次喘发甚重，守前意进退施治，渐得平定。惟衰年气血皆亏，阴腻之药，必助寒饮，惟血肉有情之品，斯温不涉燥，柔不涉腻。炙上芪（四两）　煨天麻（一两）　巴戟肉（三两）　白茯苓（三两）　炙甘草（八钱）　奎党参（六两）　炒山药（三两）　广郁金（三两）　川桂枝（八钱）　炒於术（三两）　甘杞子（三两）　厚杜仲（三两）　炒萸肉（二两）　制半夏（二两）　广橘红（一两）　泽泻（一两五钱）　肥玉竹（二两）　补骨脂（盐水炒，二两）白蒺藜（去刺，炒，二两）　菟丝子（盐水炒，二两）　蜜炙淡干姜（六钱）　炒霞天曲（一两）胡桃肉（十二枚，打碎）。上药各炒研为末，用鲜河车一具，漂净酒煮打烂，捣药糊丸，每服三钱。

按语：头昏眩晕，有病于风者，有病于痰者。是痰是风？可结合脉象判断。沉为在里，弦主痰饮，兼痰多咳频，故知病机在痰饮内阻，阳气不克宣通；故治以化痰通阳，以二陈汤、僵蚕、南星、茯苓、天麻之属燥湿化痰；妙在桂枝，宗《伤寒杂病论》"病痰饮者，以温药和之"之法，取桂枝之温通，辛以通散，温以化痰，痰饮散则阳气通。经二诊化痰降气，仍吐痰甚多，尚作恶心，吐出带黑，乃知病候为中阳虚衰所致，故以四逆法温中救逆。四诊五诊六诊，皆从脾胃痰饮论治；然药不应手，始知标在痰饮脾肺，本在肾阳不足。案中言"脾土之阳，化生于命火"，知此病非从温补肾阳入手不可。

十八、痉厥

张聿青认为痉厥之病因，有因营血久亏，肝木失养而致痉厥者；有因"内风夹痰，弥漫心窍"而致痉厥者；有因"体质素亏，春生之季，风阳大动"而致痉厥者；有因"肝火夹痰扰神"而致痉厥者；有因"阴虚阳亢""痰借风升"而致痉厥者。痉厥之病机，总不外乎虚、实两端。虚者多见阴虚、血虚，实者多见痰、热、火、风；亦有因体质因素、气候因素，而致痉厥者。痉厥本为两病，实则常常并见，结合其伴随症状，可窥见其病机之根源。如痉厥而伴遍身酸楚，脉细涩如丝者，为"营血久亏，肝木失养，风阳大动，窜入经络"所致；血虚则不养，肌肉关节不荣则痛，经络脉髓不荣则痉；厥证伴见腹中不舒、腹脐滞坠且吐血者，为"肝气滞而不疏"所致；"肝病则胆经开合之枢纽失灵，所以先厥而后热"，或"气郁则化火"。在痉厥的治法方面，当基于辨证而确定治法，急则治其标，缓则治其本；痉厥发作严重者，则以护神潜阳，平定风阳为主；痉厥后期，证见虚损为主者，则以清养气阴、育阴潜阳为主；因痰、风而致痉厥者，则宜祛风化痰；因阴虚阳亢而发病者，则宜平肝潜阳息风，即所谓"知犯何逆，随证治之"。《张聿青医案·卷八·痉厥》，共载有医案 9 例。兹选择 5 例点评如下：

案例 1

林右　营血久亏，肝木失养，风阳大动，窜入经络，遍身酸楚。兹当风木司令，阳气弛张，叠次痉厥，厥回而神识昏迷。脉细涩如丝，深有阴阳相决之虞，未可视为惯常也。拟护神潜阳法，备请商定。块辰砂（绢包，三钱）　茯神（三钱）　煅龙骨（三钱）　龟甲心（五钱，刮白，先煎）　丹皮（二钱）　秦艽（一钱五分）　女贞子（三钱）　稽豆衣（四钱）　炒远志（四分）　濂珠（四分）　川贝（四分）　真金箔（一张，三味研末，先调服）。

二诊：痉厥已定，神情亦清，然心中悸荡，音低气怯。虚损之极，聊为敷治而已。人参须（另煎，冲，一钱）　块辰砂（三钱，包）　茯神（三钱）　煅牡蛎（四钱）　煅龙骨（三钱）　稽豆衣（四钱）　橘红（一钱五分）　潼沙苑（盐水炒，三钱）　女贞子（三钱）　金器（一件）。

三诊：痉厥之后，身发白疹，是病久中虚之极也。屡次发热，脉象虚微，阴不足而阳有余。当气阴兼顾。台参须（一钱，冲）　女贞子（三钱，炒）　煅牡蛎（四钱）　小黑豆衣（四钱）　炒枣仁（二钱）　朱茯神（三钱）　煅龙骨（三钱）　龟甲心（炙，先煎，四钱）　潼沙苑（三钱，炒）　炙鳖甲（四钱）。

按语：风木司令，阳气弛张而致痉厥；急则治其标，以朱砂、龙骨、龟甲、珍珠、金箔之属潜神护阳；辅以女贞子、稽豆衣、川贝母等养阴涵木。二诊时，痉厥已定，然心中悸荡，气短声低，中气已虚，并非佳兆，故"聊为敷治而已"。三诊时，身发白疹。叶天士云："再有一种白疹，小粒如水晶色者，此湿热伤肺，邪虽出而气液枯也，必得甘药补之。"（《温热论》）故本案于养阴、潜阳、护神中，加甘温之台参须。

案例2

蒋右　体质素亏，春升之际，风阳大动，以致骤然痉厥。甲木不能下降，胆无决断之权，惊悸善恐。有形之痰，为之鼓动，所以脉弦而滑，舌红而苔黄浊也。拟化痰宁神，潜阳息肝。丹皮　茯苓神　竺黄　九节石菖蒲　盐水炒橘红　远志　山栀　制半夏　淡芩　上濂珠（三分）金箔（一张）辰砂（三分，三味研末，蜜水先调服）。

二诊：渐能安寐，而神情尚觉呆钝。苔黄腻浊，中心霉黑。还是肝火痰热未清。再化痰息肝，宁神定志。制半夏（二钱）枳壳（一钱）白蒺藜（去刺，炒，三钱）天竺黄（三钱）橘红（一钱）远志肉（六分）郁金（一钱五分）陈胆星（五分）滚痰丸（二钱，开水送下）。

按语： 风阳大动，胆郁痰扰，以致痉厥、惊悸、善恐；故治以化痰宁神，潜阳息肝；以珍珠、金箔、辰砂之属潜阳护神，以牡丹皮、黄芩、山栀之属清降风阳，以天竺黄、化橘红、远志、半夏之属化痰醒神。二诊时，神情仍呆顿，舌苔转霉黑，此属肝火痰热未清，故治以平肝化痰息风，前法加半夏、滚痰丸等化痰宁神。

案例3

某　气从上冲，则胃脘阻塞，而痰涌发厥。此厥气夹痰扰胃，不能急切图功。制半夏（三钱）川朴（一钱）茯苓（三钱）制香附（二钱）上沉香（磨冲，三分）苏梗（五分，磨）枳实（一钱五分）郁金（二钱）槟榔（三分，磨）竹茹（一钱五分）。

按语：《素问·阴阳应象大论》曰："厥气上行，满脉去形。"《灵枢·百病始生》曰："厥气生足悗，悗生胫寒，胫寒则血脉凝涩。"此处"厥气"指逆乱之气，为脏腑功能失调所产生的一种"病气"。厥气夹痰扰胃，故仿张仲景半夏厚朴汤法，行气开郁，降逆化痰。

案例 4

高童　镇肝潜阳，痉厥未发，饮食如常，并无呆滞情形。守前法以觇动静。龟板　白蒺藜　鳖甲　橘红　茯苓神　丹皮　青葙子　牡蛎　半夏　金器。

二诊：自潜阳镇肝，痉厥似瘛，足见痰借风升，风因火动，火从木生，木燥水亏，火风时起。药既应手，宜再扩充。生鳖甲　炙龟板　白蒺藜　丹皮　生熟甘草　生牡蛎　黑豆衣　青葙子　金器。

三诊：痉厥虽经复发，来势已减十七。再潜阳息肝。炙龟板（先煎，五钱）　生牡蛎（一两）　阿胶珠（一钱五分）　生鳖甲（打，先煎，四钱）　杭白芍（二钱）　煅磁石（二钱）　白蒺藜（三钱）　茯苓（三钱）　金器（一件，悬煎）。

按语：龟板、鳖甲、牡蛎等介类药以潜阳，金器以重镇，白蒺藜、茯神、牡丹皮、青葙子以清肝之风火，半夏以化痰。二诊时，药已应手，再以前法扩充，清降火风；三诊时，复发痉厥，但来势已减；再扩充前法，加阿胶、鳖甲、白芍等滋阴养血，柔肝涵木；加磁石以重镇潜阳。

案例 5

某　酒性既升且热，醉酒太过，复当君火行令之时，心火肝阳，为之鼓动，致火风热尽内闭，神昏口噤不语，甚则搐搦发痉。虽痉定而仍昏闭不省，手足扬掷，目赤颧红，便闭。脉数弦大。火风热内炽，此厥症也，急险之至。急应泄热降火，兼通络窍。羚羊片　元参　连翘　川贝　石菖蒲　丹皮　磨犀尖　麦冬　生甘草　金汁　上濂珠（三分）　上西黄（四厘）　西血珀（三分，三味研末，蜜水调服）。

二诊：痉定而阴必伤。用潜阳法。龟板　石决明　女贞子　大白芍　粉丹皮　方诸水。

三诊：厥阳已平。宜和中清养，以图徐复。北沙参　炒当归　橘红

茯苓　左牡蛎（盐水炒）　白蒺藜　金石斛　法半夏　生谷芽。

四诊：昏厥既平以后，阴分无不耗损。再咸以育阴降热。黑玄参　丹皮　白蒺藜　龟甲心　左牡蛎（盐水炒）　茯苓神　橘红　法半夏　大淡菜。

按语： 酗酒过度，酒之阳热之性必伤人阴液；水不涵木，致心火肝阳为之鼓动，发为痉厥；先泄热降火，兼通络窍；以羚羊角、玄参、连翘、犀角、犀黄、西血珀等药泄热凉肝，清心开窍；《本草备要》载：金汁，泄热，清痰火，消食积，大解五脏实热。于此可加强清泻肝阳之功。二诊，痉定，以滋阴潜阳法。三诊，厥阳已平，以消补兼湿，和中清养之法，收补而不滞之功。四诊，昏厥已平，继进育阴潜阳。淡菜为贻贝之肉，《日华子本草》载："煮熟食之，能补五脏，益阳事，理腰脚气，消宿食，除腹中冷气，痃癖。"此取其益精血，补肝肾以育阴潜阳。

十九、痰火

张聿青认为，本证气阴两亏，常伴痰火炽盛而存在；不仅心之君火常盛，肝胆之火亦可夹痰扰心，临床常以脉证互参断其病根。在痰火的治法方面，常视病情之缓急、虚实、轻重而立法处方。如痰火壅盛，气阴两亏之白喉，治以"泄热和阴"之法，清热、养阴两法同施；通过气营两清，攻补兼施，标本兼顾，迅速截断病情发展；或见脉象"左尺不藏"，则治以潜阳和阴，参以苦泄；或因痰浊阻滞而致心肾不交，则着重化痰降浊；或见其脉象虚弦，则重于补其下以涵养肝木。处方用药上，常与丸药并用。如参入礞石滚痰丸、镇心丸、白金丸、当归龙荟丸等往往能收捷效。清心护神之方，常配伍珍珠、朱砂、玳瑁、生铁落、龙骨、金器等金石、介类药。《张聿青医案·卷八·痰火》，共载有医案17例。兹选择6例点评如下：

案例1

某　素有痰喘旧证，前以辛温开饮，极著成效。又以劳勚感邪，于九日前忽先寒后热，继但热不寒。刻今热势虽衰，而淋淋汗出，欲寐未寐之际，谵如梦语，肢搐引动，咽中作痛，喉关偏右白糜星布。脉数濡滑，舌绛赤，苔黄罩灰。此由邪湿内蒸，所有浊痰，悉化为火，致肺胃之阴津消灼。阴分愈亏，则火热愈炽，有虚脱之虞。勉拟泄热和阴一法。谋事在人，成事在天。金石斛（四钱）　朱茯神（三钱）　北沙参（五钱）　大元参（三钱）　光杏仁（三钱）　冬瓜子（三钱）　煨石膏（三钱）　制半夏（一钱五分）　炒黄川贝（一钱五分）　枇杷叶（四片）　青芦管（八钱）　竹沥（四钱）　濂珠（三分）　川贝（五分）　犀黄（三厘，三味研末，吹喉）　枇杷叶并鲜竹茹代茶。

二诊：泄热和阴，而清肺胃，咽痛糜腐大退。的属痰热化火烁阴。药既应手，姑宗前法扩充。北沙参（五钱）　大麦冬（三钱）　煨石膏（三钱）川贝母（二钱）　生薏仁（三钱）　炒瓜蒌皮（三钱）　光杏仁（三钱）　冬瓜子（四钱）　青芦管（八钱）　竹沥（四钱）。

按语： 素有痰喘，又劳勚感邪；劳勚本伤阴耗气，合燥火疫毒，发为白喉；但热不寒，淋淋汗出，谵语抽搐，属气营两燔，毒热虽盛，阴伤在先；故治以和阴为主，兼以泄热化痰；石斛、沙参、玄参、川贝母、枇杷叶等养阴润肺，石膏、芦管、竹沥、珍珠、犀黄诸药泄热化痰。此案可贵之处在于，并未见热便只顾清热，因热可伤阴，阴伤可使热愈盛，热重者泄热便可存阴，阴伤者和阴便可泄热。

案例2

某　素有痰火，一二年一发，发则詈人掷物，自以为痫也。曰：非痫也。夫痫者，发则暴仆，不知人事，口吐涎沫，声如猪羊鸣也。制南星（六分）辰茯神　煨天麻　橘红　盐炒竹茹　天竺黄　白蒺藜　九节菖蒲　郁金　镇心丸（一丸，化服）。

按语： "怪病多由痰作祟"，痰火扰心，则心神不安，詈人掷物；痫亦由痰火阻窍所致，症见突发暴仆、不知人事、口吐涎沫等；治以清热涤痰，清心开窍。

案例3

盛右　凡虚里之穴，其动应衣，宗气泄越之征。中流无砥柱之权，肝阳从而撼扰，神舍因而不宁。拟补中气以御肝木。盐水炙绵芪　吉林参　云茯苓　阿胶珠　土炒白芍　远志肉　块辰砂　左牡蛎　龙齿　金器。

又，补中以御木，育阴以柔肝，神呆如昨，时多恐怖，心中自觉窒而不开。脉左寸沉滞，关部细弦，尺中小涩；右寸滑而濡软，关部滑而带弦，尺脉较劲。皆中气、脏阴有亏，夹痰内蔽之象。夫既亏矣，何复生痰。盖肝禀将军之性，其刚柔之用，正施之则主一身之生发，逆施之则为火风之厉阶。今当产后未满百日，血虚气弱，肝木偏亢，遂为虚里跳动。厥阳上旋，则清津浊液，悉为阳气所炼，凝结成痰。心为离火，火本下降，与水相交者也。今阳气且从上旋，心火何能独降，心胸清旷之区，转为阳火燔蒸之地，窒闷之由，实在于此。譬如酷暑之时，独居斗室，虽旷达之士，亦且闷不能堪。所谓闷者，皆阳之闷也。夫至阳闷于中，灼液成痰，神明为痰火所扰，便是不能自主之局。所最难者，阳可以熄，火可以降，痰可以豁，而三者之药，无不戕贼元气。今以水亏不能涵濡，气虚不能制伏，然后有肝阳之升，痰热之蔽。消之降之，前者未定，后者又来。若补之涵之，则远水不能济急也。大药之似乎虚设者为此。兹从补养之中，参入治痰之品，标本并顾。未识勃然欲发之阳，能得渐平否。备正。吉林参（一钱）　煅龙齿（五钱）　九节菖蒲（五分）　块辰砂（三钱）　茯苓神（各二钱）　清阿胶（二钱）　焦远志（八分）　辰砂拌麦冬（三钱）　川贝（二钱）　炒松生地（四钱）　马宝（先化服，一分）。

按语：《素问·平人气象论》载："胃之大络，名曰虚里。贯膈络肺，出于左乳下，其动应衣，脉宗气也……乳之下，其动应衣，宗气泄也。"宗气为脾胃所主，脾胃中气虚弱，脾升胃降之枢失和，肝阳则升发太过，以致心神不宁；故以绵黄芪、吉林参、云茯苓之属补益中气，以白芍、朱砂、牡蛎、龙齿、金器之属平肝潜阳。然收效甚微，乃知其气阴暗亏，痰火内伏，虚实夹杂。故二诊时，以清热化痰、补益气阴之法治之。

案例4

徐左　阅病单皆痰火为患。痰一日不去，则火一日不宁，即神色一日不楚。邵筱村龙虎丸，内有信石之猛。询诸其弟，云服之虽解似痰非痰之物，痰即下行，神识理宜立楚，而犹呆钝如昨。此必因痰浊入于心包络中，猛攻之药，不能屈曲搜剔故也。拟方如下。上濂珠（一钱）　陈胆星（四分）　明玳瑁（四分）　西血珀（七分）　明雄黄（四分）　巴霜（六厘，去净油）。研为细末，每服四分，空心服。

按语：痰火扰心，以致神志不清。因痰浊阻于心包之络，故以珍珠、明玳瑁、西血珀等甘平、咸寒之品，清心醒神，化痰开窍；以胆南星、雄黄、巴豆霜等辛热之品，搜剔经络之痰。

案例5

左　昨进化痰护神，多言呼唱，较昨稍定，然犹未能寐，腹中气满不舒。脉两关弦滑。良以肝火夹痰内扰，肝经之气，亦散漫不平，心神为之摇撼。既得应手，再守前意出入。朱茯神　陈胆星　香附　橘红　真珠母　川楝子　制半夏　煅龙齿　当归龙荟丸（一钱）　礞石滚痰丸（二钱，二丸和合先服）　上濂珠（二分）　西血珀（二分）　辰砂（七厘，三味研末，临卧服）。

二诊：便解神清得寐。前方去二丸，加块辰砂、竹茹。

按语：此脉见弦滑，弦应肝胆，故辨证为肝火夹痰；治以当归龙荟丸清泻肝火，以香附、化橘红、川楝子疏肝行气；以茯神、胆南星、龙齿、珍珠、血珀、礞石滚痰丸之属，豁痰开窍，清降心肝之火；汤剂与丸剂并用，收效更捷。

案例6

江右　怒火如狂，六脉弦数，肝火扰攘，心神为之不宁。拟护神化痰息肝。竺黄　决明　丹皮　块辰砂　川贝　山栀　胆星　茯神　生铁落金器　濂珠（三分）　玳瑁（一分五厘，二味研末，先服）。

按语：以天竺黄、牡丹皮、川贝母、山栀、胆南星之属，清热豁痰，凉血定惊；以金器、珍珠、玳瑁、石决明等介类、金石之属，护神定惊，镇心平肝。

二十、惊悸

张聿青认为，惊悸之病机多属本虚标实；虚者，责之于肝肾阴虚、肝血亏虚等；实者，责之于肝阳、胆气、湿、痰等。惊悸之人，因阴虚为本，故多偏瘦。此乃阴不制阳，阳耗太过所致。治疗常先以治本为先，如"滋水涵木""育阴息肝""滋养肝血"；或以驱邪为先，如"息肝宁神""镇肝潜阳""清泻甲木"；或"化痰泻浊"；或虚实兼顾，"补阴之不足，泻阳之有余"；或"救阴与息风并举"等。张聿青善用滋阴生水，养阴息风宁神，镇肝潜阳、化痰通络之方药，如选用大生地、炙鳖甲、龟板、阿胶、熟地黄以滋真阴；以酸枣仁、茯神、夜交藤、白芍、玉竹、粉丹皮、麦冬、女贞子、桑叶、菊花，养阴息肝宁神；以炙龟板、煅磁石、生牡蛎、煅龙齿、牡丹皮、石决明、钩藤、蒺藜、金器，镇肝潜阳。以导痰汤、温胆汤，化痰祛湿。而且，又常随病机之不同，和入天王补心丹、壮肾之品、调和肝胃气机之品等，体现出对方剂运用之娴熟。另外，尤为重视惊悸与肝胆的玄妙关系，与《伤寒论》中少阳主枢之思想不谋而合，反映出其对人体五脏六腑之间关系的把控尤为精准。《张聿青医案·卷十四·惊悸》中，共载有医案9例。兹选择5例介绍如下：

案例1

某　上年眩晕心跳，甚至心气昏糊，经壮水涵木而化肝热，诸恙较前大退，惟心悸仍未霍全，时觉胆怯。肝胆皆木也，肝木上升，胆木下降，是为和平。惟肝升太过，则胆降不及，胆木漂拔，自然气馁，胆病，实肝病也。经云：虚则补其母。木之母，水也。所以降胆必先息肝，息肝必先滋肾。炙龟板（十二两）　炒枣仁（三两）　朱茯神（三两）　丹皮（二两）　石决明（五两）　女贞子（酒蒸，三两）　潼沙苑（酒炒，三两）　白归身（酒炒，二两）　炒萸肉（一两五钱）　炙鳖甲（十两）　生山药（三两）　柏子霜（三两）　奎党参（五两）　远志肉（六钱）　大生地（六两）　熟地（二两）　煅磁石（四两）　肥玉竹（三两）　杭白芍（酒炒，三两）　生於术（一两五钱，木香二钱，煎汁收入）　辰天冬（二两）　辰麦冬（三两）　杜仲（三两）　西洋参（一两）　生甘草（七钱）　干橘叶（一两）　龙眼肉（三两）。以清阿胶四两，酒化收膏。每晨服一调羹，开水冲化。

按语： 本案之前病属肝热，后肝升胆降失度。"虚则补其母"，故治以滋肾息肝之法。重用炙龟板为欲起战旗之功，聚众药之力大补真水；欲以阿胶养血滋阴，又恐药多生滋腻，故以酒化收膏以防之。

案例2

严右　风阳不平，心悸多恐，乙木过升，甲木不降也。阿胶珠（二钱）　辰麦冬（三钱）　炒枣仁（二钱）　酒炒杭白芍（一钱五分）　女贞子（三钱，酒蒸）　钩钩（三钱）　辰茯神（三钱）　黑豆衣（三钱）　柏子霜（三钱）。

按语：风阳不平，则肝胆气机之升降紊乱，故而惊悸。故治以息肝潜阳、宁心安神以治本。女贞子用酒蒸，是以阳中求阴，以防肝胆之疏泄障碍。

案例 3

某　胸中如阻，时或恐怖。此痰阻胃中。温胆汤加炒瓜蒌、白蒺藜、蛤壳、石决明、姜汁、竹沥。不愈，加濂珠、辰砂、血珀三味，研末调服。

按语：痰浊之生成，除与脾胃之运化有关，亦离不开肝阳之蒸浊与肝胆之疏泄。故治痰之法，在化痰之中兼以平肝潜阳与疏肝利胆，往往事半功倍。

案例 4

某　每至睡醒，辄作惊跳，甚则神情迷钝，良久方清。风痰交织也。导痰汤去甘草，加竹茹、茯神、白蒺藜、僵蚕、明天麻、蛤粉。

按语：怪病多由痰生，而每至睡醒，辄作惊跳，甚则神情迷钝，此与风邪之善变甚为相合，故断为风痰交织；睡醒之时，乃胆阳生发之际，故多发作。故治以导痰祛风，兼以安神潜阳。

案例 5

某　脉症相安，然阳气仍复上升，皆由木失滋涵。再滋肾养肝，宁神息木。阿胶（二钱）　夜交藤（四钱）　黑豆衣（三钱）　炒枣仁（二钱）　煅龙齿（三钱）　酒炒女贞子（三钱）　酒炒杭白芍（一钱五分）　滁菊花（一钱五分）　海蛤粉（三钱）　怀小麦（五钱）　糯稻根（五钱）　天王补心丹（三钱，晨服四钱，包煎）。

二诊：寐得稍安，饮食如常。育阴息肝，再望应手。阿胶珠（三钱）　朱茯神（三钱）　夜交藤（三钱）　酒炒杭白芍（一钱五分）　酒炒女贞子（三钱）　炒枣仁（二钱）　煅青龙齿（三钱）　柏子霜（三钱）　怀小麦（五钱）　金器（一件）。

三诊：腰为肾府，腿股为奇脉所辖，腰股作酸，肾虚已著。厥阴之脉上额交巅，肝用在左而主血，偏左头痛，血虚木旺，亦属显然。心悸跳荡，时为不寐，水亏风阳撼扰，所谓曲直动摇，风之象也。滋肾水以息风，治之定理。生熟地　粉归身　滁菊花　肥玉竹　奎党参　酒炒杭白芍　潼沙苑（盐水炒）　泽泻　柏子霜　辰麦冬　生於术　生甘草　黑豆衣　西洋参　朱茯神　川石斛　炒枣仁　煅龙齿　夜交藤　厚杜仲　甘杞子　生山药　煅磁石　粉丹皮　石决明　酒炒女贞子　菟丝子（盐水炒）　清阿胶（四两）　龟板胶（三两）　鹿角胶（一两）。以三胶溶化收膏，每晨服七八钱，开水化服。

按语： 肾水不足，木失滋涵，则阳气升复太过，心神受扰不安。治以滋肾养肝，宁神息木。二诊，阳有所制，心神稍安；故育阴息肝，以金器镇压阳木。三诊，病久正气渐衰，腰股作酸；偏左头痛提示肾虚血亏而致风动，故滋肾水以息风木。

二十一、胸胁痛

张聿青认为，胸胁痛之病机，主要责之于气、血、痰、湿。气有气郁、气滞、气虚；血则多因血瘀，往往气血瘀滞相伴而行；痰湿既是病因亦是病理产物，其根本还是在于气机开合失调。胸胁痛的关键，在于气机通畅与否。因肝经过胸中散胁下，故与人体胸胁之气最为密切的脏腑，莫过于肝，其次是肺。故张聿青在施治过程中，对肝、肺两脏之气尤为关注。对本病的治疗，往往是标本同治，理气调血，祛痰除湿。气血运行通畅，气之开合得度，则疼痛自除。张聿青善用疏肝理气、调气行血、疏通痰气、旋运中阳、行气止痛之方药。如用葛仙翁颠倒木金散加减，以疏肝解郁止痛。旋覆花、当归尾、单桃仁、广郁金、青葱管、五加皮、金铃子、生薏仁、制香附、真猩绛、醋炒青皮，调气行血；生香附、真猩绛、公丁香、橘红、橘络、磨刀豆子、姜汁拌炒竹茹、炒枳壳、旋覆花、磨郁金、青葱管，疏通痰气，旋运中阳；乳香、没药，行气止痛。张聿青每次用药之变化虽微，但功效颇巨，足见其功底之深厚。《张聿青医案·卷九·胸胁痛》，共载有医案4例。兹选择3例点评如下：

案例1

左　胸痛脉弦，当舒气郁，用葛仙翁颠倒木金散法加减主治。木香（五分）　旋覆花（一钱五分）　炒瓜蒌霜（三钱）　陈香橼皮（一钱五分）　橘皮（二钱）　炒枳壳（一钱）　广郁金（一钱五分）　猩绛（四分）　生香附（二钱）　薤白头（三钱）　青葱管（三茎）。

按语：肝气郁结，胸中气机开合失司，故胸痛而脉弦。故治以疏肝解郁，行气止痛。加郁金、香附以防气郁导致血行失畅，薤白头、青葱管通阳解郁。

案例2

钱左　腹痛渐定，目黄略退。胸痛甚而气滞于络隧，以致气血不行。药既应手，再当扩充。旋覆花　当归尾　单桃仁　广郁金　青葱管　五加皮　川楝子　生薏仁　制香附　真猩绛　醋炒青皮。

按语：气滞络隧，气病及血，气滞更重，胸痛加甚。故治以理血通络，行气止痛。

案例3

阙左　烟体痰浊素盛，痰湿下注，发为泻痢；痢止而痰湿不行，升降开合之机皆为之阻；以致右胁作痛，痛势甚剧，按之坚硬有形；中脘板滞，不时呃忒。气坠欲便，而登圊又不果行；苔白罩霉，脉形濡细。此痰、湿、气三者互聚，脾肺之道路阻隔不通，以致流行之气，欲升不能，欲降不得，所以痛甚不止矣。气浊既阻，中阳安能旋运，夹浊上逆，此呃之所由来也。

在法当控逐痰涎，使之宣畅。然脉见濡细，正气已虚，病实正虚，深恐呃甚发厥，而致汗脱。拟疏通痰气，旋运中阳，以希万一。即请明哲商进。生香附（二钱，研）　真猩绛（七分）　公丁香（三分）　橘红（一钱）　橘络（一钱五分）　磨刀豆子（四分，冲）　姜汁拌炒竹茹（一钱五分）　炒枳壳（一钱）　旋覆花（三钱，包）　磨郁金（七分，冲）　青葱管（三茎）。

改方：服一剂后痛势大减，去郁金，加苏子三钱、炒白芥子一钱、乳没药各二分、黑白丑各三分，六味研极细末，米饮为丸如绿豆大，烘干，开水先服。其内香附、旋覆花用一钱五分。

原注：服后右胁不痛，但便泄不止，改用连理汤出入。师云：此乃不治之症。（正蒙附志）

按语：痰浊素盛，中焦气机紊乱，痰、湿、气三者互聚而致阴邪独盛，中阳不能安居而动，有阳离发厥之险。故急当疏通痰气，旋运中阳。二诊，阴邪已被撼动，气机有通畅之机，续加祛痰理气之品驱邪外出。便泄不止，乃邪大出之势，疾病有望向愈。

二十二、腹痛

张聿青认为，腹痛之病机，有实有虚，常虚实夹杂，以实为主导。实者，责之于蛔，或气机升降之紊乱；虚者，责之于肝肾亏虚，摄气失常。故本病的核心则是气机之运行是否通畅，不通则痛。腹之运气，主要归于肝、肾二脏；肝木之疏泄，肾水之固摄，缺一不可。因本病标本关系极为密切，故治疗时常常是标本同治，如驱虫止痛，疏肝理气止痛，宣通营卫止痛，调气息肝止痛。张聿青在用药选药上亦很有讲究，如用使君子、花槟榔、炒鹤虱、炙苦楝根、川黄连、臭芜黄、广郁金、淡吴茱萸、乌梅丸，驱蛔调肝止痛；用延胡索、五灵脂、蓬莪术、乌药、丹参、泽兰、乳香、没药、上沉香、西血珀，宣通营卫气机；用盐水炒香附、白蒺藜、金铃子、杭白芍、盐水炒青皮、双钩钩藤、整砂仁、淡吴茱萸、天麻，调气息肝止痛。随病机之不同，亦常加肾气丸、炒枳实、制半夏、佩兰叶、单桃仁、广陈皮等，以助调理全身之气机。体现出对中药运用之娴熟，对中药剂型运用之巧妙，尤其是张聿青洞察人体气机细微之变的深厚功底。《张聿青医案·卷九·腹痛附小腹痛》，共载有医案 11 例。兹选择 3 例点评如下：

案例 1

某　腹痛难忍，大便解出长虫，腹胀坚满。此蛔蚀而肝木失疏，恐致痛厥。使君子（三钱）　花槟榔（一钱）　炒鹤虱（三钱）　炙苦楝根（三钱）　川雅连（四分）　臭芜荑（二钱）　广郁金（一钱五分）　淡吴黄（四分）　乌梅丸（一钱五分，开水送下）。

按语：蛔蚀肝木，肝木失疏，气机紊乱而痛甚，此急当驱蛔止痛。

案例 2

某右　疏通气机，痛势不退，良由产后恶露未清，营卫流行为之所阻。再为宣通。延胡索　五灵脂　蓬莪术　乌药　丹参　泽兰　乳香（三分）　没药（去油，三分）　上沉香（三分）　西血珀（四分。上四味研末，先调服）。

二诊：月事稍行，少腹之痛，由此而减。的是恶露未清。再为宣通，务使其营气畅达。延胡索　乳香　制香附　当归须　生熟谷芽　没药　郁金　南楂炭　台乌药。

按语：妇人产后营卫流行受阻，气行不通而痛；所以疏通气机，痛势不退者，皆因产后恶露未清。二诊，恶露稍除，故痛减；再为宣通营气，气顺则愈；恐营气过耗，故以当归须、生熟谷芽防之。

案例 3

左　气从少腹上冲则腹满，甚至干犯心胸则懊恼难忍。此冲气上逆。

姑调气息肝。盐水炒香附　白蒺藜　川楝子　杭白芍　盐水炒青皮　双钩钩　整砂仁　淡吴萸　天麻　金匮肾气丸。

按语：冲气上逆则心胸懊恼。此肝肾失调而气逆，故治以调气、息肝。固肾。

二十三、头痛（附：头风）

张聿青所治头痛诸案中，有头痛反复发作者，有头痛持续不止伴心胸懊恼者；有头痛甚剧，右目翳障者；有偏头痛者，有头痛伴眩晕者，有头痛连脑者，等等。临床之千变万化，由此可见。然一脉一症，皆有理可循。如头痛止而后发者，张聿青谓其"肝肾阴亏，虚风上僭"；此病之时发时止，类风之时发时止，故治以养阴息风；头痛伴心胸懊恼者，谓其"肝火风壅于阳络"，故治以凉肝息风；偏头痛伴热气上冲，脉象细弦者，谓其"阴分不足，阳气不潜"，故进以育阴潜阳；头痛连脑，伴发作时遍身经络抽掣者，详查其本，言"太阳膀胱经为水府，其脉络脑……痰湿遏伏，则水寒而脉道不行"；故以温阳化痰除湿之丸药治之；头痛在额伴鼻窍不利，其"右脉弦大"者，张聿青断其为"外风引动内风"，方用选奇汤加减治之。凡疑难杂症，张聿青均条析其理，细究其源，法出有据。《张聿青医案·卷九·头痛》，共载有医案18例。兹选择5例点评如下：

案例1

邵右　头偏作痛，心悸怔忡不寐，时觉恶热。阳升太过，致心火不能下行。拟宁神和阳。炒枣仁（二钱）　茯神（三钱）　粉丹皮（一钱五分）　酒炒杭白芍（一钱五分）　石决明（五钱）　黑豆衣（三钱）　柏子仁（三钱）　龙齿（三钱）　炒知母（一钱五分）　川楝子（一钱五分）　天王补心丹（三钱，先服）。

二诊：寐得稍安，轰热亦减，然仍头偏作痛。左关脉大，还是阴涵不足，阳升有余。前法再参和阴。生龟板（四钱）　酸枣仁（二钱，川连二分煎汁，炒，研）　酒蒸女贞子（三钱）　酒炒白芍（一钱五分）　醋煅珍珠母（四钱）　滁菊花（一钱五分）　煅龙齿（三钱）　黑豆衣（三钱）　丹皮（二钱）　辰灯心（三尺）。

三诊：略能就寐，而热气时从上冲，脉象细弦。阴分不足，阳气不潜。前法再进一筹。阿胶珠（三钱）　茯神（三钱）　煅龙齿（三钱）　酒炒白芍（一钱五分）　酸枣仁（二钱，川连三分煎汁，炒）　夜交藤（四钱）　酒炒女贞子（三钱）　醋煅珍珠母（四钱）　辰灯心（三尺）　濂珠粉（二分，先服）。

按语：《素问·至真要大论》载："诸热瞀瘛，皆属于火。"本案阴津耗损，以致相火妄动，君火亦随之妄动；火性炎上，热扰心神；故头痛伴见心悸、怔忡、不寐，故以酸枣仁、白芍、知母、黑豆衣、天王补心丹，滋已亏之阴液；以牡丹皮、石决明、龙齿、金铃子，泻妄动之相火；以茯神、酸枣仁、柏子仁养心安神。二诊时，左关脉大，大脉为太过之脉；阳升太过，表象有余而里已不足，故"补不足，损有余"，故再参和阴。三诊时，脉象细弦，夜寐渐安，阳已潜藏，阴仍亏耗，故热气时从上冲，再伍阿胶、珍珠、珍珠母等益阴护神之品。

案例2

邵右　头晕渐致作痛，痛引耳后，恶心欲吐，两关脉弦。少阳阳明不降也。柴胡（四分）　炒竹茹（一钱）　法半夏（一钱五分）　酒炒白芍（一钱五分）　丹皮（一钱）　黑山栀（二钱）　白茯苓（三钱）　川芎（五分）　蔓荆子（八分）。

二诊：头痛大减，耳后作胀，的是甲木之升腾有余。桑叶（一钱五分）　黑山栀（三钱）　白蒺藜（三钱）　滁菊花（一钱五分）　钩钩（三钱）　丹皮（一钱五分）　蔓荆子（一钱）　石决明（三钱）　连翘壳（三钱）干荷叶（三钱）。

按语：《伤寒论》载："阳明中风，脉弦浮大而短气，腹都满，胁下及心痛……有潮热，时时哕，耳前后肿……与小柴胡汤。"少阳阳明不降，风火循经上扰，故见头晕作痛，痛引耳后；治以清降少阳阳明；方用柴胡、白芍疏少阳之郁，竹茹、山栀、牡丹皮清少阳之火，半夏、茯苓、竹茹降逆止呕，川芎、蔓荆子疏散少阳阳明之邪。二诊，头痛大减，耳后仍胀。张聿青谓其"甲木升腾有余"以前方佐桑叶、蒺藜、钩藤、连翘、荷叶疏中寓降。

案例3

刘右　经云：真头痛，头痛甚，脑尽痛，手足寒至节，不治。头痛连脑一症，从来殊少专方。前诊脉象细沉，久按带弦。据述病剧之时，头脑苦痛，痛则遍身经络抽掣，数日渐退。夫脑为髓之海，病入骨髓，已属不可救药，何况乎苦痛之地，而在于髓之海乎！病及髓海，则虽疗治，尚苦无方，安有数日而能渐退之理乎？其所以如此者，必有至理存乎其中，在临症者未之深思耳。考十二经中，唯太阳膀胱经为水府，其脉络脑。又痰与湿皆水类也，痰湿遏伏，则水寒而脉道不行，脑痛之由，实出于此。刻下头痛虽不甚发，而每晨辄心中泛泛漾漾，至午才得如常。盖卧则气闭，气闭则痰湿不行，清晨初起之时，正是痰湿欲行未行之际，阳气浮越于上，故体为之疲软，心胸为之不舒。夫营出于中焦，又中焦受气，取汁变化而赤，是为血。今中焦所受水谷之气，不化为血，而酿为痰，故未至七七之年，而经水断绝。拟药如下，即希高正。盐水炒潼沙苑（二两）　橘红（八钱）　泽泻（一两）　炙黄芪（二两）　茯苓（二两）　制半夏（二两）　炒於术（二两五钱）　盐水炒黄柏（一两）　焦茅术（一两五钱）　炒杞子（三两）　煨天麻（一两）　杜仲（三两）　范志曲（一两五钱）　当归炭（二两）　川断肉（二两，炒）　白芍（一两）　炒酸枣仁（二两）　炒麦芽（二两）　炒干姜（七钱）。上药如法研为细末，水泛为丸如绿豆大。每晨服三钱，开水送下。另研参须一两五钱和人。

按语：痰湿客于脑络，则发为头痛；客于中焦，则影响中焦受气取汁化血；水谷之气，不化为血，而酿为痰，以致过早停经。头痛连脑，病已深入，难求速效。故配丸药，以沙苑子、黄柏、杜仲、川续断等，温肾以助气化；以半夏、茯苓、化橘红、泽泻、天麻、白术等，燥湿化痰，以通壅塞；以当归、白芍、枸杞等滋养营血而补不足。理法方药，环环相扣，辨证立法，如数家珍，高明之处显而易见。

案例 4

右　喉痹之后，风火未清，风气通肝，以致火风游行经络，头痛如破，甚则随地结块，所谓热甚则肿也。川芎　羚羊片　丹皮　蔓荆子　秦艽　山栀　白僵蚕　防风　香白芷　菊花。

二诊：头痛减而少腹有气上冲，直抵咽喉，寤难成寐。脉洪大稍敛，而关脉仍弦。肝火风未能尽平，厥气从而附和。前法再参调气。白芷　白芍　丹皮　藁本　川楝子　鲜菊花　山栀　当归　香附　青皮　枇杷叶。

按语：风气通于肝，肝火肝气逆乱，则致火风游行经络，故治以凉肝息风；川芎、牡丹皮、羚羊角、菊花，凉肝活血祛风；蔓荆子、秦艽、防风、白芷、僵蚕，祛经络之风，力求缓解头痛程度。二诊，头痛减而少腹有气上冲，洪大脉为风火未平，关弦提示肝气不和；治从前法，用川楝子、香附、青皮等调气之品。

案例 5

孙左　头痛在额为甚，鼻窍不利，右脉弦大。阴分素亏，外风引动内风。用选奇汤进退。淡豆豉（三钱）　淡芩（一钱五分）　黑豆衣（三钱）　川石斛（四钱）　青防风（一钱）　池菊（二钱）　藁本（一钱）　水炒竹茹（一钱）　干荷叶边（三钱）　葱白头（二枚）。

按语：李东垣《兰室秘藏·卷上·眼耳鼻病》谓选奇汤"治眉骨痛不

可忍"，淡豆豉、防风、藁本、菊花、葱管疏散在外之风热，淡黄芩、荷叶、竹茹清在内之风热，黑豆衣、川石斛养阴息风。

二十四、脘痛

　　在《张聿青医案》所载脘痛诸案中可见，导致胃脘痛的病因病机，大体有以下几个方面：一是"寒饮停聚"，寒主收引，饮为阴邪，寒饮为患，阻遏胃阳，故发脘痛；治以"温通胃阳，兼逐水饮"。二为肝胃不和所生之"厥气"，即逆乱之气，或致中脘攻撑作痛，或致呕吐呃逆，或致气上冲胸，或致腹满气冲；治之以疏肝和胃，行气理气。三为"痰气"，痰气交阻，经络不通，致脘痛或痛引脊背，或痛引背胁；久则气血凝滞，致中脘坚硬；治之以辛通涤痰，疏肝调气。四为气火，或因肝阴不足，肝阳上亢而化火，或因气机郁滞郁而化火，火风上扰；常见胃脘灼热或灼痛，或火气生风蔓延至头面；见面肿头晕、耳鸣等；治之以清肝泻火，柔肝疏肝。

　　在用药上亦有独到之处。对于寒饮停聚致中脘剧痛之患者，常配伍辛温峻猛之牵牛子、干姜、肉桂等祛寒逐饮；气机郁滞者，常配伍芳香之沉香、砂仁、丁香、川厚朴、乌药、陈皮、枳壳等，温中散寒、理气和胃；痰饮为患者，常以瓜蒌、薤白、半夏、桂枝之属祛痰涤饮；气火为患者，常以左金丸之黄连、吴茱萸、川楝子、白芍等，疏肝柔肝、泻火平肝。《张聿青医案·卷九·脘痛》，共载有医案 17 例。兹选择 10 例点评如下：

　　案例 1

　　俞左　寒饮停聚胃中，胃阳闭塞。中脘作痛，甚至有形，按之辘辘。不入虎穴，焉得虎子。薤白头　大腹皮　公丁香　白茯苓　川朴　制半夏　老生姜　白蔻仁（研，后入）　黑丑（三分）　交趾桂（一分）　上沉香（一分。后三味研细末，先调服）。

二诊：温通胃阳，兼逐停饮，中脘作痛大退，的是寒饮停于胃腑。从此切忌寒冷水果，勿再自贻伊戚。制半夏（一钱五分） 木猪苓（一钱五分） 大腹皮（一钱五分） 泽泻（一钱五分） 公丁香（三分） 制香附（二钱） 白茯苓（三钱） 川朴（一钱） 高良姜（四分） 橘皮（一钱） 生姜（二片）。

按语：寒饮停聚，故治以温中化饮。薤白、丁香、老生姜、肉桂温阳散寒，牵牛子攻痰逐饮，沉香、川厚朴、大腹皮行气开闭。二诊时脘痛大退，再进温中散饮，兼以猪苓、泽泻、茯苓利水渗湿。用药如用兵，应攻则攻，"扬汤止沸，不如去薪"。

案例 2

沈右　中脘有形，食入痞阻。苔白罩霉，脉沉弦细。此痰气郁结胃中，当为宣通。广郁金（一钱五分） 建泽泻（一钱五分） 沉香曲（二钱，炒） 川桂枝（三分） 制半夏（一钱五分） 薤白头（三钱） 瓜蒌仁（三钱） 茯苓（三钱） 广皮（一钱） 制香附（二钱）。

二诊：苔霉全化，中脘渐舒。然脉象尚带沉弦。宜肝胃两和，疏通痰气。制半夏（一钱五分） 炒沉香曲（二钱） 白蒺藜（去刺，炒，三钱） 枳实（一钱） 制香附（二钱） 广郁金（一钱五分） 香橼皮（一钱） 整砂仁（四粒，入煎） 上广皮（一钱）。

按语：白霉苔，为痰阻之征；脉沉弦，为气郁之象；故以沉香、郁金、广陈皮、香附之属理气开郁，以桂枝、半夏、薤白、瓜蒌仁之属祛其痰浊，以泽泻、茯苓利水渗湿导痰浊从小便而出，气津并调。二诊，脉象尚带沉弦，气机不通；再参以砂仁、香橼、枳实之属。

案例 3

许右　温通而痛仍不定。谅以节令之交，阴阳转换之时，气机难于畅达，勿以为药之罔效，而变计焉。薤白头　半夏　香附　乌药　砂仁　青

皮　瓦楞子　陈皮　上安桂（三分，去粗皮，研，后入）。

二诊：吃面食果，气寒肝横。防厥。吴萸　青皮　金铃子　白芍　砂仁　香附　枳壳　沉香片　陈皮。

三诊：中脘作痛，得温即定，此中阳为湿寒所阻。经云：温则消而去之。高良姜　广皮　郁金　陈香橼皮　乌药　半夏　香附　公丁香　白蔻仁（二味研细末，先送下）。

按语：薤白、半夏、乌药、半夏温中寓通，香附、砂仁、青皮、陈皮、枳实肝胃并调，瓦楞子消痰化瘀并可制酸止痛，标本兼治；二诊时，张聿青谓"气寒肝横""传经之邪，而先夺其未至，则所以断敌之要道也"（《用药如用兵论》）；以吴茱萸暖肝散寒，白芍、金铃子柔肝缓急。

案例 4

洪左　中脘作胀，而且剧痛，呕吐涎水，脉象沉弦。此寒饮停阻胃中，恐致痛厥。上安桂（七分，后入）　荜茇（六分）　赤白苓（各一钱）　香附（三钱）　公丁香（三分）　制半夏（三钱）　广皮（一钱五分）　香附（三钱）　薤白头（三钱）　上沉香（三分）　黑丑（一分。后二味研细末，先调服）。

二诊：剧痛欲厥，业已大定，出险履夷，幸矣幸矣。前法再进一步。上安桂　半夏　广皮　薤白头　老生姜　瓦楞子　香附　乌药　香橼皮　茯苓。

按语：沉为水蓄，弦为饮停；故治以温中散寒，消痰逐饮。二诊，剧痛已解，再进以温中散寒，行气止痛。峻猛之药，中病即止。

案例 5

徐左　中脘作痛，腹满气撑，便阻不爽。脉两关俱弦。厥气夹痰，阻于胃腑，久则成膈。薤白头（三钱）　瓜蒌仁（四钱）　酒炒延胡索（一钱五分）　青皮（一钱）　瓦楞子（五钱）　制香附（二钱）　淡吴萸（五分）

枳壳（一钱）　沉香（二分）　公丁香（三分）　黑丑（三分）　湘军（四分。
后四味研细，先服）。

二诊：脘痛微减。然稍有拂逆，痛即渐至。还是肝胃不和，再为疏泄。
赤芍（吴萸四分，同炒）　制半夏　香附　乌药　薤白头　陈香橼皮　砂仁
青皮　延胡　瓦楞子。

按语：腹满气撑，知是气滞；便阻不爽，知是痰阻；弦为脉气紧张，
寒主收引，故脉应为弦而紧；以薤白、瓜蒌、吴茱萸、沉香，温中通阳，
化痰散结；以延胡索、青皮、香附、枳壳，行气止痛；以牵牛子涤痰逐饮。
二诊，"稍有拂逆，痛即渐至"，知病入血分；前法加吴茱萸炒赤芍，吴茱
萸之温祛赤芍之寒，留赤芍之活血止痛功效，此去性存用也。

案例 6

虞右　木郁土中，中脘作痛；胃脘之间，时有烘热之象。脉细关弦。
肝经之气火，冲侮胃土。急宜开展襟怀，使木气条达。醋炒柴胡　杭白
芍　川楝子　广郁金　当归身　制香附　青陈皮　麸炒枳壳　粉丹皮
姜汁炒山栀。

二诊：中脘烙热较退，痛亦略松。然每晨面肿，头晕耳鸣。无非火气
生风蔓延所致。川楝子　制香附　川雅连（淡吴萸同炒）　麸炒枳壳　白蒺
藜　东白芍　蜜水炒小青皮　十大功劳叶　桑叶。

三诊：气注作痛渐轻，而咽中仍然如阻，时仍潮热。还是气火之郁。
磨苏梗　朱茯神　生香附　炒枳壳　磨郁金　炒枣仁　煅龙齿　白蒺藜
粉丹皮　钩钩　逍遥丸。

按语：木曰曲直，喜调达，逆则易克伐脾土，郁则易化火；四逆散疏
肝解郁，伍金铃子、广郁金、当归身、香附、青陈皮，以增强疏泄之功；
佐牡丹皮、山栀，清胸中郁热。二诊时，火气生风上攻，疏肝理气中加左
金丸、桑叶、十大功劳叶以清降火风。三诊时，痛缓滞消，咽中仍阻，仍

为气火之郁，故以紫苏梗、香附之属继疏其郁；以酸枣仁、龙齿之属平肝潜阳，佐以逍遥丸疏肝理气。

案例7

顾左　辛通气分，中脘痞阻较定，痛呕泄泻，的是木乘土位。经云：寒则湿不能流，温则消而去之。白芍（一钱五分，吴萸四分，同炒）　沉香曲（二钱）　茯苓（三钱）　枳壳（一钱）　砂仁（七分）　香橼皮（一钱五分）　上瑶桂（三分，饭丸，先服）。

按语： 木乘土位，胃气上逆则呕，脾失运化则泻，兼寒湿为患；吴茱萸炒白芍，去其寒凉之性，存其养阴柔肝之功，肉桂、茯苓以温阳化饮，沉香温中散寒；合枳壳、砂仁、香橼，共达疏肝和胃、行气止痛之效。

案例8

左　胸阳旋转而痛止，浊痰留恋而未清。欲使其气分宣通，当问其谁为阻我气分者。炒於潜术（一钱五分）　公丁香（三钱）　炮姜炭（四分）　橘红（一钱）　制半夏（一钱五分）　白蔻仁（七分）　炒枳实（一钱）　香橼皮（一钱五分）　川桂枝（五分）　云茯苓（三钱）。照方十帖，研末为丸，每服三钱。

按语：《金匮要略·脏腑经络先后病脉证治·第一篇》第17条云："夫诸病在脏，欲攻之，当随其所得而攻之。"欲使气分宣通，先祛其痰浊。

案例9

某　痛势大减。然气冲至脘，则痛仍剧，大便不行。肝胃不和，气浊内阻。再为疏通。青皮　川楝子　郁金　整砂仁　木香　槟榔　白蒺藜　制香附　川雅连（淡吴萸同打）。

二诊：大便已行，并呕涎水，痛势递减，而仍未止。再辛通胃阳。薤白头　制香附　沉香片　砂仁　上瑶桂　制半夏　青陈皮　瓜蒌仁　茯苓。

按语： 肝胃不和，致气机逆乱，气冲作痛，大便不行；以青皮、砂仁、木香、槟榔等气药，和胃疏肝，调理气机；再合左金丸，清肝泻火，降逆止呕。二诊，并呕涎水，知仍有痰饮为患；故于疏肝和胃中，加薤白、半夏、肉桂、瓜蒌等燥湿化痰、温化寒饮之品。

案例 10

范右　中脘不时作痛，痛则牵引背肋，甚至呕吐痰涎，肤肿面浮，往来寒热。肝胃不和，夹饮内阻。拟辛润通降法。薤白头（三钱）　制半夏（一钱五分）　白蒺藜（三钱）　白僵蚕（三钱）　橘红（一钱）　瓜蒌霜（四钱）　白茯苓（三钱）　煨天麻（一钱）　紫丹参（二钱）。

二诊：脘痛已止，胸闷呕吐亦减。两关脉弦。还是肝阳犯胃未平也。制半夏（一钱五分）　代赭石（三钱）　旋覆花（包，一钱五分）　白蒺藜（三钱）　炒竹茹（一钱）　白茯苓（三钱）　橘皮（一钱）　川雅连（二分，淡干姜二分，同炒）。

按语：《金匮要略·胸痹心痛短气病脉证治》载："胸痹不得卧，心痛彻背者，栝楼薤白半夏汤主之。"中阳不足，痰饮内据，以致中脘不时作痛，痛引背肋；故以薤白、半夏、瓜蒌、茯苓、化橘红，祛痰涤饮；以蒺藜、僵蚕、天麻，疏肝平肝以和胃。二诊时，诸症皆缓，两关脉仍弦。张聿青谓"肝阳犯胃未平"，故拟张仲景旋覆代赭汤，兼化痰疏肝和胃。

二十五、腰痛

张聿青认为，腰痛之病机，多为本虚标实，常虚实夹杂并见。虚者，责之于肝肾亏虚、络隧空虚、经络暗损等；实者，责之于风湿、寒湿、风阳、湿热、奇脉不和、气滞等。腰痛之人，大多年高体衰或腰脊过劳，此常为肝肾经络受损，湿邪复趋所致。治疗或先治其标，如"宣络止痛""祛湿除风止痛""清利湿热止痛""理气通络止痛"；或以治本为先，如"补益肝肾""补血养络"；或标本兼顾，如"益肝肾兼除寒湿""育阴息肝""补气以除湿热"等。张聿青善用补益肝肾，祛湿理气通络之方药，如选用肾著汤益肝肾以除寒湿，桂枝、秦艽、独活、橘皮络、威灵仙、萆薢以宣络除湿，干苁蓉、杜仲、盐水炒菟丝子、炒萸肉、甘杞子、酒炒白芍、川桂枝、酒炒当归、柏子霜、橘络叶调和奇脉。而且，又常随病机之不同，和入二妙丸、越鞠丸、独活寄生汤、萆薢渗湿汤、二陈汤等等，体现出对本病认识之全面，遣方用药之精准。《张聿青医案·卷九·腰痛》，共载有医案 7 例。兹选择 4 例点评如下：

案例 1

左　肝肾两亏，风与湿袭入经络，肩背腰膂俱痛。再宣络而理湿祛风。桂枝　秦艽　独活　橘皮络　威灵仙　萆薢　薏仁　防风　桑寄生　二妙丸。

按语： 肾主骨，肝主筋；肝肾两亏，则筋骨两伤，风湿阻塞；治以宣络、理湿、祛风。

案例 2

沈左　由胁痛而致吐下皆血，血去之后，络隧空虚，风阳入络，胸膺腰膂两胁皆痛，时或眩晕。脉象虚弦。宜育阴以息肝，养营以和络。阿胶珠（二钱）　柏子霜（三钱）　煅龙齿（三钱）　甘杞子（三钱）　细生地（四钱）　杭白芍（一钱五分）　白归身（二钱）　炒萸肉（一钱五分）　云茯苓（三钱）　厚杜仲（三钱）。

按语： 络为血室，血去则络失濡养，不荣则痛，邪风入侵；治风先治血，血盈风自灭；故宜育阴以息肝，养营以和络。

案例 3

左　疏补兼施，气分尚属和平，而腰膂酸楚，颇觉板胀。肝肾虚而湿走入络。再益肝肾，参以制肝。上瑶桂（四分）　厚杜仲（三钱）　盐水炒菟丝子（三钱）　甘杞子（三钱）　血鹿片（三分）　怀牛膝（三钱）　盐水炒潼沙苑（三钱）　云茯苓（三钱）　土炒东白芍（一钱五分）　小茴香（五分）　别直参（另煎，冲，一钱）。

二诊：体重腰脊作痛。肝肾空虚，所有湿邪复趋其地。用肾着汤出入。淡干姜（四分，炒）　广橘红（一钱）　生熟甘草（各二分）　独活（一钱）　焦白术（二钱）　云茯苓（一两）　制半夏（一钱五分）。

按语：肝肾受损，筋骨失守而湿走入络；虚则补其母，疏补肝肾以复其位。二诊，湿邪已由络入里，急当驱湿外出，故以振奋里阳以除湿。

案例 4

邹左　肝肾不足，闪挫气注，腰府不舒。当益肝肾而和络气。川桂枝（五分）　杜仲（三钱）　炒牛膝（三钱）　炒丝瓜络（一钱五分）　川独活（一钱）　猩绛（五分）　旋覆花（二钱，包）　生熟薏仁（各二钱）　橘红（一钱五分）　青葱管（三茎）。

按语：肝肾不足，经络之气无以助推而滞；此当壮肝肾与通络理气并举，方可求得和平。丝瓜络乃自然之经络，可引药直达病处。

二十六、呕吐（附：吞酸　吐蛔）

张聿青认为，呕吐之病，病位主要在胃，病机为胃之阴阳、升降失常；证候有虚实之分，虚者责之于脾胃两虚、中阳不足、胃阴亏虚等；实者责之于水饮内停、热气上冲、肝阳逆犯、肝木横逆、痰浊阻滞、肝火郁积，等。呕吐之根本在于中焦之升降，故治疗上以畅达中焦之气机为核心。因本病之标本关系极为密切，故治疗时以治本为主，如"转阳化饮""补脾泻木""壮水涵木""苦辛通降""息肝化火"，间或辅以降呕之物，如丁香、竹茹、姜汁、伏龙肝。张聿青遵循张仲景之法，善用辛开苦降之药以畅达中焦，如川黄连、姜汁、制半夏、淡干姜、云茯苓、广陈皮、薤白头、炒枳实、竹茹；亦常用旋转中阳之药以除固浊，如川桂枝、制半夏、茯苓、白蔻仁、公丁香、广藿香、淡干姜、橘皮、猪苓、伏龙肝。此外，张聿青非常重视肝胃之间的关系，认为肝失疏泄是脾胃功能失调非常重要的因素。而且，其对"心为汗，肺为涕，脾为涎，肝为泪，肾为唾"之五液理论的临床运用，更体现出其扎实而丰富的中医功底。《张聿青医案·卷十·呕吐（附吞酸　吐蛔）》，共载有医案 22 例。兹选择 8 例点评如下：

案例 1

陶左　胃有停饮，不时呕吐。水为阴类，非阳气旋运，不能消化。拟半夏茯苓汤、苓桂术甘汤两方出入。制半夏（三钱）　上广皮（一钱）　川桂枝（四分）　公丁香（三分）　广藿香（三钱）　淡干姜（四分）　白蔻仁（七分，后入）　白茯苓（五钱）。

按语：水饮内停，诸路阻滞，中焦之气无路可行，遂上而行之。此至阴之类，非阳刚健运之法不能驱之，故治以辛温利导之法。

案例 2

左　和胃中阴阳，呕吐仍来，苔灰舌白。从苦辛进退之。制半夏（一钱五分）　川桂枝（四分）　炙黑草（二分）　人参须（七分）　枳实（八分）　淡干姜（五分）　川雅连（五分）　白茯苓（三钱）　生姜汁（一匙）。

按语：和胃中阴阳而呕吐仍来，此病在痰湿阻滞，阳气不通。以辛开苦降之法，辛以通阳，苦以降浊，以复中焦之畅达。

案例 3

陈左　食入辄作呕吐，脉两关俱弦。肝阳冲侮胃土，久恐成膈。拟苦辛通降法。制半夏（一钱五分）　淡干姜（三分）　茯苓（三钱）　土炒白芍（一钱五分）　川雅连（五分）　代赭石（三钱）　橘红（一钱）　旋覆花（一钱五分，绢包）　枳实（一钱）　炒竹茹（一钱五分）。

二诊：脉弦稍平，呕吐略减。的属肝阳逆犯胃土。再和中镇逆，苦降辛开。制半夏（一钱五分） 白蒺藜（去刺，炒，三钱） 代赭石（四钱） 土炒白芍（一钱五分） 沉香曲（一钱五分，炒） 旋覆花（二钱，包） 淡吴萸（一分五厘） 川雅连（五分，同吴萸炒） 炒竹茹（一钱五分）。

三诊：呕吐虽减，仍未能止。木克胃土，以致清浊混淆。不入虎穴，焉得虎子。制香附（一钱五分） 枳实（一钱） 炒香甜杏仁（三钱） 沉香曲（一钱五分，炒） 炒竹茹（二钱） 橘皮（一钱） 白蒺藜（三钱） 来复丹（八分，开水另下）。

四诊：大便通调，三日未经呕吐。胃中之清浊，渐得分化。药既应手，再守前意。川雅连（五分） 炙黑草（二分） 广皮（一钱） 淡干姜（四分） 制半夏（一钱五分） 川桂枝（四分） 白茯苓（三钱） 枳实（一钱） 炒竹茹（一钱） 来复丹（六分，先服）。

五诊：苦降辛开，分化清浊，胃中之阴阳渐和，呕吐渐定。药既应手，未便更张，但猛剂不宜久投耳。制半夏（一钱五分） 炙黑草（四分） 川雅连（四分） 枳实（七分） 川桂枝（四分） 白茯苓（三钱） 淡干姜（三分） 竹茹（一钱，水炒） 白芍（一钱五分，土炒） 来复丹（六分，先服）。

另拟一方备服。制半夏（一钱五分） 川雅连（四分） 炙甘草（三分） 茯苓（三钱） 橘皮（一钱） 杭白芍（一钱五分） 淡干姜（四分） 吉林参（另煎，冲，七分） 焦麦芽（二钱）。

按语：初诊，肝阳与停浊并存，故两关脉皆弦；肝侮胃土尤甚，故食入口即吐，此成厥先候，故急当通降浊物，治以辛开苦降。二诊，停浊稍减，故脉弦稍缓。此时以肝抑为主，故加以镇肝之法，以防浊物再生。三诊，中焦分泌清浊虽已好转，但木土不和，仍需助攻。四诊，浊物从大便而走，大势已去，守方待功。五诊，阴阳渐和，不宜猛剂；另备一方，以防攻邪太过。

案例4

右 呕吐大减，涌涎亦定。的是高年五液皆涸，三阳并结也。前方踵进。南沙参 川贝母 生扁豆 藕汁 活水芦根 川石斛 天花粉 甜杏仁 梨汁。

二诊：交节又复呕吐。三阳并结，既入重地，不易履夷也。川石斛 白蒺藜 北沙参 半夏曲 单桃仁 扁豆衣 梨汁 藕汁 姜汁 韭汁 牛乳 盐水炒竹茹。

按语：三阳并结，五液皆涸，水源缺乏，亦阳气郁结；急当救水，故治以养阴生津。二诊，前方入敌深腹，触动病根而排斥；仍当守方，佐以半夏曲、姜汁、韭汁、牛乳、竹茹缓解排异，以求斩草除根。

案例5

左 胃有停痰，胃阳不展。至暮辄作呕吐，脉象沉弦，恐延反胃之证。制半夏 淡吴萸 白蔻仁 云茯苓 猪苓 广陈皮 鲜生姜（二钱，打）太乙丹（三分，磨冲） 伏龙肝（煎代水）。

按语：胃阳不振，则胃中痰停；暮则阳入与痰相争，故欲呕。故治当振奋胃阳与驱除痰浊并举。

案例6

缪左 呕吐时作时止。舌苔薄白，并不浓腻。大便数日方行。脾得阳始运，胃得阴乃和，高年液亏，胃阴不足，所以宜通宜降者，转滞而转逆矣。人参须（一钱五分） 白茯苓（三钱） 炒香甜杏仁（三钱） 白檀香（一钱） 制半夏（一钱五分） 白蒺藜（三钱） 竹二青（盐水炒，五分）白蜜（二钱）。

按语：高年液亏，胃阴不足；胃中燥塞，遂便秘；浊物阻滞而气机上逆，故呕吐；治当通降中焦，但终为虚体，故于人参须、白蜜润补之上而通降之。

案例7

右　食入片刻，即吐出酸水，面现青色。询系失恃后悲苦所致。肝火郁极，故作酸也。桑叶　丹皮　郁金　制香附　山栀（姜汁炒）　左金丸。

按语：肝火郁土，使本味外吐，本色外现。故治当凉肝、疏肝、泻肝。

案例8

李左　经云：心为汗，肺为涕，脾为涎，肝为泪，肾为唾，是为五液。今起居如常，而时吐涎沫，胃纳不旺。显属脾胃两虚，不能约束津液。以丸药缓调。炙绵芪（三两）　炙黑草（五钱）　缩砂仁（四钱）　煨益智（七钱）　广陈皮（七钱）　奎党参（四两）　厚杜仲（三两）　炒於术（二两）　炒山药（三两）　炒杞子（三两）　制半夏（一两五钱）　炒淡姜渣（四钱）　炒范志曲（一两）　广藿梗（一两五钱）　泽泻（一两五钱）　白茯苓（三两）　焦麦芽（二两）　炒扁豆（二两）　炒萸肉（一两五钱）。上药研为细末，水泛为丸，每服三钱。

按语：心为汗，肺为涕，脾为涎，肝为泪，肾为唾。故吐涎沫者，非脾胃莫属，故治以健脾益胃，固摄津液。泽泻、广藿梗、陈皮、砂仁之用，在于行通补之功，与六味地黄丸有异曲同工之妙。

二十七、噎膈（附：反胃）

张聿青所治噎膈与反胃诸案，多为噎膈重症，症见食入梗阻，或伴痰涎上涌，或伴呕吐青紫瘀血，或伴胸脘痞闷；张聿青认为，噎膈之病因病机，多为痰瘀阻滞，胃阳不运，肝胃不和，气滞痰阻，胃阴枯涸；病机往往虚实夹杂，寒热并见。在遣方用药方面，常以活血化瘀药、疏肝和胃药、燥湿化痰药并用；如活血止痛，常用延胡索、五灵脂、桃仁、三棱、莪术之属；气滞明显时，多配伍香附、枳壳、降香、乌药等；痰涎较多时，常配伍半夏、旋覆花、生姜汁、竹茹等；肝经风火较旺时，常配伍桑叶、菊花、山栀、生地黄等。噎膈虽属重症，多难根治，但可帮助患者缓解症状，遣方用药思路，仍值得借鉴。《张聿青医案·卷十·噎膈》，共载有医案10例。兹选择10例点评如下：

案例1

左　食入哽阻，痰涎上涌，胃阳不运。噎膈重证，势难治也。薤白头（三钱）　川雅连（四分）　制半夏（一钱五分）　橘皮（一钱）　白檀香（三钱）　淡干姜（六分）　广郁金（一钱五分）　竹茹（一钱）　上沉香（三分）　公丁香（三分，二味研末，先调服）。

按语：胃阳不运，无以运化水饮，致水饮聚而成痰，痰阻气滞，形成噎膈之证。张聿青拟张仲景辛开苦降之半夏泻心汤，半夏、薤白、橘皮、竹茹以化痰除痞，干姜、丁香、沉香、檀香、郁金以温胃散寒，并借其芳香走窜之力除经络之痰、通经络之气；黄连苦降，苦以燥痰湿，降以消气滞。

案例2

沈左　中脘作痛，食入哽阻，去冬曾解坚黑大便。良由瘀滞胃口，势成噎膈。延胡索（一钱五分，酒炒）　薤白头（三钱）　乌药（一钱五分）　荆三棱（一钱）　瓦楞子（五钱，打）　单桃仁（三钱，打）　蓬术（一钱）　黑白丑（各七分）　旋覆花（二钱，包）　五灵脂（三钱）。

按语：气血瘀滞，不通则痛；故以延胡索、三棱、莪术、桃仁、五灵脂活血化瘀止痛，以乌药、旋覆花温胃行气；牵牛子苦寒以逐痰涤饮，泻水消积。

案例3

左　脘痞者久，食入哽阻。涌涎气瘀交阻，噎膈重证也。延胡索（一钱五分，酒炒）　瓦楞子（一两）　制香附（二两，研）　薤白头（三钱）旋覆花（二钱，包）　制半夏（三钱）　五灵脂（三钱，酒炒）　益智仁（一钱）　乌药（一钱五分）　生姜汁（一匙，冲）。

按语： 以延胡索、瓦楞子、五灵脂活血止痛，以香附、旋覆花、乌药疏肝理气和胃，以半夏、薤白化痰开痞，以益智仁益肾扶正。王好古谓益智仁"益脾胃，理元气，补肾虚，滑沥"（《汤液本草·卷下·木部》）。

案例4

胡云台方伯　年逾花甲，阴液已亏，加以肝气不和，乘于胃土，胃中之阳气不能转旋。食入哽阻，甚则涎沫上涌。脉两关俱弦。噎膈根源，未可与寻常并论。姑转旋胃阳，略参疏风，以清新感。竹沥半夏（一钱五分）　炒竹茹（一钱）　川雅连（五分）　淡黄芩（一钱五分）　淡干姜（三分）　白茯苓（三钱）　桑叶（一钱）　池菊花（一钱五分）　白蒺藜（一钱五分）　白檀香（一钱，劈）。

二诊：辛开苦降，噎塞稍轻然。左臂作痛，寐醒辄觉燥渴。脉细关弦，舌红苔黄心剥。人身脾为阴土，胃为阳土，阴土喜燥，阳土喜润。譬诸平人，稍一不慎，饮食噎塞，则饮汤以润之，噎塞立止，此即胃喜柔润之明证。今高年五液皆虚，加以肝火内燃，致胃阴亏损，不能柔润，所以胃口干涩，食不得入矣。然胃既干涩，痰从何来？不知津液凝滞，悉酿为痰，痰愈多则津液愈耗。再拟条达肝木而泄气火，泄气火即所以保津液也。然否即请正之。香豆豉　光杏仁　郁金　炒瓜蒌皮　桔梗　竹茹　川雅连（干姜六分，煎汁收入）　枇杷叶　黑山栀　白檀香。

三诊：开展气化，流通津液，数日甚觉和平，噎塞亦退。无如津液暗枯，草木之力，不能久持，所以噎塞既退复甚。五脏主五志，在肺为悲，在脾为忧。今无端悲感交集，亦属脏燥之征。再开展气化，兼进润养之品。光杏仁（三钱）　广郁金（一钱五分）　黑山栀（三钱）　竹沥（七钱，冲）　姜汁（少许，冲） 炒瓜蒌皮（三钱） 白茯苓（三钱） 枳壳（五分） 炒苏子（三钱） 大天冬（三钱） 池菊花（一钱） 白檀香（八分） 枇杷叶（去毛，四片）。

四诊：开展气化，原所以泄气热而保津液也。数日来舌心光剥之处稍淡，然左臂仍时作痛，噎塞时重时轻，无非津液不济，胃土不能濡润。咳嗽多痰，亦属津液蒸炼。肺络被灼，所以脏燥乃生悲感。再化痰泄热以治其标，润养津液以治其木。白蒺藜（三钱） 黑山栀（三钱） 光杏仁（三钱） 怀小麦（六钱） 池菊花（一钱五分） 广郁金（一钱五分） 炒瓜蒌皮（三钱） 生甘草（三分） 大南枣（四枚，劈，去核） 盐水炒竹茹（一钱）。

接服方：鲜生地（五钱） 天花粉（一钱五分） 大麦冬（三钱） 甜杏仁（三钱） 生怀药（三钱） 白蒺藜（三钱） 焦秫米（二钱） 青果（三枚，打） 梨汁（一两，温冲）。

按语：初诊以半夏泻心汤，辛开苦降，化痰消痞，以升胃阳；桑叶、菊花、蒺藜之清疏以和肝气。二诊时，噎塞稍轻，寐醒则燥渴。张聿青认为，此属"胃阴亏损，肝火内燃"，故治以条达肝木而泄气火。方中竹茹、黄连、枇杷叶、黑山栀之苦寒，以清气降火，兼化痰热；淡豆豉、桔梗、郁金、檀香，以"开展气化"，通调气机，气行则津行。四诊，病有起色，故于开展气机中，加菊花、大枣、小麦等润养之品。

案例 5

蒋　嗜饮损伤中阳，气不施化。食入哽阻，痰涎上涌。脉滞，苔白质腻。噎膈重证，图治维艰。代赭石（四钱） 白茯苓（三钱） 广郁金（一钱五分） 竹茹（盐水炒，一钱） 旋覆花（一钱） 炒苏子（三钱） 白桔梗（八分） 枳实（八分） 左金丸（七分，入煎） 竹沥（八钱，姜汁三滴冲）。

按语： 痰涎上涌，且苔白质腻。中阳虚而不运水湿痰饮，致气随痰涎而上逆；故以旋覆代赭汤降气化痰，以茯苓、竹茹、紫苏子、竹沥清化痰涎；以郁金、桔梗、枳实宣展气机，以左金丸疏肝和胃。

案例6

郭左　肠红痔坠日久，营液大亏。食入于胃，辄哽阻作痛。脉两关弦滑。此胃阴枯槁。噎膈重证，何易言治。金石斛　北沙参　杭白芍　生甘草　焦秫米　白蒺藜　半夏曲　活水芦根。

师云：另取小锅煮饭，饭初收水，以青皮蔗切片铺于米上，饭成，去蔗食饭。（清儒附志）

二诊：脉滑而弦。舌心作痛，食入胃中，仍觉哽痛。胃阴枯槁，未可泛视。再拟《金匮》大半夏汤法。台参须（另煎，冲，七分）　制半夏（三钱）　白蜜（二钱，同煎，与参汤冲和服）。此方服七剂。煎成以滚水炖，缓缓咽下。汤尽再煎二次，煎蜜用一钱五分。

三诊：脉左大于右，阴伤不复之证。食入哽阻，胃阴尤为枯槁，未可泛视。前拟《金匮》大半夏汤法，当无不合，即其意而扩充之。台参须　制半夏（与白蜜同煎，与参汤和服）　左金丸（四分，煎汤送下）。

四诊：食入哽痛渐定，脉弦稍平，而肠红连日不止。肝火内燃，胃阴枯槁，肝胆内藏相火，肾开窍于二阴，铜山西鸣，洛钟东应矣。台参须（一钱）　制半夏（二钱）　白蜜（三钱，同上法）　细生地（四钱）　龟甲心（五钱）　地榆炭（三钱）　炒槐花（三钱）　泽泻（一钱五分）　丹皮炭（二钱）　左金丸（四分）。

按语： 胃阴枯槁，阳热妄行，致肠红痔坠，两脉弦滑；故以石斛、沙参、白芍、芦根之属滋养胃阴，半夏曲、焦秫米以健脾和胃，以求饮食入胃化生水谷；滋养胃阴效微，乃知胃阴枯槁之根本在痰涎阻滞；故以大半夏汤"解湿饮之聚结，分阴阳，散气逆，兼补中益胃"（《金匮玉函经二注》）。四诊，咽痛渐定，脉弦稍平，然肠红不止，肝肾之相火旺；故以大半夏汤佐生地黄、龟甲心、泽泻、牡丹皮以滋阴降火，地榆、槐花以凉血止血。

案例 7

孙右　中脘不舒，按之坚硬胀满，甚则气逆如喘。脉两关弦滑。此抑郁动肝，肝气冲入胃中，将成噎膈重证，非旷怀不能为功。代赭石　炒苏子　制香附　淡吴萸　旋覆花　薤白头　炒枳壳　砂仁　沉香（三分，磨，冲）　槟榔（二分，磨，冲）。

按语：中脘痞满，气逆如喘，病本在胃；然两关弦滑，"弦应东方肝胆经"（《濒湖脉学》），故治以疏肝平木，肝胃并调；以旋覆花、代赭石、紫苏子、香附降逆平肝，以吴茱萸、枳壳、砂仁、沉香、槟榔理气和胃。

案例 8

殷左　食入之后，气辄上冲，遂即呕吐痰水。询知前曾呕吐紫黑，便有血水，痰或青色，乃自下焦肝肾而来，胃之下口，痰瘀阻之。防膈。制半夏　川连　单桃仁　台乌药　当归须　土炒赤芍　干姜　川桂枝　酒炒延胡索。

二诊：薤白头　橘皮　制半夏　旋覆花　茯苓　延胡索　枳实　代赭石　台乌药　扁鹊玉壶丸（一钱二分，先服）。

三诊：膈食不下，中脘有形，数日以来，呕吐紫黑瘀血，大便亦解黑物，前云瘀血阻塞胃口，于斯可信。无如瘀虽呕出，而中脘偏左按之仍硬，足见结滞之瘀，犹然内踞，是血膈大证也。治之之法，若瘀一日不去，则膈一日不愈，兹以化瘀为主，以觇动静。山甲片（一钱，干漆涂炙，令烟尽）　五灵脂（三钱，酒炒）　瓦楞子（四钱）　延胡索（二钱）　山楂炭（三钱）　台乌药（一钱五分）　当归尾（二钱）　桃仁（二钱）　土鳖虫（五枚，去头足，炙）。

按语： 胃之下口，痰瘀阻之，故以半夏泻心汤，辛开苦降，化痰散痞；以桃仁、赤芍、延胡索活血化瘀，以桂枝以平冲降逆。三诊时，呕吐瘀血，大便亦黑，中脘仍痞硬；瘀血未尽，故继以活血化瘀。

案例9

又　湿痰瘀滞，聚于胃口，以致饮食不能入胃。前进化血行瘀，胸肋胀满，良以瘀阻不宣，行之不能，则两相阻拒，所以转觉胀满也。血膈大证，极难图治，拟以丸药入下。五灵脂（二钱，酒炒）川郁金（一钱五分）西血珀（七分，另研）大黄（二钱，酒炒）土鳖虫（十六枚，去头足，炙）单桃仁（一钱五分）生蒲黄（一钱）延胡索（二钱）山甲片（一钱）。上药共研细末，以韭汁糊丸如绿豆大，每服三钱。

按语： 痰瘀阻滞，痰不祛则血不行；故治以丸药，化痰活血、化瘀止痛并行，峻药缓攻。

案例10

右　朝食暮吐，物不变化。脉沉细，苔白质腻。中阳不旋，反胃重证也。制半夏　淡吴萸　公丁香　橘皮　竹茹（姜汁炒）云茯苓　炮黑姜　广藿香　伏龙肝（七钱，煎汤代水）。

按语： 中阳不旋，运化无力，故致胃反；治以温中和胃，化痰理气；以半夏、陈皮、竹茹、茯苓、藿香，化痰燥湿，醒脾开胃；以吴茱萸、丁香、炮姜、伏龙肝，温中散寒。

二十八、泄泻

在张聿青所载泄泻诸案中，有肝阴不足、脾气亏损所致之便泄，有脾土阳气不足、大肠湿热有余之泄泻，有木旺土弱之气撑便泄；有外寒束缚里热，夹积不化之泄泻，等等。其辨证尤为精细，在治法上亦具特色。如外邪郁闭，气机下陷之泄泻，仿喻氏之逆流挽舟法，兼调气泄湿；治疗久泻不止而致阳气不运者，仿张仲景之四逆法回阳救逆，兼抑木扶土；治疗湿热郁阻肠胃而致便泄不止，时带红腻者，治以苦辛通降，兼调和肝脾；治疗泄泻色如败酱、味极臭秽，气机逆乱者，仿《金匮要略》苦辛酸法，燥湿调气柔肝。处方用药方面，亦有独到之处。如湿浊为患者，常以白术、茯苓、薏苡仁运中焦之湿；以猪苓、泽泻、六一散等味淡渗利湿，导湿从小便而去；并佐以藿香、砂仁、广陈皮、木香之属，芳香行气，运脾化湿，气行则津行；湿热者，常伍黄连、黄芩之属清热燥湿；泄泻日久，气阴两亏者，常伍党参、白芍等；阳虚甚者，则用附片、炮姜之属；阳虚轻者，则参以补骨脂、菟丝子、肉豆蔻、肉桂之属。《张聿青医案·卷十·泄泻》，共载有医案 20 例。兹选择 12 例点评如下：

案例 1

章左　向有肠红，兹则每晨便泄之后，仍见干粪，胃气日行困顿。脉左虚弦，右濡滑，关部三十余至一动。此由肝阴不足，脾气虚损，肝不足则血不收藏，脾亏损则鼓旋乏力，由是而水湿之气不能分泄，混入肠中，所以每至黎明，阳气发动之时，水湿之气傍流而下。脾与胃以膜相连，脾虚则胃弱，理固然也。拟连理汤出入。野於术（土炒，二钱）　上广皮（土炒，一钱）　云茯苓（四钱）　川雅连（姜汁炒，二分）　防风根（一钱，炒）　炒薏仁（四钱）　炮姜（五分）　滑石块（三钱）　泽泻（一钱五分）　荷叶边（二钱）。

二诊：温脏清腑，注泄已止，右脉濡滑较退。的是中气虚而脾土之阳气不足，肝阴亏而大肠之湿热有余。刻下大便溏燥不调，脾气未复耳。前法参入分消，盖祛湿即所以崇土也。野於术（土炒）　炒薏仁（四钱）　整砂仁（四粒）　真建曲（二钱）　防风根（一钱，炒）　云茯苓（五钱）　木猪苓（二钱）　泽泻（一钱五分）　炮姜（三分，川连一分五厘，炖，冲入）。

三诊：右脉滑象渐退，溲亦渐利。湿热有外泄之机。特胃纳不醒，当和中芳运。炒於术　制半夏　真建曲　生熟薏仁　炒谷芽　云茯苓　上广皮　广藿梗　省头草　泽泻。

按语：脉左虚弦，为肝阴不足，无以充盈脉道；右濡滑，为脾气亏损，水湿为患；肝阴不足，疏泄失常，黎明少阳生发无力，又兼脾运失常，故发为便泄；治以连理汤加减，温中健脾，厚肠止泻，兼疏木土。二诊时注泄已止，大便仍溏燥不调，中气尚亏而湿热有余；前法进以祛湿，伍砂仁、薏苡仁、建曲之属健脾除湿；茯苓、泽泻、猪苓之属淡渗利湿。三诊，诸证皆缓，仍胃纳不醒；继进藿梗、省头草之属，芳香醒脾化湿。

案例 2

某　便泄气撑，以泄为快。脾弱则木旺，土衰则木贼。恐非草木可以为功。吴萸　川楝子　南楂炭　广皮　郁金　砂仁　杭白芍　白蒺藜　广木香　香橼皮　青皮（醋炒）。

按语：土衰木贼，故治以抑木扶土。以金铃子、郁金、杭白芍、蒺藜、青皮，柔肝疏肝，清泻肝火；以吴茱萸、山楂炭、砂仁，温中和胃，以香橼皮、木香、广陈皮，疏肝理气和胃。

案例 3

右　久泻不止，足胫带肿，舌心光剥无苔，寐则干咳，心悸健忘。心脾两虚，旋运无权，致传化失职，恐成肿胀。西党参（三钱）　扁豆衣（三钱）　白茯苓（三钱）　炮姜（三分）　炙黑草（三分）　野於术（二钱）　益智仁（八分）　炒薏仁（四钱）　猪苓（二钱）。

按语：脾胃两虚，久泻不止，以致气阴两伤，故见舌心光剥无苔；脾气健运，故可"水精四布，五经并行"；今脾气亏虚，无以运化水饮，故见足胫带肿；故以党参、扁豆、炮姜、白术、薏苡仁以健脾益气，补脾和中；少佐猪苓、茯苓利水渗湿。

案例4

左　头痛身热便泄，邪郁而气机下陷也。煨木香（五分）　泽泻（一钱五分）　川芎（一钱）　羌独活（各一钱）　茯苓（三钱）　上陈皮（一钱）　砂仁（后下，七分）　桔梗（一钱）　前胡（一钱五分）　柴胡（五分）。

二诊：头痛已止，身热便泄未定，再调气泄湿。川朴（一钱）　蔻仁（七分）　藿香（三钱）　猪茯苓（各二钱）　生熟薏仁（各二钱）　广皮（一钱）　通草（一钱）　滑石（四钱）　枳实炭（一钱）　木香（一钱）　泽泻（一钱五分）。

三诊：身热已退，便泄亦减。再为疏通。制川朴　范志曲　南楂炭　台乌药　茯苓　青陈皮　枳实炭　煨木香　炒薏仁。

按语：表邪闭郁，正邪相争，故头痛身热；中气不足，故而便泄；治以疏表和里，以独活、川芎、柴胡解表散邪；以桔梗、前胡、陈皮，升降相合，调理肺脾气机；以煨木香、砂仁、茯苓，健脾止泻。二诊时，头痛已止，外邪已祛，身热便泄未定，肠胃湿热仍存；故再进川厚朴、蔻仁、藿香、滑石等，调气泄湿。三诊时，湿热已祛，故身热退，便泄减；再进川厚朴、陈皮、乌药、木香等调气疏通之品以善后。

案例5

右　脉滑便泄如前，小溲欲解不爽。湿郁腑中，水液渗入大肠。再参分利。葛花（一钱五分）　於术（二钱）　羌活（一钱）　广皮（一钱）　滑石（三钱）　煨木香（五分）　泽泻（一钱五分）　通草（一钱）　云苓（四钱）　防风（一钱）　猪苓（二钱）　生熟薏仁（各二钱）。

二诊：便泄稍减，小溲亦畅，腰府作酸。湿犹未清，而脾胃之气，久已暗损。再为兼顾。野於术（一钱五分）　破故纸（盐水炒，三钱）　云茯苓（四钱）　羌活（一钱）　煨肉蔻（五分，研）　菟丝子（盐水炒，三钱）　泽泻（一钱五分）　猪苓（二钱）　生熟薏仁（各二钱）　防风（一钱）。

按语：湿郁肠腑，影响肠腑泌别清浊的功能，水液不循常道，故见便滑泄泻，小便不利；故治以分利，即"利小便以实大便"，兼以逆流挽舟之法；以羌活、防风祛外湿，辛温导湿从汗泄；以白术、木香、薏苡仁、葛花，健脾运以绝生湿之源；以通草、泽泻、云苓、猪苓，淡渗导湿从小便而走。二诊时，腰府作酸，"腰为肾之府"，故于前法中加补骨脂、煨肉蔻、菟丝子以温肾助阳，元气复则中气自足。

案例 6

杨童　便泄不止，时带红腻，临圊不爽。脾虚湿热郁阻肠胃。再苦辛通降。生於术（一钱）　淡黄芩（酒炒，一钱）　酒炒白芍（一钱）　六一散（三钱，包）　白茯苓（三钱）　生熟草（各二钱）　土炒陈皮（一钱）　香连丸（四分，入煎）　广木香（四分）　炒枳壳（七分）。

按语：治宜苦辛以燥湿，通降以导滞。以黄芩、香连、木香、白术之苦辛，清热燥湿，厚肠止泻；以六一散、白芍、茯苓之酸甘淡，以利尿渗湿；以陈皮、枳壳之通降，以行气导滞。

案例 7

汪幼　久泻不止，阳气不运，以致四肢逆冷，神迷如寐，呕吐切牙，脉形沉细。土虚木旺，将成慢惊，切勿轻视。方请儿科先生商政。台参须（另煎，冲，五分）　橘红（八分）　炙黑草（二分）　煨天麻（一钱）　炒於术（一钱五分）　熟附片（四分）　炮姜炭（四分）　白茯苓（三钱）。

按语：久泻而致阳脱，故以四逆法回阳救逆，佐化橘红、白术、茯苓以健脾止泻。

案例 8

金右　暑湿浸淫脾土，土不运旋，气湿不能分化。水泻口渴，舌淡白而喜热饮，中脘不舒。宜调气分化。川朴（一钱）　六一散（三钱，包）缩砂仁（五分）　藿香（三钱）　白茯苓（三钱）　广皮（一钱）　鲜佛手

（一钱五分）　煨木香（六分）　猪苓（二钱）。

二诊：调气分化，水泻已止，口渴亦减。再调气以通津液。六一散（三钱，包）　生於术（一钱）　猪苓（一钱五分）　沉香曲（一钱五分）　建泽泻（一钱五分）　薄官桂（三分）　鲜佛手（一钱）　鲜荷梗（去刺，尺许）　茯苓（三钱）　砂仁（盐水炒，研，后入，四分）。

按语：脾胃为气机升降之枢，气滞则津停，故治以调气分化。以川厚朴、砂仁、藿香、广陈皮、木香、佛手，芳香行气，升降并调；以六一散、茯苓、猪苓渗利。二诊时诸证皆缓，再调气以通津液，气行则津行，并少佐肉桂以助气化。

案例9

聂左　素体湿甚，兹则由胀满而致便泄，色如败酱，得泄转松。然中脘有形，气冲嗳噫，胃呆少纳，时易汗出。脉象濡软而滑，苔白质腻，口味带甜。此由湿热内蕴，脾土不能转旋，水谷不能分化，尽注于肠，肝木从而暗动。恐致呃忒。拟和中运脾，兼泄腑浊。六一散（三钱，包）　省头草（二钱）　炒红曲（一钱）　土炒陈皮（一钱）　生熟薏仁（各二钱）　白茯苓（三钱）　广木香（四分）　小温中丸（三钱）　川雅连（四分，吴萸二分，煎汁拌炒）。

二诊：投剂之后，解出极为秽臭，腑中之浊得从外泄，而自利仍不稀疏。昨尚和平，今又腹中胀满，甚致有形上冲，直抵中脘，则恶心嗳噫，最为难堪，抚之摩之，其形方能降下。口甜干腻，苔白转黄，脉象转滑，关部独弦。湿热内蕴，清浊之气，不司升降，土气既滞，木气遂郁，致横暴之气，肆逆莫制。望六之年，恐正不胜病。《金匮》厥阴篇中每用苦辛酸，即遵其旨。川雅连（六分）　生甘草（三分）　淡子芩（酒炒，一钱五分）　车前子（一钱五分）　杭白芍（三钱）　白茯苓（三钱）　生熟木香（各二分）　土炒广皮（二钱）　淡干姜（三分）　省头草（二钱）。

按语：湿热内蕴，阻滞脾运，故见中脘有形，胃呆少纳，胀满便泄，故治以和中运脾，兼泄腑浊。以省头草、红曲、陈皮、薏苡仁、木香、温中丸，以温中健脾，醒脾和胃；以川黄连之苦寒清热燥湿，厚肠胃而止泻；以六一散、茯苓淡渗利湿。二诊时，腑中之浊皆外泄，仍腹中胀满，恶心嗳噫，脉象转滑，关部独弦；滑为痰湿，弦为木郁，故治以《金匮要略》之苦辛酸法。方用黄连、黄芩之苦燥湿，白芍之酸益阴柔肝，干姜之辛以温中；佐省头草、广陈皮、木香等芳香之属，调和肝胃，疏肝醒脾。

案例 10

许右　脘痞嗳噫已退。大便带泄，气坠于下也。广木香（五分）　砂仁（后入，七分）　泽泻（二钱）　郁金（一钱五分）　香橼皮（一钱五分）　广陈皮（一钱）　白芍（一钱五分）　吴萸（三分，白芍同炒）　茯苓（四钱）　枳壳（一钱）。

二诊：中州已舒，腹痛便利，再理气分消。砂仁（后入，七分）　木香（五分）　茯苓（四钱）　生熟薏仁（各二钱）　泽泻（一钱五分）　乌药（一钱五分）　广皮（一钱）　吴萸（五分）　鲜佛手（一钱五分）　范志曲（二钱）　川朴（一钱）　猪苓（二钱）。

按语：以广木香、砂仁、香橼、陈皮、枳壳，芳香行气；以吴茱萸、白芍、郁金，疏肝和胃。二诊时，中州已舒，再进理气分消；中上焦以芳香疏泄，下焦以淡渗走利。

案例 11

王右　少腹胀满，腹中不和，痛泄止而复作，面色微浮，足跗带肿。肝强土弱，木乘土位。拟柔肝培土，以御肝木。於潜术（一钱五分，木香三分，煎汁炒）　炒木瓜皮（一钱五分）　炒黑当归（二钱）　土炒白芍（一钱五分）　炒防风（七分）　炙黑草（五分）　菟丝子（盐水炒，三钱）　上瑶桂（去粗皮，研，后入，三分）。

二诊：面浮已退，色稍华泽，腹中痛胀略松，而便泄不止，泄时气甚酸秽。肝为刚藏，在五行为木，在五味为酸，木旺土衰，即此可见。再培土抑木。脾弱则生痰，以化痰参之。奎党参（三钱）　炙甘草（四分）　广陈皮（一钱）　炮姜（五分）　炒於术（二钱）　淡吴萸（四分）　云茯苓（三钱）　制半夏（三钱）　杭白芍（三钱，与吴萸同炒）　伏龙肝（七钱，煎汤代水）。

按语： 土弱木乘，运化失司；水失运化则停而为肿，气失运化则滞而为胀；饮食水谷失于运化则痛泄；故治以柔肝培土，木瓜、当归、白芍之酸以柔肝舒津，白术以健脾运湿，肉桂、菟丝子益肾气以助气化；防风辛散以调肝，辛温以燥湿。二诊时，诸症皆缓，仍便泄不止，气甚酸秽，仍为木旺土衰；故培土抑木，参以温中化痰。

案例 12

林少筠太守　肾泄又名晨泄，每至黎明，辄暴迫而注者是也。然肝病亦有至晨而泄者，以寅卯属木，木气旺时，辄乘土位也。疑似之症，将何以辨之哉？盖肾泄是命火衰微，而无抑郁之气，故暴注而不痛。肝病而木旺克土，则木气抑郁，多痛而不暴注。以此为辨，可了然矣。诊见脉象右尺细弱，左尺小涩，两关右弱左弦，两寸右微左部略搏，是水亏木旺，心肺阴液不足之象。数载以来，常带晨泄，泄必作痛。今泄止而至寅卯木旺时，犹尚作痛。此以近时借烟性提挈，肝木虽不致克土，而气虚不克鼓舞，故肝木升发之令，未复其原，仍是一屈曲抑郁之局。人身法天地，水火阴阳升降而已。阴中无阳，是谓独阴；阳中无阴，是谓独阳。独阴不生，独阳不长，所以脏阴而腑阳，脏升而腑降。肝，脏也，阴也，体阴者其用阳，故其气宜升。脾，脏也，亦阴也，惟肝升而脾藏之气得与俱升。肝藏之气上升，则与少阳胆木交合，而心血以生；脾藏之气上升，则与阳明胃土交合，而胃液以长。于是胆腑之气，下交于厥阴肝脏，而相火以化；胃腑之气，下交于太阴脾土，而脾阳以资。今木克脾土，日以郁陷，升生之令不行，其气不能上交于少阳，而反抑伏于太阳。太阳膀胱为寒水之腑，水中有木，其屈曲郁勃之气，与寒水之气相激，宜为痛矣。然木不升发而抑伏太阳，似不当有头晕耳鸣目昏肝阳上升之候。曰，不然。肝木之气，不能上升，而与胆交，则胆不降矣。胆为甲木，甲木逆，亦化风也。总之，木不升发，则心血不生，脾不能为胃行其津液，胆不能下化相火，胃不能下降而资盛纳。心血亏，胃液薄，脾阳虚，相火微，能无于腹痛而外，诸病百出哉！调治之计，必使水中之木遂其升发，上与少阳交合，于是脏腑之升降皆复其常，而生生之机不息。拟以青皮引至厥阴之分，而以柴胡升发木郁，使肝经之气条达上行。而又恐升动胆木，故以白芍酸收之品摄入肝经。青皮引之入其地，白芍摄之不使出其地，自与胆无涉矣。青皮破气，柴胡散气，故以人参坐镇，制其破性散性。第取青皮之引入厥阴，柴胡之升发木气，俾之扶疏条达，而无偏胜之弊。当否正之。柴胡　青皮人参　白芍。

按语： 以调和肝脾法治疗肾泄，独辟蹊径，示后人圆机活法。

二十九、便闭 🦤

在张聿青治疗便秘的四个医案中，认为便秘有精血亏虚、肠枯津燥，阴虚阳亢、煎熬津液，湿阻中焦、运化失常，湿浊留滞、气机不畅等病机，治疗无外乎滋阴润燥、滋阴泄热、燥湿运脾、理气泄浊。《张聿青医案·卷十·便闭》，共载有医案 10 例，兹选择 4 例点评如下：

案例 1

某　年近古稀，腿股软弱，兹则大便不解，六脉细涩。血液枯燥，宜养血润肠。鲜苁蓉（一两，洗）　火麻仁（三钱）　甜杏仁（三钱）　松子仁

（三钱）　当归（二钱）　柏子仁（去油，三钱）　炒牛膝（三钱）　鲜首乌（六钱）　生山药（二钱）。

二诊：便虽畅行，而肠液枯燥，但食而不便者，又三日矣。再滋润咸降。火麻仁（三钱）　杭白芍（一钱五分）　生熟草（各一分五厘）　当归（二钱）　生山药（三钱）　炒麦冬（一钱五分）　鲜苁蓉（六钱，洗）　炒杞子（三钱）　黑元参（二钱）　炒牛膝（三钱）　枇杷叶（去毛，四片）。

三诊：大便渐调。再润肠养血，参以补气。西党参　当归　生山药　火麻仁　生熟谷芽　野於术　白芍　柏子仁　炒杞子　炒牛膝。

按语：患者年事已高，且六脉细涩，故知其年老而精血亏虚，不能充盈脉道；不能濡养腰膝，故腿股软弱；不能滋润肠道，故大便不解；故治宜滋阴养血，润肠通便。火麻仁、苦杏仁、松子仁、柏子仁，皆富含油脂而润滑肠道；肉苁蓉、当归、何首乌，填精补血而润肠；牛膝强健腰膝、山药健脾胃。二诊，症状虽缓解，但仍肠液枯燥；故加以大队滋阴增液之品。三诊时，加党参、谷芽以补气健脾。

案例 2

邱右　形寒里热，腹膨不舒，腰酸气坠，大便坚硬，欲解不解。木旺肠枯。拟养营润肠。鲜苁蓉（七钱）　瓜蒌仁（四钱）　甘杞子（三钱）　怀牛膝（三钱）　白蜜（二钱，冲）　大麻仁（三钱）　光杏仁（三钱）　川楝子（一钱五分）　杭白芍（一钱五分）。

二诊：大便渐通，腹膨较舒，而少腹偏左仍觉板滞。的是木旺气化为火，脏阴日亏，则腑阳日燥。再养血润肠，以清气火。细生地（四钱）　大麦冬（三钱）　生白芍（二钱）　郁李仁（三钱）　白蜜（二钱冲）　大玄参（四钱）　火麻仁（三钱）　柏子仁（三钱）　甘杞子（三钱）　更衣丸（先服，二钱）。

三诊：大便通行，腹胀板滞已化。肝木纵横之气，化而为火，暗烁阴津，频带口渴。宜甘凉清养。杭白芍（一钱五分） 川石斛（四钱） 生甘草（三分） 白茯苓（三钱） 青果（二枚） 川楝子（一钱五分） 大天冬（二钱） 干橘叶（二钱） 白蒺藜（二钱） 左金丸（五分）。

四诊：口渴稍定，大便仍然艰燥，还是气火有余。川石斛（四钱） 甜杏仁（三钱） 川楝子（一钱五分） 茯苓（三钱） 南花粉（二钱） 大天冬（三钱） 干橘叶（一钱五分） 白芍（酒炒，一钱五分） 更衣丸（三钱，先服）。

五诊：大便已经畅行，胀满已退，口渴大减。然舌苔仍然花糙。气化为火，劫烁阴津，不能遽复。再降气火，而育阴津。阿胶珠（二钱） 细生地（四钱） 生甘草（三分） 大天冬（三钱） 橘叶（一钱五分） 川雅连（三分） 天花粉（二钱） 川楝子（一钱五分） 杭白芍（一钱五分）。

按语： 阴虚不能滋养肝脏，肝阳上亢则更煎灼津液，故而肠道津枯，大便难下。故治当以滋阴润燥为主，佐以疏肝泄热。二诊，症状缓解，而阴亏日久，故当增强养阴增液之力。三诊，津液已复，而肝火纵横难敛；故加川楝子、青果、白蒺藜、左金丸，以疏肝泄热。四诊，五诊，仍以滋阴润燥、疏肝泄热善后。

案例 3

贾左 便不畅行，胸次不舒，每至便阻，头面辄发瘔瘰。脉濡不爽。此湿热有余，脾土不能鼓舞运旋。拟和中泄浊，参以分利。制半夏 广皮 泽泻 赤猪苓 小温中丸（三钱） 广郁金 蔻仁 沉香 大腹皮。

按语： 今便秘者无不从寒、热、诸虚论治，而不知湿邪亦可致大便不畅。因湿性黏滞，困于中焦则脾失运化，下流肠腑与屎胶着，则黏腻难下，故当和中泄浊，参以分利。半夏、广陈皮、蔻仁燥湿，泽泻、猪苓、大腹皮利水，小温中丸燥湿健脾，郁金开湿邪之郁结，沉香行肠腑之气以助通便。

案例4

奚　用介宾先生化肝煎法，原欲其化气化火，化有为无也。乃下坠之气，依然不松。脉关弦，右部微滑。良以浊在腑中，浊不得泄，致肝木之气不能和协。暂为破泄腑浊，以觇动静如何。冬瓜子　光杏仁　生薏仁　青芦管　小温中丸（三钱，药汤送下）。

二诊：胀气稍舒，大便未解。冬瓜子　云茯苓　光杏仁　盐竹茹　青芦管　枇杷叶　小温中丸。

三诊：气之攻筑，虽退十三，而胀坠不舒，仍所不免，大便艰涩。浊得渐泄，而肾虚木旺。再进《金匮》润补法。炒全当归（三钱）　生姜（三片）　精羊肉（一两五钱，煎汤，去油沫，代水煎药）。

四诊：泄浊之后，坠气较松。然肛门微觉不能收摄，气冲作呛，脉细带涩。腑浊虽得稍泄，而病久肾虚，阴不固摄，以此而呛咳不退。再摄其阴。炒熟地　五味子　光杏仁　当归　砂仁　盐水炒菟丝子　青蛤散　制半夏　广皮。

按语：脾胃为枢，湿浊留滞肠腑，故而气机不畅，故治应破泄腑浊。以冬瓜子、生薏仁、小温中丸，分利湿浊；以苦杏仁降肺气以通肠腑。二诊，加竹茹以化痰浊，加枇杷叶助苦杏仁降肺气。三诊，补肾以善后。

三十、风痹

张聿青认为，风痹之病机，有虚有实。虚者，责之于阳明脉虚、经络血虚、肝肾亏虚等；实者，责之于湿痰阻络、肝阳侵络、肝风扰络、湿热阻塞，等等。风痹之关键，在于不通与不荣，二者常为因果关系。故治疗之时，务必从此两方面着手，一面未顾则效难应手。由于此病乃由邪气入络，入血甚则入骨而至，且极易变化，故治疗之时须当虚心审证，缓图取之；切忌急功近利，否则有致厥之患。张聿青在治疗时，时刻关注营卫气血之盛衰；在其不足之时，常常功补兼施。如用酒炒桑寄生、左秦艽、川桂枝、木防己、光杏仁、煨石膏、生甘草、生薏苡仁、萆薢、酒炒桑枝，养血祛风；用干苁蓉、厚杜仲、酒炒桑寄生、白茯苓、酥炙虎胫骨、酒炒怀牛膝、粉萆薢、枸杞子、木防己、左秦艽、川独活、海风藤，壮肝肾兼祛风，等等。在正气充盛之时，则大胆驱邪通络。如用炒白僵蚕、川厚朴、酒炒木防己、制半夏、煨天麻、青防风、茯苓、茅苍术、酒炒桑枝、化橘红，祛风理湿；用汉防己、川萆薢、酒炒怀牛膝、独活、左秦艽、生蒺藜、全当归、木瓜、酒炒红花、淫羊藿、桑寄生、生薏苡仁、陈松节，祛风理湿通络，等等。张聿青遇到多年疾患之人，每诊必详，审其气血阴阳之偏重，方能游刃于诸多外症疑惑之中。《张聿青医案·卷十二·风痹》，共载有医案12例。兹选择8例点评如下：

案例1

曾左　由面肿而发赤瘰作痒，渐致腿股带肿，恶心呕吐，手臂筋脉抽掣。此风湿相搏，阳明脉络失和。拟祛风理湿。炒白僵蚕（三钱，打）　川朴（七分）　酒炒木防己（一钱五分）　制半夏（一钱五分）　煨天麻（一钱五分）　青防风（一钱）　茯苓（三钱）　茅术（一钱）　酒炒桑枝（五钱）　橘红（一钱）。

二诊：脉象糊滑，苔白心黄。恶心呕吐，频渴欲饮，随饮随吐，手臂筋脉抽掣。湿痰蕴阻胃中，致清津不升，浊液不降。拟苦辛通降法。制半夏（二钱）　川连（五分）　旋覆花（二钱）　茯苓（三钱）　竹茹（一钱五分）　橘皮（一钱）　干姜（五分）　代赭石（三钱）　太乙丹（六分，研，先服）。

三诊：呕恶大减，未能尽止。形体恶寒，头巅觉冷，自汗淋漓，筋脉抽掣。脉形沉细。湿寒郁阻阳明，阳气不能敷布，而从外卫。再温化湿寒。桂枝（五分）　公丁香（三分）　茯苓（三钱）　橘皮（一钱）　竹茹（一钱五分）　熟附片（四分）　制半夏（一钱五分）　蔻仁（五分）　老姜（一钱）。

四诊：温化湿痰，呕吐复盛，中脘胀满，痞阻不舒。恶风自汗，筋脉抽掣。沉细之脉，两关转大，颇带弦象。良由胃病则土难御木，风阳从而扰胃。再从肝胃主治。土炒白芍（一钱五分）　制半夏（二钱）　川连（五分）　橘皮（一钱）　桂枝（五分）　干姜（四分）　旋覆花（二钱，包）　枳实（一钱）　白蒺藜（三钱）　炒竹茹（一钱五分）　代赭石（四钱）。开方后，再问饮食所喜，因换后方。

又，温化湿痰，呕吐不定，频吐频渴，想吃甘甜，自汗恶风。右脉转大而觉濡软。良由频吐损伤胃阴，湿寒成燥。再甘凉以和胃阴。大有芪（一钱五分，防风七分，同炒）　盐水炒半夏曲（二钱）　甜杏仁（三钱）　金石斛（四钱）　甘杞子（三钱）　土炒白芍（一钱五分）　白蒺藜（三钱）　钩钩（三钱）　怀小麦（一钱五分）　黑大枣（四枚）。

五诊：气冲呕吐大减，口渴较定，四肢肌肤作麻大退。的是频吐之后，胃液损伤，阳明络空，风阳从而阻络。前法扩充之。白蒺藜（三钱）　大生地（四钱）　金石斛（四钱）　酒炒杭白芍（一钱五分）　大天冬（三钱）　甘杞子（三钱）　怀小麦（五分）　茯神（二钱）　双钩钩（三钱）　黑枣（四枚）。

六诊：呕吐口渴已定，筋掣肌麻亦轻。的是阳明络空，肝风乘袭。效方扩充。阿胶珠（三钱）　大天冬（三钱）　酒炒杭白芍（一钱五分）　厚杜仲（三钱）　怀牛膝（盐水炒三钱）　大生地（四钱）　甘杞子（三钱）　金毛脊（三钱）　怀小麦（五钱）　大枣（二枚）。

按语： 初诊湿阻胃中，阳明络脉失养而虚，风湿趁机而入，遂面目而肿，手臂筋脉抽掣，治以祛风理湿。二诊，经络风湿虽除，然胃中湿痰壅盛，经络失养，中气上逆，故治仿张仲景，辛开苦降以除之。三诊，前方效佳，然湿久郁阳不化，阳气愤郁难耐，故温化寒湿，疏导阳气。四诊，呕吐日久，兼以温化，胃阴损耗，肝木欲动，欲食甘以补，故治以甘凉以和胃阴。五诊，病情大转，然肝阳欲动，故于前法，扩平肝阳。六诊，诸症平息，再柔补阳明脉络，以求巩固。

案例2

钱左　风湿痰阻络，营卫之气，滞而不行。右半不遂，遍身作痛。宜温通经络。川桂枝（五分）　左秦艽（一钱五分）　木防己（一钱五分）炙绵芪（二钱）　酒炒桑寄生（三钱）　制半夏（一钱五分）　酒炒粉归身（一钱五分）　独活（一钱）　防风（一钱）　络石藤（三钱）　酒炒丝瓜络（二钱）。

二诊：遍身作痛渐平，而右腿骱仍然酸痛。脉象沉细。风寒湿三气内袭，遂致经络阻痹，营卫气不宣通，不通则痛，势必然也。酒炒桑寄生（三钱）　左秦艽（一钱五分）　川萆薢（二钱）　川桂枝（五分）　酒炒怀牛膝（三钱）　炒淫羊藿（二钱）　厚杜仲（三钱）　川独活（一钱）　当归（二钱）　活络丸（一粒，酒化服）。

按语：营卫运行于经络，各有法度，无处停滞。风湿痰阻络，则滞而不行，当温通经络，除风湿而祛痰。二诊，风湿痰虽减，然寒气袭来，再当温通经络。经络之病非平地旷野，必用桂枝、络石藤、丝瓜络等引经之药方能奏效。

案例3

席左　每至寅卯之交，辄腹中胀满，蔓及腰臀，髋关亦觉重着作痛。脉沉而滑，苔白腻浊。此肝气夹痰内阻。用太无神术散法。苍术　陈皮藿香　香附　赤白苓　川朴　甘草　菖蒲　薏仁　炒枳壳。

二诊：胀满大退，然髋关仍然作痛。湿滞渐开，络痹未宣。再宣络而理湿邪。草薢　茯苓　独活　防己　菖蒲　薏仁　秦艽　桂枝　藿香　桑寄生　平胃丸。

三诊：胀满已舒，髀关作痛亦减，然身重力乏气短。病渐退，气渐虚，调理之品，恐助邪势，且缓补救。桂枝　汉防己　生薏仁　郁金　橘皮络　川草薢　秦艽　白茯苓　杜仲。

四诊：髀关尾间作痛稍减，其痛尾间为甚。还是湿痰所阻。苍术　制半夏　陈皮　薏仁　泽泻　黄柏　川桂枝　茯苓　猪苓　草薢。

五诊：尾间作痛，而腰脊髀关经脉牵掣，步履不便。脉象沉郁，重按带滑。湿痰留络，恐成痹症。制半夏（二钱）　左秦艽（一钱五分）　建泽泻（一钱五分）　生薏仁（四钱）　川草薢（二钱）　白茯苓（三钱）　橘皮络（各一钱）　丝瓜络（酒炒，一钱）　指迷茯苓丸（三钱，先服）。

六诊：腰脊髀关牵掣已舒，腹中又复胀满。络气已宣，而气湿究未得出。再理湿化痰，开郁行滞。制半夏　茯苓　生薏仁　橘皮络　制香附　川草薢　泽泻　木猪苓　左秦艽　越鞠丸。

七诊：气滞已宣，胀满已退，而腰府仍觉不舒。还是湿阻络隧。再和中理湿。制半夏（一钱五分）　薏仁（四钱）　旋覆花（二钱）　风化硝（八分）　建泽泻（一钱五分）　川草（二钱）　真猩绛（五分）　青葱管（二茎）　左秦艽（一钱五分）　乌药（二钱）　白茯苓（三钱）。

八诊：尾间作痛降序，左腰脊气觉滞坠。再流化湿滞，以宣络气。制香附　半夏　茯苓　枳壳　焦苍术　广皮　川草薢　薏仁　泽泻　二妙丸。

按语： 初诊，寅卯之交病加，寅卯之交乃少阳之气生发之际，故证属肝气夹痰无疑，治以泻肝化痰。二诊，湿滞渐开，络痹未宣，故再宣络理湿。三诊，攻邪耗气，然恐补则邪恋，故补气缓之，继当驱邪。四诊，湿痰下移，阻塞经络，仍化痰通络。五诊，湿痰留络，有深入之势，当刨根深入，涤痰通络。六诊，络湿得除，腹气又滞，湿邪缠绵难愈，再理气化湿。七诊，气滞已宣，络湿再生，再和中理湿。八诊，湿气下坠，引而竭之，宣通络气。

案例4

毕万花膏方　始则湿毒流入筋骨，继则邪去络空，叠投肝肾并调，通补脉络，渐次而愈。惟每至卧着，则肢节作痛。人身气血周流贯通，本无一息之停。气中有血，血所以丽气也。血中有气，气所以统血也。卧着肢节作痛，是血中之气不行。宜养血和络，仍参宣通祛风之品。砂仁　炙大熟地　酒炒桑寄生　肥玉竹　制半夏　盐水炒菟丝子　酥炙虎胫骨　川断肉　浓杜仲　酒炒片姜黄　干苁蓉　甘杞子　独活　海风藤　酒炒牛膝　海蛤粉　煨天麻　橘红　奎党参　酒炒汉防己　炙绵　炒於术　泽泻　左秦艽　酒炒当归尾　白茯苓　生蒺藜　炙黑甘草　酒炒杭白芍　加清阿胶，桑枝膏，冰糖收膏。

按语：初诊，除湿驱毒，通补络脉；虽邪去络安，然驱邪必伤正，血中气伤，卧则伤气，故卧着肢节作痛。故治当补气养血活络，兼以宣通祛风以防邪复。

案例5

孙右　腰脊髀关腿股俱觉作痛，肩臂难以举动。脉象弦滑。血虚肝风入络，络热则机关为之不利。不易图治也。酒炒桑寄生（三钱）　左秦艽（一钱五分）　川桂枝（五分）　木防己（二钱）　光杏仁（三钱）　煨石膏（四钱）　生甘草（五分）　生薏仁（四钱）　萆薢（二钱）　酒炒桑枝（五钱）。

二诊：宣络以清蕴热，仍难步履，腰脊髀关，酸多痛少。病从血崩之后，由渐而来。的属血虚奇脉纲维失护。再通补奇脉，而益肝肾。酒炒白归身（二钱）　盐水炒菟丝子（三钱）　干苁蓉（二钱）　酒炒怀牛膝（三钱）　盐水炒潼沙苑（三钱）　金毛脊（四钱）　甘杞子（三钱）　厚杜仲

（三钱）　仙灵脾（二钱）。

三诊：症属相安。的是肝肾空虚，纲维失护。效方进退。干苁蓉（二钱）　杜仲（三钱）　生蒺藜（三钱）　甘杞子（三钱）　炒萸肉（一钱五分）　盐水炒菟丝子（三钱）　酒炒怀牛膝（三钱）　酒炒白归身（二钱）　酒炒桑寄生（三钱）　海风藤（三钱）。

四诊：来函云舌苔光剥已润，腰脊髀关酸多痛少，胸背作痛。从调摄肝肾之中，参以祛风宣络。干苁蓉（二钱）　浓杜仲（三钱）　酒炒桑寄生（三钱）　白茯苓（三钱）　酥炙虎胫骨（四钱）　酒炒怀牛膝（三钱）　粉草薢（一钱五分）　甘杞子（三钱）　木防己（二钱）　左秦艽（一钱五分）　川独活（一钱）　海风藤（三钱）。

按语： *初诊，血虚肝风入络，风动生热伤络，内湿暗生；治以清热宣络，兼以祛湿。二诊，病仍不动，细思之，乃久病血虚过度，无力驱邪，遂改治法，以补益肝肾，疏通奇脉为主。三诊，病情好转，确属肝肾亏虚，故以原方进退。四诊，舌苔润回，酸多痛少。此余邪作祟，故于调摄肝肾之中，参以祛风宣络。*

案例6

经右　遍体经络作痛，头旋掉眩，鼻流清涕，脉细弦而数。时辄不寐。血虚肝风袭入络隧，热气上冲，逼液为涕。拟养血荣经。全当归（二钱）　柏子霜（三钱）　苍耳子（三钱）　阿胶珠（三钱）　大天冬（三钱）　粉前胡（一钱五分）　生熟甘草（各二分）　滁菊花（二钱）　川贝母（三钱）　酒炒杭白芍（一钱五分）。

二诊：节骱仍然作痛，头旋掉眩，少寐多涕，频渴欲饮。脉象细弦。皆由营血不足，肝风袭入经络。拟养血化风。酒炒全当归（二钱）　苍耳子（三钱）　酒炒杭白芍（一钱五分）　酒炒桑寄生（三钱）　木防己（一钱五分）　左秦艽（一钱五分）　海风藤（二钱）　阿胶珠（二钱）　辛夷（一钱五分）酒炒丝瓜络（二钱）。

三诊：节骱作痛，痛有休止，音声有时雌暗，口渴欲饮。血虚不能营养经络，胆火上逆，气热肺燥。宜泄胆木而清气养津，益营血而祛风宣络。酒炒全当归（二钱）秦艽（一钱五分）麦冬（三钱）酒炒白芍（一钱五分）生扁豆衣（三钱）甘杞子（三钱）独活（一钱）丹皮（二钱）炒木瓜（一钱五分）桑寄生（三钱）桑叶（一钱）。

四诊：脉弦稍柔，经络掣痛较退。再养血宣络。酒炒全当归（二钱）杞子（三钱）川贝（二钱）柏子霜（三钱）酒炒桑寄生（三钱）橘络（一钱）冬瓜子（三钱）金石斛（三钱）酒炒丝瓜络（二钱）枇杷叶（四片）炒木瓜（一钱五分）。

按语： 初诊，营血亏虚，肝风入络而动；动则生热，故经络作痛，头旋掉眩。治以养血荣络，凉肝息风。二诊，血虚风动加甚，风欲伤津，急当祛风养血。三诊，胆火不安而上动，上燥肺气，故治以泄胆生津。四诊，胆火已清，络血两虚，再当专心养血安络。

案例 7

叶右　向有偏左头痛。兹则背脊恶寒，遍身作痛。营血不足，风阳乘虚入络。暂为宣通。川桂枝（二分）左秦艽（一钱五分）桑寄生（酒炒，三钱）酒炒防己（一钱）全当归（二钱）白蒺藜（去刺，炒，三钱）嫩桑枝（酒炒，三钱）橘皮络（各一钱）丝瓜络（酒炒，一钱五分）。

二诊：身痛稍减，偏左头疼渐止。再和营血而息肝阳。粉全归（酒炒二钱）炙黑草（四分）桑叶（一钱）玄参（三钱）杭白芍（酒炒，一钱五分）池菊花（一钱五分）丹皮（二钱）南枣（三枚）白蒺藜（去刺，炒，三钱）黑豆衣（三钱）。

按语： 营血亏虚，风阳乘虚而入，而经络阻塞更为要紧，故治以宣通脉络。二诊，脉络以通，当思营血之不足，故当再和营血而息肝以防之。

案例8

顾右　遍身酸痛稍减，而腿股仍觉恶寒。前法参以辛温。桂枝（三分）　川萆薢（二钱）　左秦艽（一钱五分）　茯苓（三钱）　炒桑枝（四钱）　防己（一钱五分）　桑寄生（三钱）　煨天麻（一钱五分）　薏仁（三钱）。

二诊：遍身酸痛大退。然仍肝阳上升，嘈杂气冲，经脉抽掣，四肢厥逆。良以阳明脉络空虚，肝阳乘袭。再通补阳明，参以息肝。奎党参（三钱）　制半夏（一钱五分）　炙黑草（四分）　归身（二钱）　怀小麦（五钱）　麦冬（三钱）　白芍（土炒，一钱五分）　炒杞子（三钱）　茯神（三钱）　龙眼肉（四枚）　大南枣（四枚）。

按语：本案患者初诊，湿重减轻；而寒邪与湿始结，遂恶寒，故治以温通除湿。二诊，寒湿祛，而木乘土虚，肝阳入络。故再通补阳明，参以息肝，当内外皆平。

三十一、痿证

张聿青认为，痿证当责之于阳明。因阳明胃为十二经之总司，胃病则不能束筋骨而利机关。其病机或湿或虚，实者，责之于寒湿内阻、湿热内蕴、肝火伤阴；虚者，责之于经络失养，营液失和。故痿证归纳之，无非在于津液二字。或是津液不足；或是津液运行障碍，停而成湿；或是津液受损，经络失养；或是热与津结，等等，此诚归属阳明范畴。治疗上以治本为主，阳明邪除则痿证自愈。随病机不同，灵活选用治法，如"温运湿邪，而降阳明""柔养脉络，而和营液""祛湿泄热""导湿下行""清肝补阴"，等等。张聿青善用除湿通络之药，如选用制半夏、木猪苓、台白术、川桂枝、白茯苓、建泽泻、炒竹茹、老生姜，温运湿邪；选用制半夏、台白术、肉桂、泽泻、云茯苓、大腹皮、陈皮、老生姜、木猪苓、控涎丹，控逐湿邪；用汉防己、大豆卷、泽泻、薏苡仁、独活、桂枝、川萆薢、赤白苓、杏仁泥、二妙丸，除湿导热；用土炒杭白芍、炒宣木瓜、酒炒当归身、鲜苁蓉、炙黑甘草、天冬、肥玉竹、阿胶珠、火麻仁，柔养络脉。又常随病机之不同，和入控涎丹、虎潜丸、二妙丸，对痼疾之人常有奇效。《张聿青医案·卷十二·痿》，共载有医案4例。兹选择2例点评如下：

案例 1

潘左　两足软弱，步履不便，肌肤作麻，中脘痞满，恶心欲呕。脉象糊滑，苔白微腻。湿郁胃中，胃为十二经之总司，胃病则不能束筋骨而利机关，所以足膝软弱，痿症之情形也。当取阳明。制半夏（一钱五分）生熟薏仁（各二钱）　云茯苓（三钱）　川萆薢（二钱）　汉防己（一钱五分）　台白术（一钱五分）　焦苍术（一钱五分）　上广皮（一钱）。

二诊：寒湿停阻胃中，呕吐恶心，频渴欲饮，咳嗽则少腹两旁牵痛，四肢脉络不舒。盖寒湿内阻，则清津不升，故口渴。阳明病则脉络不和。再温运湿邪，而降阳明。制半夏（二钱）　木猪苓（二钱）　台白术（一钱五分）　川桂枝（五分）　白茯苓（四钱）　建泽泻（二钱）　炒竹茹（一钱）　老生姜（一钱，先切）　玉枢丹（五分，研末，先调服）。

三诊：脉络稍和，略能安卧，恶心呕吐口渴俱觉减轻，胸中如有物阻。脉象沉弦。寒湿停饮，阻于阳明，大便不行，不得不暂为控逐也。制半夏（二钱）　台白术（一钱五分）　上官桂（五分）　泽泻（一钱五分）　云茯苓（四钱）　大腹皮（一钱五分）　陈皮（一钱）　老生姜（一钱）　木猪苓（二钱）　控涎丹（八分，先服五分，不行再服三分，姜汤下）。

四诊：脉沉弦稍起，呕吐大减，施化得行，口渴较定。然胃病则土难御木，风木大动，机关脉络失和，四肢痿软。急为柔养脉络，而和营液。土炒杭白芍（三钱）　炒宣木瓜（一钱五分）　酒炒当归身（二钱）　鲜苁蓉

（酒洗淡，六钱）　炙黑甘草（五分）　天冬（三钱）　肥玉竹（三钱）　阿胶珠（三钱）　火麻仁（三钱）。

按语：初诊时，一派湿郁胃中，上下交通不利之象；故治以除湿理胃，以通中枢。二诊，湿邪顽固，不可强除；唯有给其出路，故治以运湿导浊。三诊，多湿已祛，顽固仍留，需强力驱之，故恩威并施，治以控逐。四诊，胃病日久，风木不安，有乘虚而入之势，故当滋阴息肝，柔养脉络，以求安和。

案例2

邵左　大病之后，湿恋阳明。身热不退，腿足痿软，不能步履。有难复之虞。汉防己　大豆卷　泽泻　米仁　独活　桂枝　川萆薢　赤白苓　制半夏　杏仁泥　二妙丸。

二诊：身热口渴俱减，步履略能自如。再祛湿泄热。大豆卷　生薏仁　秦艽　木瓜　川桂枝　制半夏　光杏仁　独活　汉防己　萆薢　建泽泻　酒炒桑枝　二妙丸。

按语：湿滞阳明，与阳明之热纠缠不清，十二经络功用受限而发痿，故治以祛湿泄热。然湿与热互结日久，难以分离，故以祛风除湿、淡渗利湿、开肺通下、清热燥湿等多法结合。二诊，病情好转，则再遵前法，以求斩草除根。

三十二、痞气

张聿青认为，痞气之病机，多为虚实夹杂，导致中焦气机斡旋失司，气停中焦；虚者，责之于脾胃亏虚、中阳亏虚；实者，责之于痰湿中阻、湿热阻滞、痰热互结、肝气失疏、肝胃不和，等等。虚实之病机，往往互为因果，虚之病因可有实果，如脾胃亏虚而至痰浊内生；阳气亏虚，水谷不运而生痰浊。实之病因可致虚羸，如肝气亢进，横犯脾胃，致脾胃虚弱；痰热内阻，耗气伤津，而致气津紊乱。治疗时，务必注重一个"通"字。如用高丽参、炒白术、陈橘皮、炒竹茹、制半夏、白茯苓、生薏苡仁、炒枳实、缩砂仁、生熟谷芽"补脾胃，助健运"；用川楝子、制香附、茯苓神、制半夏、鲜竹茹、延胡索、小青皮、薤白头、左金丸"疏肝和胃"；用肉桂、制香附、制半夏、薤白头、连皮苓、山楂炭"助阳化湿"；用藿香、制半夏、金石斛、广陈皮、茯苓、佩兰叶、川厚朴、大腹皮、瓜蒌皮、枳实、鲜佛手、竹茹"升脾降胃"；用制半夏、郁金、川黄连、光杏仁、炒枳实、广陈皮、干姜、薤白头、佩兰叶、瓜蒌皮、炒竹茹"开肺降浊"，等等。总之，张聿青对痞气病的通治之法，不拘泥于一方一法，而是从五脏六腑、升降出入、气血津液各方面进行调治。故往往对于此病，常有惊人的治疗效果。其中之精髓，非常值得仔细品味。《张聿青医案·卷十一·痞气》，共载有医案 7 例。兹选择 3 例点评如下：

案例 1

江左　嗜饮中虚，气失旋运，水谷之气，不化为津，转化为痰。痰阻营卫，寒热交作，必得便解黏腻，痰尽方舒。食入后中脘久痞。脉形濡弱。脾胃愈亏，则浊痰愈甚，前人有见痰休治痰之说，宜以脾胃为本。别直参（另煎冲，一钱）　炒於术（二钱）　陈橘皮（一钱）　炒竹茹（一钱）　制半夏（一钱五分）　白茯苓（三钱）　生薏仁（三钱）　炒枳实（一钱）　缩砂仁（五分，后下）　生熟谷芽（各一钱五分）。

按语：嗜饮之人，脾胃易损；脾胃乃生痰之源，痰湿为标，脾胃为本；治痰则源源不绝，故治以脾胃为宜；但滋补必生乱，故通补为佳。

案例 2

袁右　痞满大退，而少腹滞坠不舒。此气湿不泛于上，而压于下。再为疏通。制香附　薤白头　云茯苓　陈皮　沉香片　整砂仁　制半夏　建

泽泻　煨天麻　猪苓。

二诊：少腹滞坠已舒，而右胁胀满。无非痰气窒塞。制半夏　制香附　瓜蒌仁　淡干姜　川雅连　云茯苓　炒竹茹　薤白头　白金丸。

按语： 初诊，湿气下流，阻于下则满。经言"在下者，引而竭之"，故治以导下疏通。肺与大肠相表里，开上则易导下，故用薤白头以提壶揭盖。

案例 3

某　不纳不饥，稍稍纳食，中焦如阻，泛酸欲吐，寤难成寐。脉细濡，关部带滑。此湿热郁阻中州，致脾清不升，胃浊不降。六腑以通为用，宜辛以开之。制半夏　干姜　茯苓　焦麦芽　竹茹　上广皮　川连　泽泻　佩兰叶。

二诊：辛开苦降，中脘较舒，泛酸呕吐之势稍缓。然犹杳不思纳，略进稀糜，尚觉胀满，腹中攻撑不和，大便不解，寤难成寐。脉右部弦滑。胃腑之气，略得通降，而肝肠暗动，遂令木郁土中。前法再参平肝泄木。川雅连（淡吴萸同炒）　制半夏　茯苓神　川楝子　延胡索　广陈皮　炒枳壳　炒竹茹。

三诊：胀满较舒，痞阻稍松，吐出稠痰，寤得成寐，饮食得以渐进。但脉象尚带弦滑，舌红苔黄。肝胃不能和洽，从效方再望应手。川楝子　制香附　茯苓神　制半夏　鲜竹茹　延胡索　小青皮　薤白头　左金丸。

四诊：两和肝胃之气，似觉稍和，而胸脘仍然胀满，心胸之间，时觉烙热，痰中带红。脉左寸关带弦，尺部数细，右寸关弦滑，尺部坚硬，舌苔白腻，而底质带红。前人谓气有余便是火，所以心胸烙热者，良由肝胃之气不和，气郁生火，气之所在，即火之所在也。再理肝胃之气，而和肝胃之阴。金石斛　白蒺藜　蜜炒青皮　黑山栀　郁金　半夏曲　川楝子　土炒白芍　炒杏仁　竹茹。

五诊：脉左寸关弦象稍退，右关脉弦滑亦稍柔和。胀满渐舒，略能安谷。再从肝胃调和。金石斛　制半夏　杭白芍　茯苓　炒香豉　川楝子　广陈皮　白蒺藜　山栀　降香。

六诊：两关弦象稍柔。胃纳亦日见起色，胀满已舒。但舌苔中心厚揩，微带黑色。仍当从于肝胃议治。制半夏　金石斛　白芍　白茯苓　黑山栀　薄橘红　沉香曲　丹皮　炒杏仁　炒竹茹。

按语：湿热郁阻中焦，食入则气拒，故泛酸欲吐。有形之邪，难以驱除，故以辛开之，再配以泽泻，茯苓引而除之。二诊，前方奏效，然中土郁久而风木欲动，故于前方参以平肝。三诊，脉象弦滑，舌红苔黄乃肝郁犯胃，故宜调和肝胃。四诊，胃阴虚耗，而肝木气郁而化火；故理肝胃之气，而和肝胃之阴。五诊，见效明显，辨证精确，乃守前方再调肝胃。六诊，中气通畅，胃稍能纳，舌浓苔黑，此热邪久居所致，故仍从肝胃兼以泻毒治之。

三十三、积聚（附：癥瘕）

张聿青认为，积聚之病机，以实为主。实，责之于痰、湿、气、血、寒等。此病往往非浅薄之邪所致，而是邪气深入经络、气血、脏腑日久，于人体内生成有形顽固的难除病理产物。故治疗之时往往需要加入峻行之品，如瓦楞子、九香虫、炒蓬术、荆三棱、归尾、野水红花子、乌药、川桂木等。因病因众多，故治法亦随证而多变。如痰气结聚则"开痰散结"，气湿瘀滞则"行气化湿"，气寒交阻则"散寒理气"，脾土不运则"健脾助运"，等等。但冰冻三尺非一日之寒，积聚癥瘕，阻而难除，须耐心善调，不宜急切攻夺。除此之外，因积聚癥瘕为阴邪，故张聿青在治疗中善用温通之药，如川桂木、两头尖、乌药、肉桂、青葱管、制半夏等。而且，因久病攻邪亦伤正，故张聿青常于用药之中，注重人体元气之耗损。此诚为治未病之深思也。《张聿青医案·卷十一·积聚（附：癥瘕）》，共载有医案 10 例。兹选择 3 例点评如下：

案例 1

马左　少腹偏左聚形，食入胀满，色夺形衰。脉迟苔白。此情志抑郁，木不条达也。致气湿瘀滞，酒积不行，名曰积聚。恐元气耗损而入损门。上官桂　制香附　川楝子　楂炭　延胡索　砂仁末　广陈皮　连皮苓　泽泻　猪苓。

按语： 情郁抑木，则肝失疏泄，气机阻滞，湿运无力。本应以气湿为治，但至阴之邪恐耗元气，危及真元。故于命门元气入手，兼以行气利湿，方能防患未然。

案例 2

徐右　结块坚大如盘，推之不移。气寒血滞，与肠胃汁沫相抟，未可轻视。川桂木　延胡索　香附　白术　炒蓬术（一钱五分）　两头尖　归须　乌药　楂炭　野水红花子。

二诊：结块稍软，而频咳气逆。此兼感新邪，药宜兼顾。桂木　川楝子　延胡索　苏梗　当归须　乌药　楂炭　两头尖　前胡　蓬术　荆三棱　杏仁　香附。

按语： 初诊时，寒气津液结于有形，难以挪动，不可轻敌。遂以川桂木、炒蓬术、两头尖、乌药、野水红花子辛温破坚。二诊，邪有撼动外出之势，兼以外感；故于原方之中参以紫苏梗、前胡、苦杏仁宣降肺气，而得兼顾。

案例 3

某　胁下结块。香附（五钱）　吴萸（三钱）　青皮（五钱）　乌药（五钱）　木香（五钱）。上五味研粗末，麸皮一升，姜三片，葱三茎，同炒，火起用陈酒喷，炒干，置洋布包内熨痛处，稍冷再炒，至焦而弃。

按语： 寒结胁下，气机阻塞而成结块。故治以温通气机，外敷痛处，效如桴鼓。

三十四、肿胀 🦩

张聿青所载33则肿胀医案中，可见导致肿胀的病因病机：有因产后营血亏虚，阳气夹湿上行所致肿胀，有因素体亏虚，适节气交换，阻滞肝气生发所致鼓胀，有因脾肾亏虚，不运水湿所致肿胀，有湿热溢于肌肤之肿胀，等等。病机多为本虚标实，虚以肺脾肾三脏功能不足为主，实则以水湿痰饮为主；或兼痰瘀，或兼湿热，或兼风火。症状表现，又因痰饮水湿留聚的部位不同而不同，如痰饮停于脾胃者，多见中脘按之作痛，或食即胀满；痰饮流于四肢肌肉，多见足胫肿或四肢浮肿；痰饮射肺，则见气逆难卧，甚则喘脱；在治法上，急则治其标，缓则治其本，肿胀严重患者，多先治以攻逐水饮，或泻下逐水，或下气行水，或疏肝破气；轻者用大腹皮、椒目、葶苈子之属，重者则加甘遂、大戟、芫花、舟车丸、禹功散之属；中病即止，再以淡渗、通利之猪苓、茯苓、泽泻之属；因外感风湿相搏而致头面或全身肿胀者，以张仲景之越婢汤、越婢加半夏汤"开鬼门"以行水祛湿；外风轻者，则予羌活、防风、前胡之属；脾肾虚者，则用温补元阳、健脾益气之四君子汤、附子理中汤、真武汤之属。《张聿青医案·卷十一·肿胀》，共载有医案33例。兹选择17例点评如下：

案例1

储左　胀势既松之后，适交春令，肝藏之气，勃然升发。流行之机，皆为之阻。大腹仍胀，寅卯木旺，气觉攻撑。脉细而弦。恐成气胀大症。酒炒白当归（二钱）　广皮（一钱）　土炒东白芍（二钱）　炒川椒（四分）　制香附（二钱）　建泽泻（一钱五分）　猪苓（二钱）　川楝子（一钱五分）　砂仁（七分）　连皮苓（四钱）　上瑶桂（五分，研末，饭为丸，先服）。

二诊：辛温以通阳气，寅卯胀觉略平。据述露坐受寒而起。经谓脏寒生满病。再守温脏为法。制香附（二钱）　新会皮（一钱）　泽泻（一钱五分）　云茯苓（四钱）　木猪苓（二钱）　广郁金（一钱五分）　上沉香（二分）　上瑶桂（三分）　木香（四分）　砂仁（四粒）　酒炒湘军（四分，后五味研末为丸）。

按语： 肝气不舒，遇春令木气生发之日、经寅卯少阳生发之时而逆乱，胀势加重，阳气不得应时而生发，故脉见弦细；故用当归、白芍养血柔肝，以养肝体；用广陈皮、香附、金铃子、砂仁疏肝和胃，以助肝用；五苓散以助阳化气，通利水饮，"通阳不在温，而在利小便"。二诊时，胀缓，因"露坐受寒而起"，故再进香附、沉香、肉桂、砂仁等温脏理气之品。

案例 2

左　温补脾肾，胀满递减，神情亦振。药既应手，再当扩充。西潞党（三钱）　野於术（三钱）　川桂木（五分）　炮姜（五分）　泽泻（一钱五分）　炙绵芪（三钱）　熟附片（四分）　淡吴萸（四分）　茯苓（三钱）　牛膝（三钱）。

二诊：宣布五阳，胀势渐退，然中脘按之作痛。此饮食伤滞。当补脾之不足，疏胃之有余。党参　枳实　猪苓　熟附片　公丁香　炮姜　泽泻　於术　青皮　上广皮　鸡内金。

按语： 脾肾阳虚，气行无力，则滞而为胀。以党参、白术、炮姜温中益气，以附片、川桂、牛膝、吴茱萸温补肝肾，以泽泻、茯苓以泄脾肾之浊。全方温而不燥，补而不滞；二诊时，仍中脘按之作痛，饮食伤滞；故于温补中，加枳实、青皮、广陈皮、鸡内金消食导滞。

案例 3

左　至暮不能纳食，食即胀满，至天明其满始退。脉象沉弦。此由脾阳不振，所以至暮则阳无以化，而胀满辄甚。鼓胀根源，未可忽视。上川朴　连皮苓　建泽泻　大腹皮　炒於潜术　草果仁　炒枳实　熟附片　木猪苓　炙鸡内金　老姜衣。

按语： 脾阳不振，故得阳时而缓，遇阴时而剧；故以白术、草果、附片、老姜等辛温之属，温振脾肾之阳；以川厚朴、大腹皮、枳实、鸡内金，行气导滞；以茯苓、泽泻、猪苓之属，渗湿泄浊。

案例 4

周左　足肿稍退，面部仍浮，腹笥膨急，而不自觉胀，其湿热横溢于皮肤肌肉可知。上则痰多，下则便闭。运脾利湿泄浊，再望应手。大腹皮（二钱）　茯苓皮（三钱）　建泽泻（一钱五分）　五加皮（二钱）　猪苓（二钱）　范志曲（一钱五分）　上广皮（一钱）　炙内金（一钱五分）　老姜衣（三分）　小温中丸（三钱，先服）。

二诊：体半以下，肿势渐消，而体半以上，仍肿不退。脉沉细，舌苔黄滑。湿热溢于皮肤肌肉，用《金匮》越婢汤，以发越脾土之湿邪。生甘草（三分）　茯苓皮（四钱）　炙内金（一钱）　煨石膏（二钱）　大腹皮（二钱）　生麻黄（五分，另煎，去沫后入）　陈橘皮（一钱）　老姜（三片）。

三诊：太阳膀胱为六经之首，主皮肤而统卫，所以开太阳之经气，而膀胱之腑气自通。小溲较畅，面浮肤肿略退。再风以胜湿，淡以渗湿，温脾土以燥湿。青防风（一钱）　川芎（一钱）　木猪苓（二钱）　泽泻（一钱五分）　川羌活（一钱）　大腹皮（二钱）　连皮苓（三钱）　川朴（一钱）　广皮（一钱）　姜衣（四分）

按语： 脾虚不运，则水津内停，痰湿内生。故以大腹皮、茯苓皮、泽泻、猪苓、五加皮之属，行水消肿；以范志曲、温中丸、鸡内金，健脾运湿；二诊时，体半以上肿仍未退，湿热郁于肌肉毛窍，此非淡渗可以利之；因"腰以上肿，当发其汗乃愈"；故用越婢汤发汗祛湿消肿。三诊时，面肿略退，再行发汗祛湿法，兼温脾土。

案例 5

朱幼　遍体虚浮，肿满窒塞，小溲不利，气逆喘促。脉沉，苔黄质腻。此脾虚而湿热泛滥莫制。将至喘脱。大腹皮（二钱）　广陈皮（一钱）　赤小豆（三钱）　细木通（一钱）　羌活（一钱）　制川朴（一钱）　川椒目（七分）　云茯苓皮（三钱）　建泽泻（二钱）　舟车丸（三钱，开水先服）。

二诊：肿势虽减，腹仍胀满，腿股晶澈溃烂，胃呆厌食。湿热充斥，尚在险途。大腹皮（三钱）　汉防己（酒炒，三钱）　生薏仁（五钱）　川通草（一钱）　广皮（一钱）　黑山栀（三钱）　连皮苓（五钱）　滑石块（四钱）　光杏仁（三钱）枇杷叶（四片）。

师云：溃烂不致伤命，险在腹胀厌食。炒冬瓜泥可服。水果甜物忌。盐大忌，以秋石代之。（清儒附志）

三诊：浮肿已退，而湿热下趋，两足糜烂。急延疡科商治。西茵陈　赤白苓　泽泻　生薏仁　车前子　台白术　制半夏　广皮　木猪苓　粉当归。

按语： 脾虚不运，水饮内停，湿热内生，溢于肌肤，则遍体虚浮；阻滞津液流通，则小溲不利；水饮射肺，则气逆喘促；急则治其标，故以大腹皮、陈皮、木通、椒目、泽泻、舟车丸之属行水消肿，以羌活宣上以通下。二诊，腿股溃烂，胃呆厌食，水湿泛溢，反侮脾土，厌食乃胃气衰败之象；急以祛水利湿，上宣、中运、下渗，分消走泄。三诊时，浮肿已退，两足糜烂，乃湿热余邪仍在；继以清热利湿、健脾燥湿；用当归补血活血，以促进伤口愈合。

案例6

范左 目窠先肿，渐至腿足俱胀，脘腹不舒。脉细沉迟。此湿寒泛滥，水气重症，方兴未艾之际也。川朴 泽泻 广皮 大腹皮 防风 羌活 川芎 猪苓 防己 五加皮 桂枝 姜衣 炙内金（一钱五分，研，先调服）。

经云：水之始起也，目窠上微肿，如新卧起之状。观于此益信。（清儒志）

二诊：脘腹胀舒足肿未退。苍术 川朴 五加皮 连皮茯苓 炒冬瓜皮 广皮 薏仁 大腹皮 建泽泻 木猪苓姜衣 鸡内金（炙，研，调服）。

三诊：肿势已退，偏右头痛。湿渐解而风未解也。炒冬瓜皮 青防风 连皮 茯苓 川芎 白术 生熟薏仁 川羌活 白僵蚕 猪苓 泽泻。

以上三方，初剂腹肿退，三剂痊愈矣。（清儒志）

按语：湿寒泛滥，趁其方兴未艾之际，重泻其水湿。故以泽泻、大腹皮、猪苓、防己之属，行水化湿；以羌活、防风、川芎等，解表发汗祛湿；以川厚朴、广陈皮行气运湿，桂枝温阳化湿；二诊时，诸证未退，去解表发汗之风药，加利水行水之药，以专走利下。三诊，肿势退，头仍痛，表邪未解；继以健脾渗湿、利水消肿善后，再佐风药解表祛风。

案例7

荣右 胎前作肿，产后未消，兹将三月有余，反觉面浮腹满。此脾阳虚而不能旋运，水湿泛滥莫制也。势在正盛。土炒於术（一钱五分） 大腹皮（二钱） 炙黑草（二分） 炮姜（五分） 广皮（一钱） 炒冬瓜皮（四钱） 连皮苓（四钱） 生熟薏仁（各二钱） 建泽泻（一钱五分） 官桂（五分，后人） 炙内金（一钱半，研末，调服）。

二诊：腹胀消，肤仍肿，微带呛咳。产后脾虚，湿不旋运。再运湿温中，以参调气。土炒於术　猪苓　茯苓皮　泽泻　葶苈子　生熟薏仁　炮姜　广皮　光杏仁　五加皮　官桂　炙内金（研末，调服）　炒冬瓜皮。

按语： 产后脾肾亏虚，不能旋运水饮，以致水湿泛滥；故以白术、炮姜温中健脾，以大腹皮、广陈皮、茯苓、薏苡仁、泽泻行气利水，渗湿止泻；以肉桂温肾气以助气化。二诊时，仍微带呛咳，水湿之大势已去，余湿犹滞；再进温运和中，调气行水。

案例8

邹左　由气逆痰升，而致面浮足肿，朝则面甚，暮则足甚。脉滑，苔白质腻。此外感风邪，与内湿相合，遂致风湿相搏，风旋则面浮，湿坠则足肿。恐成肿胀之症。羌活（一钱）　藿香（一钱五分）　橘红（一钱）　茯苓（三钱）　川朴（五分）　前胡（一钱）　防风（一钱）　西党参（二钱）制半夏（一钱五分）　杜苏子（炒，研，三钱）　茅术（一钱五分）。

二诊：降气除湿合方，两胫肿胀大退，而足跗仍肿，面色带浮。脉象濡滑。风旋于上，湿坠于下，再培土利湿。炙绵芪（二钱）　汉防己（一钱五分）　炒木瓜皮（一钱五分）　生熟薏仁（四钱）　上瑶桂（四分）　白茯苓（三钱）　炒冬瓜皮（三钱）　炒於术（一钱五分）　大腹皮（二钱）。

按语： 风水相搏，朝为风木生发之时，外风相搏，则面浮；暮而收聚，湿气随之下坠，故足肿。故以羌活、防风、藿香、前胡之属，解表祛风；以化橘红、茯苓、川厚朴、党参、半夏之属，健脾燥湿和中。二诊时，足仍浮肿，面色带浮，余湿犹滞，缓则治其本，再进培土利湿。

案例9

汤左　冬温之后，继以便血，旋即大腹胀大，二便涩少。此湿热内滞，流行不宣。鼓胀重症也，未可轻视。上川朴（二钱）　木猪苓（二钱）　大腹皮（二钱）　西茵陈（二钱）　方通草（一钱）　陈皮（一钱）　杏仁（三钱）　范志曲（二钱）　桃仁（三钱）　建泽泻（二钱）　鸡内金（四个，炙，研细末，调服）。

二诊：胀势大减，溲亦稍利，然大腹仍然胀大。虽见转机，尚不足恃也。杏仁　范志曲　茯苓皮　连皮槟　瞿麦　猪苓　桃仁　西茵陈　新会皮　川椒目　通草　小温中丸。

三诊：胀势大退，脐突稍收，按之亦渐觉软。既得叠见转机，当仿效方进退。制川朴（一钱）　木香（五分）　广藿香（一钱）　大腹皮（一钱五分）　上广皮（一钱）　木猪苓（一钱五分）　泽泻（二钱）　杏桃仁（各二钱）　范志曲（三钱）　瞿麦（三钱）　白茯苓（三钱）　砂仁（七分后下）　西茵陈（一钱）　小温中丸（开水送下）。

按语：湿热内滞，阻滞气机，致大腹旋即胀大；急投清热利湿，行水消肿，佐苦杏仁以宣上；病随冬温便血而来，故佐桃仁活血行血。二诊，诸证皆缓，腹仍胀大，再以前法出入；加椒目、通草等药，以增强祛湿利水之功；加温中丸、范志曲之属，以温中健脾运湿。三诊时，诸证皆缓，再进前法。

案例10

宣左　脉象弦大，久按濡滑，腹满不舒，而并无胀大情形，足跗带肿。此气虚脾不运旋，湿寒内阻。中满之症，图治非易。西潞党（二钱，木香四分，煎汁收入）　杭白芍（二钱，炙甘草三分，拌炒）　连皮茯苓（五钱）　野於术（一钱，枳壳六分，煎汁收入）　上瑶桂（四分，去粗皮后入）　泽泻（二钱）　猪苓（二钱）　制香附（三钱）　淡吴萸（五分）　姜衣（三分）　鸡内金（一具，炙，研细末，调服）。

二诊：投剂之后，脉症尚属和平，未便遽事更张。野於术（二钱）　砂仁（四粒）　制香附（三钱）　生熟薏仁（各二钱）　木香（三分）　土炒广皮（一钱）　炒白芍（一钱五分）　茯苓皮（五钱）　上瑶桂（四分）　瞿麦（二钱）　生姜衣（三分）　陈米蛀屑（三钱包）。

三诊：胀满较松，欲嗳不爽。右关脉尚带弦搏。木旺土衰，木旺则其气冲突，土衰则运化无权。再疏肝之用，柔肝之体。制香附（二钱，小青皮一钱，同炒） 焦秫米（三钱，包） 炒白归身（二钱） 炙乌梅肉（一枚） 炒木瓜皮（一钱五分） 酒炒杭白芍（二钱） 川楝子（切，一钱五分） 干橘叶（一钱五分） 陈米蛀屑（绢包，三钱）。

四诊：脉象柔软，左关部久按才见弦象。两日内胸腹舒泰，并不胀满，起病以来，未有之境。药既应手，踵效方消息之。川连（三分，吴萸五分，同炒） 酒炒白芍（一钱五分） 川楝子（一钱五分） 乌梅（一个） 醋炒青皮（一钱五分） 焦秫米（三钱，包） 炒木瓜皮（一钱五分） 酒炒归身（二钱） 醋炒香附（二钱） 陈米蛀屑（绢包，三钱）。

按语：脾虚不运，寒湿内阻，而成中满；治之以健脾益气，温中散寒。以四君子汤补脾益气，以桂枝汤温中健脾，以五苓散渗水湿。二诊，脉症和平，前法再进。三诊时，腹满较松，右关脉带弦搏，为木旺土衰；故以香附、金铃子、干橘叶疏肝之用，以当归、乌梅、木瓜、白芍柔肝之体，以焦秫米、陈米蛀屑以健脾和胃。四诊，诸症皆缓，再以前法出入。

案例 11

某 大腹胀满，筋露脐突，小溲涩少。脾虚而湿热壅滞。鼓胀重症，鞭长莫及。於术炭 广皮 制香附 木香 猪苓 茯苓皮 砂仁 建泽泻 舟车丸。

原注：服后便溏三次，腹中自觉宽舒。

按语：腹胀而小便涩少，水湿停滞为患，急则治其标；故以舟车丸峻下逐水，佐以猪苓、茯苓、泽泻之属利水渗湿，白术、木香、香附运脾除湿。

案例 12

陈（左） 瘕块久而散漫，大腹胀大如鼓，二便不利。脉滞，苔白。此脾虚而湿热壅滞三焦。鼓腹重症，勉方图幸。川朴　茵陈　连皮苓　连皮槟　杏仁　通草　木香　砂仁　炙蟾皮　上广皮　於术　甘遂（二分，煨透）　黑丑（四分）　炙内金（一具。以上三味，研末，先调服）。

原注：此方服后泻下，胀退十之三。呕吐，乃甘遂未煨透之故。

二诊：泻下甚畅，大腹亦觉宽畅，但小溲不畅。虽见转机，仍不足恃。前方去甘遂黑丑，加范志曲、姜汁，单用炙内金一钱五分，研末调服。

按语： 湿热壅滞三焦，故以苦杏仁宣上焦，以川厚朴、茵陈、连皮槟榔、木香、砂仁、广陈皮、白术运中焦，以通草、茯苓通下焦；以牵牛子、甘遂、炙蟾皮，攻逐三焦之水湿。二诊时，泻下甚畅，大腹宽畅；峻猛之药，中病即止，故去甘遂、牵牛子。

案例 13

陆左　大腹胀大，按之坚硬，阴囊肿胀。脉形濡滞。此脾虚木旺，鼓胀重症，恐难以人力而与造化争功。勉仿经旨工于疾泻之意。谋事在人，成事在天。炙蟾皮（五钱）　大腹皮（二钱）　川朴（一钱）　缩砂仁（七分）　连皮苓（三钱）　野於术（一钱五分）　广皮（一钱）　炙内金（一具）　红芽大戟（三分）　甘遂（三分）　千金子（三分。四味研细，开水先服）。

二诊：肿胀稍松，然仍膨大如鼓，小溲不利，阴囊肿胀。鼓胀重症，未可以暂时取效，而便为足恃。大腹皮　广陈皮　川朴　泽泻　炙蟾皮　猪苓　舟车丸（三钱）。

按语： 脾虚水泛，水湿之邪客于厥阴肝经，故见阴囊肿胀，急则治标；故以蟾皮、京大戟、甘遂、千金子峻下逐水，佐以大腹皮、川厚朴、砂仁、广陈皮之属下气行水，运脾除湿。二诊时，仍膨大如鼓，水湿泛溢，非峻下不可，故仍以前法加舟车丸。

案例 14

马右　中空无物者曰鼓，实中有物者曰蛊。少腹有形，盘踞日久，兹则其形渐大，腹胀如箕，按之坚硬。此气血阻滞不行，致脾土不克旋运。蛊胀重症，不能许治。酒炒当归须　延胡索　台乌药　南楂炭　沉香曲　蓬莪术　制香附　上广皮。

二诊：胀势稍松。姑守前意，以觇动静。川楝子　制香附　台乌药　延胡索　两头尖　当归须　炒蓬术　川桂木　南楂炭　葱白。

三诊：胀势较松。然蛊胀重症，仍难图治。两头尖（三钱）　台乌药（一钱五分）　鹤虱（二钱）　单桃仁（去皮，打，三钱）　制香附（二钱）　使君子肉（二钱）　楂炭（三钱）　雷丸（一钱五分）　槟榔（一钱）　耆婆万病丸（三钱，先服）。

按语：气血阻滞日久，故以当归、延胡索、蓬莪术之属，活血化瘀，破血消蛊；以台乌、沉香、香附、广陈皮，疏通宣散，行气消胀。二诊，胀势稍松，再进前法。三诊，胀势稍缓。《证治汇补·卷六》曰："胀满既久，气血结聚不能释散，俗名曰蛊。"张聿青认为，此病由虫毒结聚，络脉瘀滞而致肿胀，故以两头尖、鹤虱、雷丸、耆婆万病丸等杀虫药治之。

案例 15

江左　痰饮咳逆多年，气血逆乱，痰每带红。日来兼感风邪，风与湿合，溢入肌肤，面浮肤肿，喘咳不平，腹胀脘痞，小便不利。脉数浮滑，舌苔白腻。有喘胀之虞。前胡（一钱五分）　荆芥（一钱）　光杏仁（三钱）　橘红（一钱）　茯苓皮（四钱）　葶苈（五分）　防风（一钱）　制半夏（一钱五分）　白前（一钱五分）　大腹皮（二钱）　生姜衣（四分）　川朴（一钱）。

二诊：痰喘稍平，浮肿亦减，然中脘仍然作胀。肺胃之气，升多降少，致风与湿横溢肌肤。效方再望应手。大腹皮（二钱）　川朴（一钱）　杏仁（三钱）　生薏仁（四钱）　煨石膏（三钱）　制半夏（一钱五分）　炙麻黄（四分）　陈皮（一钱）　枳壳（一钱）　茯苓皮（三钱，炒）　生姜

（二片）　冬瓜皮（三钱，炒）。

三诊：开上疏中，适交节令，痰气郁阻不开，痰出不爽，腹胀面浮足肿，小溲不利，脉形细沉。夫痰饮而致随风四溢，都缘脾肾阳虚，不能旋运，所以泛滥横行。有喘胀之虞。拟千缗汤出入以开痰，真武以温肾而行水。制半夏（一钱五分）　橘红（一钱）　大腹皮（二钱）　生姜衣（四分）　真武丸（三钱）　皂荚子（蜜炙，二粒）　枳实（一钱）　连皮苓（三钱）　炒於术（一钱五分）。改方去皂荚子，加葶苈。

四诊：开肺之气，温肾之阳，肺合皮毛，遍身自汗，水气因而外越，面浮肤肿大退，胸闷较舒，胀满大退，痰亦爽利。然大便不行，足肿未消。还是水气内阻，不得不暂为攻逐之。大腹皮（二钱）　姜衣（四分）　白茯苓（三钱）　冬瓜皮（四钱，炒）　泽泻（一钱五分）　上广皮（一钱）　於术（二钱）　生熟薏仁（各二钱）　制半夏（一钱五分）　禹功散（先调服，一钱）。

五诊：痰化为水，泛溢肌肤，先得畅汗，水湿之气，从汗外溢，继以缓攻，水湿之气，从而下达，故得腹胀面浮俱减。拟运土分化。再望转机。葶苈（五分）　橘红（一钱）　冬术（二钱）　大腹皮（二钱）　炒范志曲（二钱）　光杏仁（三钱）　茯苓皮（三钱）　猪苓（二钱）　泽泻（一钱五分）　生熟薏仁（各二钱）　枳壳（七分）　生姜衣（四分）。

按语： 脏气本亏，气血逆乱，内生痰饮水湿；外合风邪，风湿相搏，面浮肤肿；故治当解外和内，以前胡、荆芥、防风之属祛风胜湿；以苦杏仁、化橘红、茯苓、半夏、川厚朴，和中理气，燥湿化痰。二诊，仿张仲景之越婢加半夏汤法，宣肺行水。三诊时适交节令，痰随风溢而致面浮足肿；此脾肾阳虚为本，痰湿为标。故以千缗汤出入以开痰，真武汤温肾而行水。四诊，胀满大退，足肿未消，水气内阻为患；故暂行攻逐，以禹功散和利水诸药行气消肿，逐水通便。五诊，诸证皆缓，再进运土分化，泄水逐饮以善后。

案例16

施芷园　嗜饮湿热素盛，湿酿为浊，浊阻清道。先起鼻塞，经治而愈。于是湿酿成饮，饮阻肺胃。呛咳多痰，停饮在胃，中州痞阻；壅极而决，上吐下泻者屡。然虽经吐泻，而饮邪之根蒂未除。脾肺胃二脏一腑之气，已是暗损，遂致痰饮化水，渗入肌肤，火必炎上，水必就下，所以先从足肿，渐及胫股，玉茎阴囊，一皆肿胀，今则腹满脘硬，食入发喘，脉象沉弦，此痰饮而变成水气之症也。花甲之年，舌光无苔，病实正虚，恐水气逆射于肺，而致喘势暴盛。拟降肺疏胃，运脾利湿，兼进牡蛎泽泻散，使之入下。甜葶苈（七分）　大腹皮（二钱）　五加皮（二钱）　生薏仁（四钱）　泽泻（一钱五分）　川朴（一钱）　连皮苓（四钱）　鸡内金（三钱）　车前子（二钱）　炒冬瓜皮（五钱）　牡蛎泽泻散（三钱）。

按语："大病差后，从腰以下有水气者，牡蛎泽泻散主之。"（《伤寒论》）以牡蛎泽泻散逐水消肿，再参以茯苓皮、泽泻、大腹皮等行水利湿。

案例17

邱景林　痰饮多年，痰多咳嗽，气从上升。迩来两足虚肿，纳减无味，小溲短少，寐中汗出，而往往遗尿不禁。脉沉弦，重按少力，苔白质腻。脾肺肾三脏均虚，命阳不能化水外出，遂致水溢肌肤，蒸变无权，致胃纳日以呆顿。开太阳，逐痰水，原属痰饮必效之方，惟久病多虚，姑以阳气为重。元米炒党参（三钱）　菟丝子（三钱）　制半夏（一钱五分）　茯苓（三钱）　熟附片（三分）　煨益智（一钱）　补骨脂（三钱）　陈皮（一钱）　炒於术（一钱）　炒谷芽（二钱）　玫瑰花（二朵）。

又，温助命阳，以生脾土，遗尿得定；而足仍虚肿，胃呆少纳，小溲短少。水溢肌肤，原系脾肾两虚，不能化水外出。舌白转黄，口腻而苦，湿中生热，遂成湿热壅遏之局。恐变延入腹。拟《金匮》防己茯苓汤法。

炙绵芪（一钱五分）　茯苓（四钱）　汉防己（三钱）　泽泻（二钱）　猪苓（二钱）　大腹皮（二钱）　制苍术（二钱）　宣木瓜（一钱五分）　通草（一钱）　生薏仁（一两）　炒冬瓜皮（一两，二味煎汤代水）。

按语： 脾肾阳虚，气化无力，以致痰饮内生；溢于肺胃为咳逆呕吐，溢于四肢则为肿胀，故治宜温助命阳。以党参、半夏、茯苓、白术等，健脾和中，燥湿化痰；以附片、益智仁、补骨脂之属温肾助阳。二诊时，足仍虚肿，口腻而苦，舌苔转黄，为湿热壅滞之证；先去其实，再补其虚。《金匮要略·水气病脉证并治》曰："皮水为病，四肢肿，水气在皮肤中，四肢聂聂动者，防己茯苓汤主之。"仿此以防己茯苓汤加减清热除湿。

三十五、黄瘅

张聿青认为，黄瘅病机主要是湿热为患；或因脾土亏虚，或因感受时邪，或因营血不足，或因"谷多气少"，等等，不外乎湿热瘀滞。故张聿青在治疗黄瘅时，常用茵陈蒿汤合五苓散加减，取其淡以渗之，苦以泄之，清热利湿，通腑泄浊，临床往往奏效甚捷；黄瘅后期，湿热余邪未进，脾气亏虚者，则继进以运脾和中，利水渗湿之品以善后。《张聿青医案·卷十一·黄瘅》，共载有医案 11 例。兹选择 5 例点评如下：

案例 1

华左　遍体面目俱黄，中脘痞满。湿热蕴遏。恐其由标及本。西茵陈　制川朴　赤白苓　泽泻　青蒿　山栀　广橘皮　制半夏　木猪苓　上湘军（二钱，好酒浸透，后下）。

二诊：脘痞稍减，黄瘅略退。药既应手，守前法再望转机。茵陈（二钱）　冬术（炒炭二钱）　泽泻（二钱）　砂仁（七分）　黑山栀（二钱）　上湘军（二钱）　橘皮（一钱）　猪苓（一钱五分）　川朴（一钱）　官桂（五分）　制半夏（一钱五分）　焦麦芽（三钱）。

三诊：面目色黄稍退，而热退不清。还是湿热壅遏熏蒸之所致也。再淡以渗之，苦以泄之。官桂（五分，后入）　豆豉（三钱）　黑山栀（三钱）　制半夏（一钱五分）　猪苓（二钱）　郁金（一钱五分）　茵陈（三钱）　冬术炭（二钱）　赤白苓（各二钱）　杏仁（二钱）　泽泻（一钱五分）。

四诊：黄瘅已退。然形色瘦夺，脾土无不虚之理。当为兼顾。野於术（二钱，炒）　广皮（一钱）　猪苓（二钱）　云苓（四钱）　茵陈（二钱）　泽泻（二钱）　焦麦仁（四钱）　官桂（五分，后入）　制半夏（一钱五分）　枳实（一钱）　竹茹（一钱）。

五诊：黄瘅大势虽退，而湿热未能尽澈，小溲未清，足跗带肿。还是湿热坠下，再培土而分利湿邪。於术（一钱五分）　大腹皮（二钱）　川通草（一钱）　茯苓（三钱）　炒冬瓜皮（一两）　泽泻（一钱五分）　木猪苓（二钱）　焦苍术（一钱）　生熟米仁（各三钱）　茵陈（一钱五分）。

六诊：诸病向安，惟气色尚滞。宜鼓舞脾土，土旺自能胜湿也。人参须（五分）　茵陈（二钱）　云茯苓（四钱）　猪苓（一钱五分）　制半夏（一钱五分）　野於术（二钱）　炮姜（三分）　焦苍术（一钱）　泽泻（一钱五分）　广皮（一钱）。

七诊：补气运脾渗湿，证情又见起色。再为扩充。人参须（五分）　苍术（一钱）　於术（二钱）　茵陈（二钱）　猪苓（一钱五分）　云茯苓（三钱）　炒冬瓜皮（五钱）　炮姜炭（四分）　泽泻（一钱五分）　生熟薏仁（各三钱）　谷芽（三钱）。

按语："阳明病，身热汗出者……此为瘀热在里，身必发黄，茵陈蒿汤主之。"（《伤寒论》）湿热蕴遏，故治以清热化湿，茵陈、青蒿、栀子苦寒以清热化湿，茯苓、泽泻、猪苓以利水渗湿，川厚朴、大黄泻下以通腑泄浊。二诊，黄疸略退，再进前法。三诊，色黄稍退，而热退不清，湿热壅遏郁蒸；故加肉桂、豆豉辛以开泄，猪苓、泽泻淡渗分利。四诊，黄疸已退，健脾益气以培本，淡渗清化以祛余湿。五诊时，小溲未清，足跗带肿，再进分利湿邪；诸证皆缓，再进运脾和中之品巩固疗效。

案例 2

蒋左　四肢面目俱黄。脉形糊滑。此湿热蕴遏，为五瘅中之谷瘅。官桂　赤白苓　黑山栀　泽泻　绵茵陈　瞿麦　上湘军　白术炭　猪苓。

二诊：黄瘅大退，前法以清其渊薮。官桂　黑山栀　焦麦芽　范志曲　陈皮　川朴　猪茯苓　泽泻　茵陈。

按语：《金匮要略·黄疸病脉证病治》曰："谷瘅之为病，寒热不食，食即头眩，心胸不安，久久发黄，为谷瘅，茵陈蒿汤主之。"本案以茵陈蒿汤，清热利湿退黄；以五苓散以温阳化气，利湿行水。二诊，黄瘅大退，再进茵陈五苓散以祛余湿，以麦芽、神曲以健脾和中。

案例 3

左　湿热蕴遏为黄瘅。制半夏（一钱五分）　炒青蒿（三钱）　茵陈（三钱）　川朴（一钱）　上湘军（三钱）　赤白苓（各二钱）　黑山栀（三钱）　广皮（一钱）　猪苓（二钱）　焦麦芽（三钱）　泽泻（一钱五分）。

二诊：黄瘅大退。再淡以渗湿，苦以泄热。黑山栀　赤白苓　猪苓　川朴　大腹皮　泽泻　枳壳　制半夏　麦芽　广皮　上湘军　茵陈。

三诊：营卫不通，忽生寒热，欲和阴阳，当调营卫，欲调营卫，当祛其所以阻我营卫者。制半夏　范志曲　赤猪苓　郁金　焦麦芽　上广皮　绵茵陈　建泽泻　官桂（五分）。

四诊：黄瘅大退，湿热未清。川朴　郁金　赤猪苓　半夏曲　橘红　泽泻　茵陈　官桂　整砂仁　大腹皮　焦麦芽。

按语：湿热蕴遏，仍以茵陈蒿汤合五苓散加减，清热利湿退黄。二诊时，黄疸大退，再进山栀、大黄苦以泄热，茯苓、猪苓、泽泻之属淡渗利湿，川厚朴、大腹皮、枳壳之属通腑降气逐湿。三诊时，忽生寒热。张聿青认为是"营卫不通"所致。因湿热阻其营卫，故生寒热，再进清热利湿方药。

案例 4

赵右　痧疹之后，风恋未澈，夹湿内郁，脾运失司，以致面目肢体俱黄，黄瘅之证，不能欲速图功。茵陈　黑山栀　泽泻　神曲　大腹皮　青蒿　官桂　赤白苓　川朴　广皮　焦麦芽。

按语：外邪未进，若进下法恐使表邪内陷，故以茵陈、山栀、青蒿之属清热利湿，泽泻、茯苓以淡渗利湿，大腹皮、川厚朴、广陈皮以下气通腑利湿。

案例 5

杭左　面黄力乏，便泄溲黄。湿热在下，正与经旨谷多气少之文符合。台术　猪云苓　泽泻　生薏仁　焦麦芽　茵陈　范志曲　广皮　酒炒桑枝砂仁。

按语：湿热在下，故以苦泄之茵陈，合白术、猪苓、泽泻之属，淡渗清利，导湿热从下焦而去。

三十六、嘈杂

张聿青认为，嘈杂的病机，主要为肝胃不和；或因肝阴不足，肝阳上亢；或因木郁土中，或因肝阳冲侮胃土，等等。在《张聿青医案》所载嘈杂病案中，多表现为嘈杂而脘痛，或伴见痰涎少寐，或伴见足软腰酸，或伴见头晕心悸，等等。张聿青认为，嘈杂之病机，治法上，主要从肝胃主治；常用白芍、当归、女贞子、酸枣仁之属益阴柔肝，以珍珠母、左金丸、牡蛎、蒺藜之属平肝潜阳，以香附、枳壳、川楝子、香橼、橘叶之属疏肝和胃。《张聿青医案·卷十四·嘈杂》，共载有医案 8 例。兹选择 2 例点评如下：

案例 1

右　产后血虚不复，收藏不固，不时咳嗽。兹则寅卯之交，咳呛更甚，心嘈头晕腹满。脉虚弦，左尺细涩。阳气升多降少，拟育阴封固。南沙参（四钱）　炙生地（三钱）　川贝母（二钱）　潼沙苑（盐水炒，三钱）　阿胶珠（二钱）　杭白芍（酒炒一钱五分）　海蛤粉（三钱）　黑豆衣（三钱）生熟草（各二分）　怀小麦（五钱）。

按语：寅卯之交，为木气生发之时。阴血亏虚，水不涵木，肝体不足，生发无力，故呛咳、心嘈、头晕、腹满；故治宜育阴封固，以沙参、生地黄、川贝母、阿胶、白芍，以育阴养血；以海蛤粉、沙苑益肾固涩，以怀小麦益心养肾，除热安神。

案例 2

左　不时嘈杂，头晕心悸，足胫带肿。此经血不足，肝阳有余，木撼中州，土德暗损。宜从肝胃主治。朱茯神　炒枣仁　白蒺藜　土炒白芍　真珠母　五加皮　左金丸。

按语：肝阴不足，肝阳有余，克伐脾土，土不制水，故见足肿；故治以养肝、柔肝，疏肝和胃；方用酸枣仁、白芍以益阴柔肝；以珍珠母、白蒺藜、左金丸平肝潜阳，以茯神宁心安神。

三十七、癫痫（附：悲哭喜笑）

张聿青认为，癫痫病的病因主要为风、痰、热；肝肾阴亏，风阳升动，风痰阻络，痰热内扰，痰气交阻，为本病的主要病机。故治法上，常以龟板、白芍、贝母、阿胶之属，育阴潜阳；以二陈汤、温胆汤、天麻之属配伍僵蚕、钩藤、蒺藜，化痰息风；夜寐不安，神烦易怒者，酌情加入夜交藤、朱砂、朱砂安神丸、酸枣仁等。在《张聿青医案·卷十四·癫痫》所载诸例病案中，患者常癫与痫互见，或眩晕跌仆、涌涎肢搐；或舌强不语、不时惊厥则目斜口开手撒，四肢厥逆，或见不寐、神烦、胸闷嘈杂，等等。《张聿青医案·卷十四·癫痫》，共载有医案 7 例。兹选择 4 例点评如下：

案例 1

汤左　稍涉忿怒，肝阳逆上，阳气不入于阴，寤不成寐。脉弦，苔白心黄。恐浊痰随时上逆，而致癫痫也。制半夏（三钱）　炒枳实（一钱）青龙齿（四钱）　炒肥知母（二钱）　酸枣仁（二钱，猪胆汁炒）　橘红（一钱）　陈胆星（八分）　夜交藤（四钱）　朱砂安神丸（二钱，开水送下）。

二诊：降火化痰，寐得稍安。然胸次尚觉窒闷，时作烦。脉象弦滑。阴分素亏，而少阳之火夹痰内扰，春升之际，势多周折也。竹沥半夏（二钱）　广橘红（一钱）　黑山栀（三钱）　焦秫米（绢包，二钱）　朱茯神（三钱）　胆汁炒枣仁（二钱，研）　炒知母（一钱五分）　鲜竹茹（一钱）真珠母（三钱，研）。

三诊：不寐杂大退，脉象亦觉柔和。的是痰热内扰，效方再进一筹。竹沥半夏（三钱）　陈胆星（六分）　茯苓（四钱）　胆汁炒枣仁（三钱）夜交藤（三钱）　知母（二钱）　枳实（一钱）　焦秫米（三钱）。

按语：肝阳逆上，兼内生痰浊为患；故以半夏、枳实、化橘红、胆南星之属，燥湿化痰降浊；以龙齿、知母、酸枣仁之属，益阴潜阳；以夜交藤、朱砂安神丸，清热养血，宁心安神。二诊时，胸次尚觉窒闷，脉象弦滑，为痰热内扰之象。故于前法加山栀、竹茹清热化痰，加焦秫米以和胃安神。

案例 2

左　气从上升，则辄哭泣而痰如涌。此肝气夹痰犯肺，非旷怀不能为功也。代赭石（四钱）　钩钩（二钱）　煅牡蛎（四钱）　旋覆花（二钱）东白芍（一钱五分）　生香附（二钱）　橘叶（一钱）　煅龙骨（三钱）　白蒺藜（三钱）　炒竹茹（一钱）。此证甚奇，证发则悲泣，泣甚则渐愈。盖木火犯肺，肺主悲，悲甚木气泄，故愈。

按语： 肝火犯肺，故清降肝火；以代赭石、旋覆花、钩藤降上逆之肝气，以龙骨、牡蛎、白芍、蒺藜平肝潜阳；佐香附、橘叶疏肝理气，以竹茹清热化痰。

案例 3

某　湿热之后，痰湿未清，肝火夹痰上升，哭泣发厥，厥回脉仍弦数。痰火尚未平靖。宜清以泄之。制半夏　茯苓神　珍珠母　广郁金　南星　炒枳实　炒竹茹　块朱砂　青果汁。

按语： 肝火夹痰上逆，故治宜清泄痰热，平肝潜阳；以温胆汤理气化痰，清肝和胃；以珍珠母、茯苓神、朱砂，以平肝宁心安神。

案例 4

左　寐中辄作喜笑而不自知，一言不合，辄作忿怒。此厥少二阴之火有余。辰麦冬　朱茯神　炒瓜蒌皮　青蛤散　光杏仁　粉丹皮　广郁金　风化硝　枇杷叶。

按语： 厥阴为心包、肝二脏，少阴为心、肾二脏。厥、少二阴之火有余，相火不藏，上扰心神，则寐中喜笑；或一言不合，辄作忿怒；故以青蛤散、牡丹皮、炒瓜蒌皮、芒硝之属，清泄相火；以麦冬、茯神之属，养心安神。

三十八、呃忒（附：嗳噫）

张聿青认为，呃忒多与其他疑难杂症伴见，如呃忒声大而伴见寒热日作、咽痛颧红；或呃忒旬日不止，伴见耳鸣、目黄、神倦、凌晨盗汗；或呃忒伴见下痢，呕出涎水；导致呃忒的病因病机亦各不相同，有肝火夹湿熏蒸少阳阳明者；有中阳欲败，将成厥脱者；有痰涎阻滞，肺气闭郁者；有宿食不化，阻碍胃气者，等等。在治法上常标本兼治，以橘皮竹茹汤、旋覆代赭汤、丁香柿蒂汤之属降逆止呃；因肝胆之火而呃者，多加山栀、川楝子、白芍、香附之属，清泄肝火，疏肝理气；因湿热者，则多以半夏、竹茹、橘皮、茯苓之属清化湿热；因肺气闭郁者，则多以桔梗、豆豉、射干、郁金、枇杷叶之属开宣肺气。《张聿青医案·卷十四·呃忒》，共载有医案 10 例。兹选择 5 例点评如下：

案例 1

费右　寒热日作，热势甚重，苔腻质红，渴不多饮，咽痛颧红，鼻窍两目火出。此恼怒动肝，肝火夹湿热熏蒸少阳阳明，则寒热往来。肝胆之火，与吸气相触，呃忒声彻户外，其为气火无疑。香豆豉（三钱）　炒杏仁（三钱）　白桔梗（一钱）　橘皮（一钱）　竹茹（一钱）　黑山栀（三钱）　广郁金（二钱）　川楝子（一钱五分）　柿蒂（三枚）。

按语：肝火夹湿熏蒸少阳阳明，故治以清泄肝火，清热燥湿；方用栀子豉汤，以清宣少阳阳明之郁热；"肺主气，司呼吸"，故佐苦杏仁、桔梗一升一降以调理气机；橘皮竹茹汤加柿蒂，以降逆止呃，清降痰热；金铃子、郁金，以疏肝理气，清泄肝火。

案例 2

右　脘痛投温而止。恶心不纳，投以苦辛，致酸涎呃忒。胃阴不能转旋也。代赭石　公丁香　橘皮　制半夏　云茯苓　香附　旋覆花　上川朴　炙柿蒂　炒竹茹　蜜炙干姜。

按语：痰饮阻滞，致胃阴无以转旋，故致呕吐酸涎、呃忒；故治以旋覆代赭汤、丁香柿蒂汤降逆止呃，佐二陈、香附、川厚朴以化痰理气。

案例3

某　呃忒每至咳痰，呃即稍止。脉浮带滑。此肺气闭郁，清阳不展，恐致变痉。制半夏（二钱）　广郁金（七分）　射干（七分）　桔梗（一钱）　橘皮（一钱五分）　香豆豉（三钱）　杏仁泥（三钱）　通草（一钱）　竹茹（一钱五分）　鲜枇杷叶（一两）。

又，呃忒稍减，然有时气从上冲，直至巅顶，则身体震动。痰气内阻，清阳不展。有厥脱之虞。代赭石　磨沉香　方通草　香豆豉　茯苓　刀豆子　旋覆花　广郁金　白蒺藜　杏仁　射干　枇杷叶。

按语：肺气郁闭，故见脉浮；痰饮内据，故见脉滑；故以半夏、陈皮、竹茹化痰降逆止呕，以郁金、射干、桔梗、苦杏仁之属开宣肺气。二诊时，呃忒稍减，时有气冲。张聿青认为是痰气内阻所致，故治以旋覆代赭汤、刀豆降逆止呃，以淡豆豉、郁金、苦杏仁、射干开宣肺气，以沉香温中止呃，以蒺藜降肝气。

案例4

左　气坠已舒，大便亦调，而噫出卵臭。还是宿滞不化。川朴　青陈皮　莱菔子　花槟榔　砂仁　枳实　范志曲　台乌药　焦楂肉　焦麦芽。

按语：宿滞不化，故治以消食导滞，理气和胃；以莱菔子、范志曲、焦山楂、麦芽之属消食导滞，以川厚朴、青皮、陈皮、槟榔、砂仁之属理气和胃。

案例5

某　嗳噫得食则满。木土失和。宜于土中泻木。土炒白芍　代赭石　制香附　白蒺藜　砂仁　制半夏　旋覆花　煨天麻　茯苓神　左金丸陈皮。

按语：肝气横逆犯胃，故致嗳噫；以旋覆代赭汤降逆止嗳，以白芍、香附、蒺藜、左金丸疏木柔木，以半夏、砂仁、茯苓、陈皮以化痰和胃。

三十九、肩臂背痛

张聿青认为，肩臂背痛的主要病机，为痰湿阻络，络脉不宣；少数为肝肾不足、络隧失和；或见于阳明络虚，风阳上僭；痰湿阻络之证，既可见于痰湿热阻滞经络之实证，亦可见于肾阴不足，纳摄无力，痰气凭凌于上之虚实夹杂证；在治法上，常用旋覆花汤以理气通阳、活血散瘀，再合二陈汤、指迷茯苓丸等以化痰散结；伍桂枝、秦艽、桑枝、海风藤、木防己之属，以祛湿通络止痛；肾阴亏虚者，多伍都气丸、怀牛膝、生地黄、车前子之属以益肾纳气，对于病深日久、肾阴亏耗、痰湿内据患者，则以膏方缓治。《张聿青医案·卷十六·肩臂背痛》，共载有医案 7 例。兹选择 4 例点评如下：

案例 1

右　脘痛已止，腰背不舒。旋覆花汤加橘皮络　郁金　丝瓜络　香附　炒枳壳　白蒺藜　缩砂仁　土炒白芍　川断肉　厚杜仲。

二诊：腰背作痛。其为痰湿热入络，确然可见。制半夏　赤白苓　炒枳实　川萆薢　建泽泻　上广皮　生熟薏仁　水炒竹茹　酒炒桑枝　丝瓜络。

按语：痰湿内阻，气血不通则痛，故以旋覆花汤理气通阳，活血散瘀；佐以香附、枳壳、砂仁、丝瓜络，以理气和络止痛；肝主筋，故佐白芍、蒺藜以疏肝柔筋缓急；"腰为肾之府"，故佐川续断、厚杜仲以补肝肾、强筋骨。二诊，腰仍作痛，张聿青谓之"痰湿热入络"，故以二陈汤合薏苡仁、竹茹以清热化痰，萆薢、泽泻以清利湿热，桑枝、丝瓜络以祛风湿、通络止痛。

案例 2

王左　膺肋作痛已止，然肩臂又复痛楚。络隧尚未宣和。再拟宣通，参以和络。川桂枝　秦艽　旋覆花　桑寄生　酒炒桑枝　川萆薢　独活　真猩绛　丝瓜络　青葱管。

按语：旋覆花汤，理气通阳，活血通络；佐以桂枝、秦艽、桑枝、独活、丝瓜络之属，以温通经络、祛湿止痛。

案例 3

恽左　肝气偏旺，湿痰复盛，以致肝气夹痰入络，左肩臂酸痛。脉象弦滑。宜化痰以宣络隧。制半夏（二钱）　川桂枝（三分）　白僵蚕（一钱五分）　左秦艽（一钱五分）　白蒺藜（三钱）　橘红络（各一钱）　茯苓（三钱）　酒炒木防己（一钱五分）　指迷茯苓丸（五钱，分二次服）。

二诊：宣通络隧，搜逐湿痰，浊气下行，大便畅解，右肩臂酸痛大退。脉弦稍柔。药既应手，宜再扩充。炒於术（二钱）　海风藤（三钱）　白茯苓（三钱）　川独活（一钱）　秦艽（一钱五分）　橘红络（各一钱）　制半夏（一钱五分）　木防己（一钱五分）　白僵蚕（一钱五分）　片姜黄（四分，酒炒）　指迷茯苓丸（五钱，分二次服）。

三诊：肩臂作痛渐定，而湿痰不能悉化，肺气为痰所阻，行动气觉短促。脉象沉弦。痰饮内盛，不流于彼，即聚于此，其病虽殊，其源则一。制半夏（一钱五分）　川桂枝（五分）　煨石膏（二钱）　炒於潜术（一钱五分）　广橘红（一钱）　白茯苓（三钱）　甜葶苈（四分）　淡干姜（四分）　桑寄生（三钱）　指迷茯苓丸（三钱，先服）。

四诊：辛温寒以开饮降肺，肺肾之气，已得交通，肩臂作痛亦觉稍退。然肌肉有时跳动，《内经》谓风胜则动；河间谓曲直动摇，风之象也；丹溪谓治风先治血，血行风自灭。血本流行，所以不行者，痰阻之也。故治风必当治血，治血仍当化痰。制半夏（二钱）　广橘红（一钱）　桑寄生（三钱） 白茯苓（三钱） 炒於术（二钱） 白僵蚕（一钱五分） 左秦艽（一钱五分） 川桂枝（三分） 酒炒桑枝（四钱） 指迷茯苓丸（三钱先服）。

按语： 肝气夹痰入络，故以半夏、僵蚕、茯苓以化痰；桂枝、秦艽、橘红、橘络、木防己，入经络关节以祛风湿肢臂痹痛；佐以指迷茯苓丸，以加强燥湿行气、软坚消痰之功。二诊，肩臂酸痛大退，前法再加海风藤以祛风除湿，加姜黄以活血化瘀通络。三诊，痛缓而痰饮仍盛，故加桂枝、干姜、白术、茯苓以温阳化饮，石膏之辛以开宣肺气。四诊时，肌肉时有跳动，属痰阻血滞，故再进化痰通络。

案例 4

程左　摄纳其下，行动仍然气逆痰多，左肩臂痛。肾水空虚于下，肾阴不收，痰气凭凌于上，流窜经络。摄下之中，参以化痰。制半夏　归身　茯苓　怀牛膝　都气丸　大生地　橘红　苏子　车前子。

二诊：肾脏封固失职，冬令收藏，气不收摄，遂至痰饮凭凌于上，肾气不收于下，络隧为痰所阻，肩臂为之作痛。再标本并顾。制半夏（一钱五分） 苏子（三钱） 海蛤粉（三钱） 盐水炒车前子（三钱） 橘红（一钱） 茯苓（三钱） 猩绛（五分） 盐水炒牛膝（三钱） 旋覆花（三钱） 青葱管（三茎） 都气丸（四钱，分二次服）。

三诊：气逆咳嗽，尚属和平，左肩臂作痛未止。下虚上实，痰饮流入络中。仍标本并治。竹沥半夏（一钱五分） 白茯苓（三钱） 紫蛤壳（五钱） 炒萸肉（一钱五分） 盐水炒橘红（一钱） 炒苏子（三钱） 酒炒牛膝（三钱） 巴戟肉（三钱） 盐水炒车前子（二钱） 都气丸（三钱，空心服） 指迷茯苓丸（三钱，下午服）。

四诊：向有肠红，此次兼肛门热痛。历投和阴泄热，肠红肛痛虽止，而天气骤寒，封藏不固，气不收藏，咳嗽气喘复发。肾阴不足于下，而痰气则有余于上，左肩臂作痛。上实下虚，宜虚实兼顾。奎党参（三两）

制半夏（一两）　炙生地（十两）　酒炒桑寄生（一两五钱）　於术（二两，炒）　紫蛤壳（五两）　炙甘草（四钱）　牛膝（盐水炒，三两）　白茯苓（二两）　厚杜仲（三两）　萸肉（三两，炒）　全当归（酒炒，一两）　制首乌（四两）　甘杞子（三两）　川贝母（一两）　东白芍（酒炒，二两）　生山药（三两）　苏子（二两，炒）　海风藤（二两）　丝瓜络（酒炒，七钱）　车前子（盐水炒，二两）　橘红（八钱）　杏仁泥（一两五钱）　玉竹（一两五钱）　缩砂仁（七钱，另煎汤，收膏时冲入）。加阿胶三两，龟板胶二两，鹿角胶二两，收膏。

按语：肾水亏虚于下，故以牛膝、都气丸、生地黄以益肾纳气；痰气凭凌于上，流窜经络，故以半夏、茯苓、化橘红、紫苏子化痰降气，当归身以补血活血通络。二诊，因效微，再以前法合旋覆花汤以理气通阳，活血散瘀。三诊，咳嗽气逆已平，臂痛未止，肾阳虚则痰饮停聚；故以二陈汤、指迷茯苓丸，合蛤壳、山茱萸、巴戟肉、都气丸之属，下温肾阳，上祛痰涎，标本同治。四诊时，肠红虽止，痰喘复发，肾阴不足，摄纳无力，肝肾之阴亏耗、痰涎阻络已久，非短期可以奏效。故以膏方益肾养阴、化痰通络、祛湿止痹。

四十、腿膝痛

张聿青认为，腿膝痛的主要病因病机，为风痰湿或风湿热，阻滞经络；络隧不宣，不通则痛；在治法上根据病证差异，如腿股牵掣作痛而伴见呕痰者，则治以化痰通络；常用二陈汤佐以桂枝、南星、僵蚕、威灵仙等药，温通经络、祛湿止痛；肝火湿热之腿膝肿痛者，常以牡丹皮、当归、川黄柏、龟甲之属，清肝泻火，养阴柔肝；再合防己、木瓜、丝瓜络等药，通络止痛；治肾虚之腿膝痛患者，则常以六味地黄丸、虎潜丸之属为主，佐以通络止痛、祛风除湿之药。《张聿青医案·卷十六·腿膝痛》，共载有医案 10 例。兹选择 3 例点评如下：

案例 1

杨左　平素每易呕痰，兹则腿股作痛牵掣，腰膂亦觉不舒。两关脉滑。此痰湿流入经络。制半夏　川桂枝　制南星　橘红　白僵蚕　炒枳实　威灵仙　煨天麻　云茯苓　指迷茯苓丸。

按语：痰湿流入经络，则以半夏、胆南星、化橘红、僵蚕、茯苓之属燥湿化痰；以桂枝、威灵仙温通经络，祛湿化痰；以指迷茯苓丸及化橘红、枳实之属，增强燥湿行气，化痰散结之功。

案例 2

邵左　上春两膝作痛，几成鹤膝。今则外寒束缚里热，致风湿热袭入络隧，腿前廉两肩臂作痛，不能举动，痛后经络烙热，《内经》所谓脉痹，即热痹也。拟辛温寒以通络泄热。川桂枝（五分）　光杏仁（三钱）　左秦艽（一钱五分）　射干（五分）　生甘草（五分）　煨石膏（五钱）　木防己（三钱）　酒炒丝瓜络（二钱）　桔梗（一钱）。

按语：桂枝、秦艽、防己、丝瓜络，辛温以通络止痛；石膏辛寒，以清泄内热；苦杏仁、射干、桔梗开宣肺气，以宣散外郁之邪。

案例 3

毛右　左半腰腿仍痛，痛处自觉火热。风湿热乘虚入络。病在产后，势难急切从事。川桂枝（五分）　炙乳没（各三分）　秦艽　当归　桑寄生　羚羊片（八分）　川芎　桑枝　丝瓜络。

按语：风湿热乘虚入络，故以桂枝、秦艽、桑枝、丝瓜络，温通络脉，祛湿止痛；以乳香、没药、当归、川芎，活血化瘀、通络止痛；羚羊角咸寒，以凉血清热。

四十一、汗证

张聿青认为，汗证之病机，主要在于人体津液生成、转化、运输的障碍。其病因，有虚有实。虚者，责之于气虚、阳虚、阴虚、肺脾肾亏虚等。实者，责之于湿、热、气滞、湿热等。故汗证之治疗当以津液为核心，探求其气化过程之障碍。治疗时以治本为主，不可盲目止汗。如，"导利湿热""甘温补阳""养胃益阴""固肾益阴""育阴泻火""泻肝降火"等等。张聿青善用坚阴泻火、导利湿热、助阳运气之法以调之。如选用生白术、柏子仁、煅牡蛎、麻黄根、法半夏、炙五味子、炒酸枣仁、北沙参、浮小麦、当归六黄丸等育阴泻火，选用地骨皮、桂枝、滑石、茯苓、泽泻、猪苓、枇杷叶等导利湿热，选用人参须、制半夏、枳实、橘皮、茯苓、广藿香、野白术、泽泻、白蔻仁、川桂枝、地骨皮补中运湿，选用阿胶、东白芍、牡蛎、玉竹、生甘草、蛤黛散、川贝母、碧桃干、怀小麦、大枣、枇杷叶泻肝助脾肺运化等等。其方药之中，在针对病机基础上，常参以养阴生津之品，因有形之津汗出已损，难以速生，固当补之。可见张聿青辨证之法，乃基于辨病之上，实张仲景之真传也。《张聿青医案·卷十四·汗》，共载有医案7例。兹选择4例点评如下：

案例1

曹子藩　六脉濡细，而模糊不爽。舌苔薄白，中心带黄，而颇觉黏腻。稍一动作，辄易汗出。若果阳虚，何得酬应纷繁，不存畏葸。岂卫外之阳，与运用之阳，一而二耶？无此理也。所以然者，汗为心液，液贵收藏。今体中之湿有余，兼复嗜饮，酒性升热，遂致胃中之湿热熏蒸，迫液外泄，汗出过多，实不在自汗盗汗之例。如护卫其阳，固表益气，则湿不能泄；若敛摄其阴，壮水益肾，则湿滞不行。两者皆足以生他变也。治汗之法，惟祛其热不使熏蒸，兼引导其湿热下行，使熏蒸于胃者，从膀胱而渗泄，则不止其汗而汗自止矣。地骨皮（三钱，桂枝三分，煎汁收入） 滑石（四钱） 茯苓（四钱） 泽泻（一钱五分） 猪苓（二钱） 枇杷叶（四片，去毛） 浮小麦（一两，煎汤代水）。

按语：湿存之体，因素喜饮酒而湿热内蕴，湿热熏蒸津液而出；此当导其湿热下行而解，不可视汗唯自汗盗汗尔。

案例2

梁左　叠进黄芪建中汤，咳嗽盗汗俱减。然痰涩不爽，每至半饥，其咳即甚，形体恶寒，脉象细弱。阴伤及阳，以甘药补中。炙绵芪（三钱） 生甘草（七分） 甜杏仁（三钱） 茯苓（三钱） 橘红（一钱） 奎党参（三钱） 怀小麦（五钱） 胡桃肉（一枚） 南枣（四枚）。

二诊：吐血之后，阴伤及阳，盗汗虽止，而形体恶寒，咽中如阻，即欲呛咳，胃纳不起。投以建中，中气仍然不振，脉象细弱。良由阴阳并虚，少阴之脉贯喉，中气下根于肾，所以肾阴虚而咽中不舒，胃气不振也。汤丸并进，上下分治。炙绵芪（三钱） 炙黑草（四分） 菟丝子（盐水炒，三钱） 怀牛膝（盐水炒，三钱） 奎党参（三钱） 白茯苓（三钱） 炒萸肉（二钱） 都气丸（四钱，二次服）。

三诊：久虚不复，稍饥则咳甚，胃气不能振作。拟以麦门冬汤养其肺胃，仍以丸药入下，以摄肾阴。台参须（一钱） 青盐半夏（一钱） 海蛤粉（三钱） 车前子（盐水炒，二钱） 大麦冬（三钱） 生熟草（各二分） 白茯苓（三钱） 牛膝（盐水炒，三钱） 左归丸（三钱，先服）。

四诊：脉细弱少神，咳甚不减，痰多白腻，食入运化迟钝。阴伤及阳，肺脾肾俱损。再摄其下。桂枝（四分） 巴戟肉（三钱） 车前子（二钱） 五味子（三分） 左归丸（三钱，先服） 茯苓（三钱） 牛膝（三钱） 菟丝子（三钱） 炙草（四分。二味另服）。

按语： 初诊，病初汗出，大伤津液，以补中助阳固气之法治之，汗虽止，然阴阳本一体，阴损及阳，固以甘补之。二诊，胃气乃津液之本也，津伤中阳亦损，阳源于肾，固当和中补下，分而治之。三诊，久病胃气大伤，当缓补之，故以丸药如下，兼摄肾阴。四诊，痰湿停滞，运化无力，阳力失司，故再助肾阳而利痰湿。

案例 3

张　向有肝气，腹时胀满。春升之际，更起呛咳，痰黏而稠，寐则泠泠汗出。脉数细弦。肝藏之气，逆犯太阴，肺为水之上源，恐水源失化，而入损门。阿胶　东白芍　牡蛎　玉竹　生草　蛤黛散　川贝母　碧桃干　怀小麦　南枣　枇杷叶。

二诊：养肝保肺，固表和阳，咳嗽减疏，盗汗大退。的是肝木冲突之余，木叩金鸣，阳不固摄。效方扩充。肥玉竹　川贝母　生白芍　青蛤散　生甘草　阿胶　生地　牡蛎　南枣　怀小麦　炙枇杷叶。

三诊：咳嗽盗汗俱减，脉仍细数，阴虚不复。效方进退，再期应手。大生地　杭白芍　蛤黛散　肥玉竹　煅牡蛎　阿胶珠　川贝母　大麦冬　怀小麦　南枣　枇杷叶（蜜炙）。

按语： 初诊，向来风木过旺，横逆犯脾，肺欲失司；故当泻肝助肺，乃复其运。二诊，盗汗大退，故效前方。三诊，阴虚日久，阴血亏虚，故于上方之中加以滋阴养血，以回其本。

案例 4

某左　口腻舌浊苔白，而中心光剥。中气不足，水谷之气，化津者少，化湿者多，有诸内则形诸外矣。湿蒸为汗，与阳虚表不固者有殊。人参须（四分）　制半夏（一钱五分）　枳实（一钱五分）　橘皮（一钱）　茯苓（三钱）　广藿香（二钱）　野於术（一钱五分）　泽泻（一钱五分）　白蔻仁（七分，后入）　川桂枝（四分）　地骨皮（二钱，桂枝同炒）。

按语： 中气不足，津液运化失司而成湿，湿蒸为汗，故当补气运湿以治之。

四十二、不寐

张聿青认为，不寐之根本病机，主要是水火不能既济。阳气常升，水吸之而下行，阳气无炎上之忧；阴气常降，阳挈之而上升，阴气无下泄之患。不寐之人，乃水火不能相交，其原因主要有三方面：一者，责之于火旺，火旺则水难吸而下之，阳气上扰而不寐；二者，责之于水亏，水亏则难为阳之内守而不制阳气，阳气上扰而不寐；三者，水火既济之中枢阻塞，水火欲交不能，而致不寐。故治疗时，张聿青往往从这三方面去思考。张聿青善用滋阴补水，降火宁神，通利中枢之法。如常用熟地黄、粉丹皮、夜交藤、白茯苓、生地黄、潼沙苑、厚杜仲、金毛狗脊、制半夏、白归身、酒炒杭白芍、海蛤粉、生山药、陈皮、川贝母、生鳖甲、酸枣仁、鸡子黄、煅龙骨、生牡蛎、奎党参、炒白术、女贞子、枸杞子等药物，滋肾升水，以降心火；用川黄连、淡吴茱萸、川楝子、香附、醋炒白芍、橘叶、朱茯神，以平气火；用制半夏、川黄连、干姜、炒枳实、陈皮、煅牡蛎、晚蚕沙、茯苓神、炒竹茹，除中焦之痰湿等等。总之，无论何法，总是详辨阴阳，必求阴阳交汇，方得瘳寐。《张聿青医案·卷十四·不寐（附：多寐）》，共载有医案22例。兹选择12例点评如下：

案例1

沈右　便泄稍减，土中之木稍泄，而肝木究未疏和，左脉沉弦，腹仍疠痛。木旺则胃土失降，胸脘窒闷。入夜不寐，所谓胃不和则寐不安也。杭白芍（二钱，防风一钱，煎汁炒）　制香附　炒透半夏曲　炒枳壳　木瓜皮　广木香　广皮　白蒺藜　辰茯神。

按语：肝木失疏，横逆犯胃，中土之枢不畅，则水火不济而不寐。故治当泻肝和胃，通畅中焦。

案例2

邵右 脘腹胀满，面浮肌肿，寤难成寐。木旺脾虚，湿随气溢。拟调气运湿，宁神息肝。大腹皮 茯苓皮 砂仁 炒枣仁（二钱） 生薏仁（三钱） 上广皮 川楝子 香附 冬瓜子（四钱，炒） 炙内金（一钱五分）。

又，脘腹胀满稍舒，面浮较退，而气从上冲，则神烦不寐，口渴舌燥。冲气上逆，再育阴养肝。阿胶珠（三钱） 川雅连（三分） 煅磁石（三钱） 炙生地（四钱） 朱茯神（三钱） 干橘叶（一钱五分） 白芍（二钱，土炒） 香附（二钱，醋炒） 鸡子黄（一枚，调冲）。

又，气火稍平，逆气上冲大减，寐亦略安，脘腹略觉宽舒。再育阴以平气火，参泄木调气。阿胶珠（三钱） 川雅连（三分，淡吴萸七粒，同炒） 炙生地（四钱） 炒枣仁（二钱） 川楝子（一钱五分） 香附（二钱，醋炒） 白芍（一钱五分，土炒） 橘叶（一钱五分） 朱茯神（三钱） 鸡子黄（一枚，调冲）。

按语：初诊，木旺脾虚，津液失运而成湿气，阻塞中土之枢，心肾相交障碍则失眠；故治当调气运湿，宁神息肝。二诊，口燥舌干，气从上冲，此肝气化火，伤阴上冲所致；当育阴养肝，兼以降冲。三诊，肝火得减，气自平和，诸位稍安，再于前法，参泄木调气以防肝气复来。

案例3

右 经云：阳入于阴则寐，阴出之阳则寤。胃有湿痰，甲木不降，肝阳暗动，将寐之际，体辄跳动，以阳入于阴，而胆阳不降，致阳欲入而不能遽入也。痰在肝胃。拟化痰通降，阳气自潜入阴中。制半夏 炒枳实 茯苓神 白蒺藜 泽泻 橘红 陈胆星 海蛤壳 白僵蚕 姜汁。

按语：痰气相结，阻塞肝胃，将寐之际，阳难入阴，遂致胆阳不降，上扰心神而不寐。当通降痰气，则阳有所归，自当寐安。

案例4

左　痰饮客于胆腑，自汗不能眠。制半夏　川连　干姜　炒秫米　远志肉　炒枣仁。

按语： 痰饮客胆，阳无所归，逼津外越而自汗不能眠。此顽疾之邪，不易离去，遂仿张仲景，辛开苦降以除之。

案例5

经莲山太守　体丰于外，气瘠于内，气弱则脾土少运，生湿生痰。痰生于脾，贮于胃，胃为中枢，升降阴阳，于此交通。心火俯宅坎中，肾水上注离内，此坎离之既济也。水火不济，不能成寐，人尽知之。不知水火之不济，非水火之不欲济也，有阻我水火相交之道者，中枢是也。肝木左升，胆木右降，两相配合。今中虚夹痰，则胃土少降，胆木不能飞渡中枢而从下行，于是肝木升多，胆木降少，肝升太过矣。太过而不生风、不鼓动阳气也得乎。胆木升浮，上为耳聋等症。病绪虽繁，不越气虚夹痰也。脉左弱缓大，右关带滑。问与切亦属相符。治法当务其要，不寐是也。经云：胃不和则卧不安。古圣于不寐之病，不曰心肾，独曰胃不和，岂无意哉！中枢之论，非臆说也。明者当能察之。台参须　炒枳实　甜广皮　煅牡蛎　晚蚕沙　茯苓神　炒竹茹　炒枣仁　煅龙齿　白蒺藜　上濂珠（三分）　西血珀（二分）　川贝母（一钱五分。三味研末，蜜水调服）。

按语： 胃土中枢，乃阴阳交汇之枢纽也。故经云"胃不和则卧不安"。今气弱脾虚，痰湿阻胃，因而中焦之气机皆乱，水火不济，故不寐。此皆中虚夹痰也，故治以补气化痰，疏理气机。

案例6

龙宗师　人有阳气，阴之使也；人有阴气，阳之守也。故阳气常升，水吸之而下行，阳气无炎上之忧；阴气常降，阳挈之而上升，阴气无下泄之患。心为离火，肾为坎水，离在上而坎在下，离抱坎而中虚，坎承离而中满，太过者病，不及者亦病。阴阳配合，本不得一毫偏胜于其间也。姜附过剂以耗阴气，则在下之水，不克吸阳以下行，病遂以不寐始。阳胜于阴，由此而基。夫阳乃火之属，容易化风。经谓风善行而数变，阳之性毋乃类是。阴伤不能制伏其阳，致阳气游行背部及腹，时有热气注射，而热却不甚，但觉温温液液。以阳邻于火，而究非火也。故曰背为阳，腹为阴，以阳从阳，背热宜也。而涉于腹也何居？则以阴弱而阳乘之也。惟逢得寐，其热暂平，以水火既济，阴阳相纽，足以收其散越也。若阳气久亢无制，从阳化风，恐贻痱中之忧。差喜右脉濡缓，左寸关虽弦大，左尺细微，沉候有神，乃阴气足以内守之征。历进育阴酸收之品，所见甚高。惟是花甲之年，肾经之水，能保不虚，已属不易，何易言盈。况阳之有余，即是阴之不足，以酸收之，阳虽暂敛，未必常能潜伏。兹拟前人取气不取味之法，专以水介至阴之属，吸引阳气下行，使升降各得其常，病当循愈。特春升雷且发声之际，势难遽奏全功，一阴来复，当占勿药也。玳瑁　珍珠母　龟甲心　炙鳖甲　煅牡蛎　煅龙齿　海蛤粉　白芍　女贞子　朱茯神泽泻。

复诊：昨引阳气下行，原欲其阳伏阴中，而成既济。乃地气升发，昨为惊蛰，阳气正在勃动，晚间依然未睡，胸中不舒，稍稍咳痰，顿觉爽适。阳气两昼一夜未潜，右寸关脉顿洪大，沉取甚滑。夫以阳升之故，脉象遽随之而大，此阳系是虚阳无疑。而关部独滑，滑则为痰，盖津液为阳气所炼，凝成胶浊，胃中有痰，一定之理。心在上，肾在下，上下相交，惟胃中为交通之路，然后可以接合。今潜之而未能潜，必以交通之路，有所窒碍。拟从前意兼泄痰热，通其道以成水火既济之功。玳瑁　煅龙齿　珍珠母　瓜蒌皮　川贝母　胆星羚羊片　海蛤粉　夜合花　制半夏　焦秫米竹沥。

按语：患者花甲之年，肾水不足，加之以姜附温热伤阴，故阴乃大伤；故以水介至阴之属，吸引阳气下行，使升降各得其常。二诊时，阳气炼液为痰，阻塞中路；故于前方兼参泄痰热，通其道以成水火既济之功。

案例7

某　卫气行于阳则寤，行于阴则寐。寐少寤多，卫之气偏于阳分，不入于阴，阴虚不能恋阳，阳不下潜。舍补阴别无他法。黑归脾汤加龟板、制半夏、秫米，另服磁朱丸。

按语：阴平阳密，阴为阳附。今阴虚阳密，阳难以附；故唯用龟板、磁朱之类大补真阴以潜阳。

案例8

郁左　夜不成寐。脉细，左关微弦，右关带滑。心、离火也；肾、坎水也。离在上，坎在下，上下交通，其枢在胃，胃中为湿痰所据，则坎离相交之道路阻梗，遂致水火不能相媾，所有湿痰，悉借肝火而鼓动。欲媾阴阳，当通胃腑，欲通胃腑，当化湿痰，特黏腻之物，断难立予荡除，探手成功耳。制半夏　广皮　枳实　煅龙齿　知母　茯苓　白蒺藜　竹茹　上瑶桂（二分）　川雅连（四分。二味研细，饭糊为丸，开水先下）。

二诊：惊动胆木，甲木漂拔，乙木过升，致阳气有升无降。日久不寐，脉弦肤肿，经所谓热胜则肿也。升降乖违，而欲其水火相济也得乎？拟专降胆木，使升降各得其常。制半夏　广皮　茯苓　枳实　竹茹　辰砂　天竹黄　珍珠母　煅龙齿　煅磁石。另，濂珠二分，辰砂一分，川贝三分，三味研末调服。

按语：初诊，湿痰黏腻，坎离相交之道，故不寐。然湿痰难除，故以辛开苦降兼以导痰之法试也。二诊，惊动胆木，胆气过升，与湿痰而化火为害，故拟专降胆木，使升降各得其常。以珍珠、朱砂研末以助降胆。

案例9

周左　肾本封藏不固，秋冬收藏之令，阴气不能收摄，辄痰多咳嗽。兹以外感湿热之后，痰多咳甚，寐难成寐。脉象弦滑。此由病后湿化为痰，痰在胃中，则胆寒肝热。拟化痰宁神。制半夏（一钱五分）　炒竹茹（一钱五分）　白茯苓（三钱）　广橘红（一钱）　夜交藤（四钱）　陈胆星（六分）　炒枳实（一钱）　炒枣仁（二钱）　炒苏子（三钱）　竹沥（七钱）　姜汁（少许）。

又，化痰和中，以温胆气，寐得稍安，痰亦略少。再降胆胃而蠲痰饮。陈胆星（四分）　炒枳实（一钱）　炒苏子（三钱）　广橘红（一钱）　云茯苓（三钱）　旋覆花（二钱，绢包）　炒枣仁（二钱）　炒於术（一钱五分）　炒竹茹（一钱五分）　制半夏（一钱五分）　远志肉（五分）。

按语： 初诊，秋冬多咳，感受湿热遂生痰。此当化痰宁神，清除水火之道路。二诊，痰热稍减，病情好转，再降胃化痰兼以宁神。

案例10

黄左　头目昏蒙，恶心胃钝。连宵不寐，阳升不平，胃土失和。治以和胃息肝。制半夏（一钱五分）　上广皮（一钱）　炒秫米（二钱，包）　茯苓神（各二钱）　炒竹茹（一钱）　煅龙齿（三钱）　白蒺藜（三钱）　炒枣仁（二钱）　夜交藤（四钱）。

又，寐不成寐，头目昏蒙。皆由真水不足，水不济火。前法再扩充之。炒枣仁　辰茯神　杞子　柏子霜　辰麦冬　珍珠母　辰灯心。

又，寐得稍安，而水火不易交接。再参升降水火法。朱茯神（三钱）　夜交藤（四钱）　川雅连（三分）　焦秫米（二钱）　辰灯心（三分）　炒枣仁（二钱）　煅龙齿（三钱）　上瑶桂（去粗皮，研，后入，一分五厘）　制半夏（一钱五分）。

按语： 初诊，肝火犯胃，胃土失和而恶心，肝火上攻而头晕，水火不济而不寐，故治以息肝和胃。二诊，肝火已平，真水不足而火难为济，故再滋水以宁神。三诊，水火已能微接，故再助其一臂之力，参升降水火法，则水火既济。

案例11

李左　向有肝阳，兹以情志拂逆，更兼一阳来复，肝阳上升，连宵不寐。症属内因，急宜开展襟怀，以遂其肝木条达之性。枣仁（炒，研，二钱）　煅龙齿（一钱）　白芍（一钱五分）　石决明（四钱）　夜交藤（四钱）　朱茯神（三钱）　甘草（三分）　柏子仁（三钱，去油）　朱砂安神丸（三钱，开水先下）。

二诊：上升之阳渐平，寐得成寐。然肝体已虚，再从下柔养。龟板　白芍　生熟草　黑豆衣　夜交藤　生地　茯神　女贞子　粉丹皮　谷芽。

按语： 初诊，向来情志抑郁，肝气不疏，郁而化火，则阳亢而不寐；故急宜开展襟怀，疏达肝气。二诊，肝阳已平，然肝血已虚，故再柔养肝体以防之。

案例12

王右　隔宿之事，尚能记忆，神不昏也。神既不昏，而终日酣眠，呼之不应，断无如此睡状也。面青，脉左大，舌无华。此中气无权，阳气尽从上冒，则肾阴不能上交，阳气浮而少阴病矣。《金匮》惟少阴有但欲寐之条，兹用桂枝汤以和阳，参介类潜伏。但阴不与阳交，阳不与阴接，再进一层，即是阴阳脱离之局，可忧者在此。桂枝（七分）　杭白芍（三钱，炙甘草三分，煎汁拌炒）　煅龙齿（三钱）　左牡蛎（七钱）　制半夏（二钱）　老生姜（二片）　大枣（二枚）。

二诊：蒙昧稍清，面青较退，左脉稍敛，而仍神迷如睡，时带错语。阳气上冒未平，炼液成痰，神机愈蔽。拟潜阳之中，参开郁化痰。必得绩效，方能许治。桂枝（三分，白芍一钱五分，同炒）　左牡蛎（一两）　郁金（五分，磨，冲） 香附（研，一钱五分） 炒范志曲（一钱五分） 茯苓（五钱） 煅龙骨（三钱） 炒枳实（一钱） 橘红（一钱） 怀小麦（七钱）。

三诊：阳气稍潜，上则耳鸣大减，下则大便通行，坎离稍济，蒙昧略清，面色青晦稍退，舌稍华泽。惟中脘尚觉作痛，右关脉稍觉沉实。中虚宿垢未清，阴阳稍通，坎离仍未互抱。拟从阳引阴，从阴引阳，仍参磨滞之品，合于胃腑以通为降之旨。人参须（另煎，冲，四分） 橘红（一钱） 郁金（五分，磨，冲） 炒范志曲（一钱五分） 枳实（五分，磨，冲） 生香附（一钱五分，研） 牡蛎（一两） 茯苓（三钱） 制半夏（二钱） 煅龙骨（三钱） 孔圣枕中丹（三钱，先服）。

四诊：蒙混迷睡大退，目光渐觉灵动，面色青晦亦渐转华。其为阳气上冒，不能下交于阴，致少阴之气不能上承，确然可见。中脘拒按已化，虽属积滞下行，未始非土中之木得泄而然也。惟遍身作痛，良由营血失于涵养，肝风入于筋络。再用参归桂枝汤出入，仍参介类潜阳。人参须（另煎，冲，八分） 川桂枝（三分） 橘络（红花汤拌炒，一钱） 煅龙齿（三钱） 左秦艽（一钱五分） 白芍（一钱五分） 煅牡蛎（八钱） 桑寄生（三钱，炒） 当归（二钱，炒） 孔圣枕中丹（三钱，开水送下，先服）。

五诊：蒙昧已退，胃亦略起。然言语间有错杂，心中懊烦。当属阳气撼扰，再参宁神。云茯神（三钱） 辰砂（三钱，包） 白蒺藜（去刺，炒，三钱） 枣仁（炒，打，二钱） 制香附（二钱） 缩砂仁（研，后入，七分） 石决明（四钱） 龙骨（炒，打，三钱） 白芍（一钱五分，与桂枝三分同炒） 人参须（五分） 龙眼肉（四个） 左牡蛎（五钱）。

六诊：神气渐得如常，胃亦渐醒，浮冒之阳既得下潜，所以大便不攻自下者屡矣。但遍体作痛，是血虚风行入络。宜养血和络，所谓治风先治血也。川桂枝（四分） 白芍（一钱五分，炙甘草三分，煎汁拌炒） 白蒺藜（去刺，炒，三钱） 人参须（另煎，冲，七分） 桑寄生（三钱，酒炒）　川断肉（三钱）　炒秦艽（一钱五分）　橘红（一钱，红花汤炒）　全当归（三钱，酒炒）　桑枝（七钱，酒炒）　丝瓜络（二钱，酒炒）。

七诊：大便甚艰，究之不攻而能畅解，肝火得以下行，面色已转，神渐灵慧。惟腹中作痛，遍体酸疼。络中为风所阻，肝气亦未疏和。再养其体，勿疏其用。白归身（三钱）　炒杞子（三钱）　香附（二钱，醋炒）　潼沙苑（三钱）　火麻仁（二钱）　川楝子（一钱五分）　整砂仁（七分，后入）　杭白芍（二钱，酒炒）　青皮（一钱，醋炒）　桑寄生（三钱）。服二帖后，去青皮、归身，加枣仁二钱，辰茯神三钱，煅龙齿四钱，夜交藤四钱。

按语：初诊，肾阴亏损，阳气浮越，阴阳不得相交，遂以和阳以潜其入阴。二诊，炼液成痰，痰阻神窍，此危急之候，故急于潜阳中兼化痰开窍以醒神。三诊，中虚痰浊未尽，使水火难以相拥，故拟和中利湿之法以清除中枢。四诊，大邪已祛，唯久病营血亏损，经络被肝风内侵而痛，故治当涵养营血，加介类继续引阳入阴。五诊，虚阳停留，扰乱心神；再养营血兼以宁神。六诊，邪风再入虚络，治风先治血，故宜养血活络。七诊，肝体大损，肝火移肠故便难，可养肝体兼通便。

四十三、消渴 🕊

张聿青认为，消渴之病机，属本实标虚。实者，责之于湿热内蕴、气火亢盛等；虚者，责之于津液亏虚、肾水亏虚、命火虚衰等。消渴之病，非短期感邪而生，乃是湿热蕴久，严重影响津液生成、运行、作用的具体表现。治疗或先治其本，如"清热生津""清热除湿""清理下焦湿热"等；或治本为要，如"补肾助气"。张聿青善用清热除湿、养阴生津之方药，如选用白虎汤清热生津，玄参、冬瓜子、空沙参、地骨皮、活水芦根，清肺生津润燥；天花粉、川萆薢、蛇床子、川石斛、秋石、天冬、麦冬、覆盆子、海金沙、炙鸡内金、川黄连，清利肾中湿热；瓜蒌皮、煅磁石、黑山栀、酸枣仁、茯苓、黑大豆、夜交藤、淡竹叶，除肺胃湿热；天花粉、鲜生地黄、川黄连、黑大豆、肥知母、茯神、甜桔梗、枇杷叶，清泻中焦气火等。张聿青治疗此病过程中，始终关注津液的变化，深受温病中"存得一分津液，便有一分生机"思想的影响，常将生地黄、天花粉、知母等参入方中，此等经验对后世治疗消渴尤为珍贵。《张聿青医案·卷十二·消渴》，共载有医案6例。兹选择5例点评如下：

案例1

某　渴而溲赤，肺消之渐也。煨石膏　玄参　冬瓜子　空沙参　地骨皮　活水芦根。

按语：肺热津伤故口渴，上热下移故溲赤。治当清肺生津，上邪清则下安。

案例2

王左　消渴虽减于前，而肌肉仍然消瘦，舌干少津，溲多混浊。脉象沉细。水亏之极，损及命火，以致不能蒸化清津上升。汤药气浮，难及病所，宜以丸药入下。附桂八味丸（每服三钱，淡盐汤送下，上下午各一服）。

按语：阴阳互根，阴病及阳。故水亏之极，必伤真阳。此极危之候，不可延误，当速补阳气，以助水升，故治以附桂八味丸。然病及于肾，恐药难抵达，故以盐汤送服丸剂。

案例3

杨左　膏淋之后，湿热未清，口渴溲浑酸浊，为肾消重症。天花粉（二钱）　川萆薢（二钱）　蛇床子（一钱五分）　川石斛（四钱）　秋石（三分）　天麦冬（各一钱五分）　覆盆子（二钱）　海金沙（二钱）　炙内金

（一钱五分，入煎）川连（二分）。

二诊：小溲稍清，口渴略减。再清下焦湿热。寒水石（三钱）淡竹叶（一钱五分）海金沙（一钱五分）赤白苓（各二钱）泽泻（二钱）龟甲心（五钱）炒黄柏（二钱）车前子（三钱）滑石（三钱）大淡菜（两只）。

三诊：脉症俱见起色。效方出入，再望转机。海金沙（三钱）秋石（二分）滑石块（三钱）茯苓神（各二钱）龟甲心（五钱）福泽泻（一钱五分）车前子（三钱）炒牛膝（三钱）川柏片（一钱）大淡菜（二只）鲜藕汁（一杯，冲）。

按语： 初诊，膏淋湿热停滞肾中，遂为肾消，治以清利下焦。二诊，湿热稍除，病情改善，再守前法，再龟甲心，炒黄柏泄热坚阴。三诊，湿热大减，然攻邪日久，恐肾已损耗，故再加以炒牛膝、秋石养肾固本。

案例4

左　频渴引饮溲多。湿热内蕴，清津被耗，为膈消重症。煨石膏（四钱）甜桔梗（一钱）杏仁泥（三钱）黑大豆（四钱）黑山栀（二钱）瓜蒌皮（三钱）川贝母（四钱）炒竹茹（一钱）枇杷叶（二片）。

按语： 湿热蕴结中膈，故频饮溲多，上下受之。此当清利膈中湿热，通利上下，则清津得救。

案例5

唐左　消渴略定。的属中焦之气火过盛，荣液亦为煎灼。药既应手，效方续进。天花粉（一钱五分）鲜生地（六钱）川雅连（三分）黑大豆（四钱）肥知母（一钱五分）茯神（三钱）甜桔梗（二钱）枇杷叶（去毛，四片）。

又，小溲略少，再踵前法。鲜生地　甜桔梗　川雅连　黑大豆　肥知母　茯神　炒松麦冬　天花粉　枇杷叶（去毛）。

按语：初诊，气有余，便是火，火则耗液伤津。故治当清火生津以利气机。再诊，小溲略少，乃逼下之火得以削弱，故再遵前法，灭火熄根。

四十四、淋浊案

张聿青认为，淋浊之病机，是虚实兼杂，由实可致虚，由虚亦可致实，遂致虚实夹杂。实者，责之于湿热、痰热、瘀腐、肝火、气滞等；虚者，责之于阴虚、肝肾亏虚、肾虚、膀胱气化失司、气虚等。治疗时，常以除湿热化瘀为先，如"分利湿邪""宣通湿瘀""清利湿热""清火利气""利湿排石"等等。也有补虚助气为主，如"补气分利""补肾除湿""恢复膀胱气化功能""补阴除湿""调补心肾"等等。张聿青善用各种治法与方药，清利湿热，化浊消瘀。如选用前胡、木通、化橘红、瞿麦、车前子、牛蒡子、苦杏仁、枳壳、萹蓄、草薢、石菖蒲等，通上气而利下湿；选用木通、滑石、瞿麦、炒牡丹皮、黄柏、甘草梢、川草薢、车前子、龙胆草、黑山栀，利湿导热；选用人参须、野白术、广陈皮、赤白苓、制半夏、川草薢、猪苓、杜仲、生熟谷芽，补气分利；选用大生地黄、萸肉炭、山药、炙紫菀、麦冬、牡丹皮、茯苓神、泽泻、五味子、车前，补肾而泻膀胱，等等；常随病机之不同，参入知柏八味丸、二妙丸、清宁丸、青蛾丸、滋肾丸、泄青丸、大补阴丸、威喜丸等，体现出对方剂运用之娴熟，对中药剂型运用之巧妙，对患者体质虚实把握之准确。《张聿青医案·卷十三·淋浊》，共载有医案48例。兹选择15例点评如下：

案例1

赵左　持重远行，气虚湿陷。小便了而不了，足跗带肿。叠经分利，气虚未复，所以沦陷者自若也。拟分利湿邪，参入补气。西潞党　茯苓　白术炭　生薏仁　炒枳壳　炙绵芪　猪苓　茅术炭　制半夏　泽泻。

按语：人体之运转，总不离气化之推动；气虚则津液运化失司，湿邪停聚，气虚不固，则小便了而不了。故治以分利湿邪以除标，补气助运以治本。

案例2

左　淋痛已止，少腹坠闷亦减，但溲仍频数。膀胱湿热不能遽清，再为分清。炒麦冬（三钱）　牛膝梢（三钱）　黑山栀（二钱）　木通（五分）　赤白苓（各二钱）　滑石块（三钱）　广木香（五分）　炙紫菀（二钱）　川柏片（盐水炒，二钱）　泽泻（一钱五分）。

按语：湿热稍减，淋痛则止；溲仍频数，乃湿热欲去之势。治当再清利湿热引而竭之。

案例3

左　淋痛已止，溲仍频数，脘下结块仍痛。下焦之湿热稍清，肝胃之气不相和协，再为调气。制香附（二钱）　砂仁（七分，后入）　广皮（一钱）　川萆薢（一钱）　沉香片（四分）　广木香（五分）　泽泻（一钱五分）　白芍（一钱五分，吴萸三分，拌炒）　香橼皮（一钱五分）　川楝子（打，一钱五分）。

按语：湿热已久，虽湿热稍清，然津伤气耗，胃气耗损，肝乘不和，遂气结脘下。治当调和肝胃，再兼清湿热。

案例4

徐左　下坠之气，仍不见松，气一下注，直入尿管，辄痛不能忍，有时由尿管而抵及肛门，亦然作痛，小溲滴沥不爽。右脉濡滑，左部细弱无力。良以肾气亏损，不能收摄。再咸润摄下。干苁蓉（三钱）　大茴香（盐水炒，八分）　厚杜仲（三钱）　炒黑当归（一钱五分）　炒杞子（三钱）　菟丝子（盐水炒，三钱）　川断肉（三钱）　炒青盐（一分五厘）。

二诊：盐润摄下，注痛稍退，而小溲仍涩不爽。肾气既虚，病根愈难澈也。两头尖（炒，包）　生蒲黄　当归尾　赤白苓　泽泻　柏子仁　生牛膝　川草薢　韭菜根。

三诊：小溲尚觉塞滞。水道之中，必有凝瘀内阻。再排湿化瘀，分清精水。川草薢　滑石　冬葵子（三钱，研）　细木通　牛膝梢　泽泻　石菖蒲（盐水炒）　甘草梢　西血珀（三分）　酒炒湘军（五分。二味先调服）。

四诊：小溲已能约束，惟水道尚在窒塞，理宜逐步进逼。然天暑脉虚，不若暂为退守，乘机进治。川草薢　泽泻　生米仁　细木通　车前子　南楂炭　制半夏　黑山栀　牛膝梢　淡竹叶。

五诊：湿浊瘀腐不化，小溲仍然窒滞，漩脚浊腻。再利水而排湿化瘀。川草薢（二钱）　白茯苓（三钱）　益智仁（八分）　瞿麦（二钱）　车前子（二钱）　萹蓄（五分）　牛膝梢（三钱）　泽泻（一钱五分，盐水炒）　石菖蒲（盐水炒，三分）　木通（五分）　两头尖（一钱五分，炒，包）。改方：加单桃仁一钱五分，酒炒大黄二钱。

六诊：溲后每有牵腻之物渍于马口，为湿浊未楚之征。然小溲数而难固，心火陷入于肾，肾阴不摄。从心肾主治。台参须（八分）　云茯神（三钱）　生山药（三钱）　潼沙苑（盐水炒，三钱）　细生地（四钱）　柏子霜（三钱）　远志肉（七分）　带心莲子（三钱，打）。

按语：肾为水脏，尿液之生成、排泄，离不开肾气气化固摄。初诊，尿滴日久，肾气亏损，收摄失度，故唯有咸润摄下可救之。二诊，肾气之亏，非朝夕可速回，故于补肾之中加以收摄之物，缓缓图之。三诊，小溲尚觉塞滞，则肾气已回，水道日久必有阻塞，故再当排湿化瘀，泌别清浊。四诊，水道仍旧窒塞，然天暑脉弱，难经攻逐，遂循序利导，缓缓进取。五诊，湿浊瘀腐不化，漩脚浊腻；此湿浊邪复盛，甚为险峻，急当逐湿排瘀。六诊，虽湿邪微留，然心火逼肾，小溲数而难固；急当交通心肾，固肾救阴。

案例 5

陈左　湿热蕴遏膀胱，淋痛日久不愈，有时带红，痛于溲毕为甚。此气化不及州都，驾轻走熟，不易图治也。薄官桂（四分）　盐秋石（七分）生米仁（四钱）　川萆薢（二钱）　甘草梢（五分）　上沉香（二分）　滑石块（三钱）　白茯苓（三钱）　泽泻（一钱五分）　淡竹叶（一钱五分）。

按语：湿热蕴遏膀胱，膀胱气化失司，津液藏泄大乱；故治当助膀胱气化以除湿热，兼以引邪外出，方可保下焦平安。

案例 6

李左　脉证相安，惟小便仍有牵腻之物。良以瘀腐未清。宜重药轻投。制半夏　赤白苓　生薏仁　川萆薢　泽泻　猪苓　当门子（七厘，杜牛膝汁半小酒杯调，温服）。此病已用通利数次矣。乃入房忍精，注于夹膜，故用此法祛之。（清儒附志）

二诊：服药后果有白物牵腻纠纠，离马口而下，惟隔日仍然。前方出入。麝改五厘，牛膝汁一调羹入调。

按语：初诊，患者已通利数次，大邪已祛，唯有瘀腐留恋，且肾虚微露。故以去腐轻药，以温通微补之法驱之。

案例 7

曹左　腰背作痛稍退，而口腻痰多，马口包皮渗湿，时发时止。其为痰湿热有余，确然可见。再理湿和中。制半夏　赤白苓　广皮　萆薢泽泻　竹茹　炒枳实　生熟薏仁　酒炒桑枝（一两）　酒炒丝瓜络（煎汤代水）。

按语：湿热有余，循经上扰，则口腻痰多；当恩威并施，除湿、导湿并举。

案例 8

丁左　脉象濡弱，腰府作酸，久而不止，每晨咽喉作痛。夫腰为肾府，少阴之脉循喉咙，参合病情，是肾气虚、肾阴衰、阴阳交亏之象，理宜填补下元。然而淋浊之后，必有湿热，当于补药中仍带流利可耳。炙生地（四钱）　玄参肉（三钱）　潼沙苑（盐水炒，三钱）　金石斛（四钱）　炒牛膝（三钱）　川断肉（三钱）　菟丝子（盐水炒，三钱）　杜仲（三钱）　青蛾丸（三钱，盐汤先送下）。

按语：淋浊日久，耗肾伤气，故而腰府作酸，晨起咽喉作痛。理宜填补下元，然淋浊虽除，湿热仍在，固不可滋补养邪，当以通补为妙。

案例9

某　高年溲赤漩脚，有黏腻血点。大非所宜。草薢分清饮去乌药，加淡菜、四苓之类。后用六味丸、生於术作汤，及大补阴丸、蜜炙紫菀汤下。

按语：高年肾阴亏竭，湿浊作乱下焦；故以分清化浊之法利之，浑浊一清则补肾滋阴为要。

案例10

左　溲数而结滞不爽，并有黏腻红赤之物随溲而下。此肾虚而热结于下，膏淋之象。拟石顽法。都气丸改汤，加紫菀、麦冬、半夏、淡菜，惟熟地改生地，茯苓加茯神。

按语：肾虚而热结于下，见膏淋之象，宜助肾气而除下热，加紫菀欲以通上而泻下；加麦冬、半夏、淡菜，欲引药入肾而除下；茯苓加茯神，则是预防下焦之火上扰心神。

案例11

毛左　淋痛溲浊，下焦湿热郁遏。从泻肝法。细生地（姜汁炒，四钱）　龙胆草（四分）　车前子（三钱）　细木通（一钱）　川柏片（姜汁炒，四分）　甘草梢（八分）　泽泻片（二钱）　炒当归（二钱）　海金沙（一钱五分，包）　牛膝梢（三钱）　川草薢（二钱）。

按语：湿热郁遏下焦，法当清利下焦。然肝主疏泄，亦对下焦起着疏通功能。故于泻肝之中清利湿热，亦可药到病除。

案例 12

应左　尿血之后，转成白浊。辛以化痰，苦以泄热，浊遂止住。今起居如常。调理之计，宜益肾而调脾胃，参以补气和中。吉林参（一两）　肥玉竹（二两）　炒於术（二两）　陈广皮（一两）　大生地（五两）　甘杞子（三两）　白茯苓（二两）　炒山药（一两）　炒扁豆（三两）　制首乌（五两）　制半夏（一两五钱）　女贞子（三两，酒蒸）　杜仲（盐水炒，三两）　白归身（一两，酒炒）　杭白芍（一两五钱）　生熟草（各三钱）　怀牛膝（三两，酒炒）　车前子（一两五钱）　丹皮（二两）　泽泻（一两五钱）　潼沙苑（盐水炒，三两）　建莲肉（二两）。共研末，以阿胶四两，溶化为丸。每服三钱。

按语：湿热作祟，尿血便痛；以苦辛泄热化痰，浊祛而脾肾两伤，中气亏损，故尿血转白；故宜益肾而调脾胃，参以补气和中以调之。

案例 13

秦左　温化湿寒，淋痛逐渐减轻。然稍涉劳顿，辄复作痛。再兼劳淋法治。熟地炭（四钱）　大麦冬（三钱）　丹皮（二钱）　茯苓（一钱五分）　泽泻（一钱五分）　生山药（三钱）　五味子（五粒）　萸肉（三钱）　生熟谷芽（各一钱五分）。

按语：寒湿固浊，难以去除；治以温热之药，寒湿虽祛，然前后俱伤，肾劳过度，已致劳淋，治当补肾祛劳。

案例 14

左　溲涩作痛，咳嗽痰多。湿热蕴阻膀胱，当疏风利湿。前胡　木通　橘红　瞿麦　车前子　牛蒡子　杏仁　枳壳　萹蓄　草薢　石菖蒲　清宁丸（三钱）。

按语：湿热蕴阻膀胱，下乱而至上气不安，遂咳嗽痰多。故治宜通降肺气，清利湿热，方可两安。

案例 15

左 血淋痛剧，湿热蕴结膀胱。海金沙 丹皮炭 黑山栀 淡芩 甘草梢 车前子 生地炭 炒小蓟 赤苓 淡竹叶 上沉香 西血珀（二味，研细，先调服）。

按语：湿热蕴结，损伤下焦血络，遂血淋痛剧。治当清利湿热，兼以清热止血。

四十五、瘰疬

张聿青认为，瘰疬有因"气血两亏，肝火夹痰"，症见颈项结核坚硬，按之不移者；有因"痰热化风上旋"，而见瘰疬伴眩晕心悸者；有因"阴虚木旺，虚火上炎"，而见瘰疬伴咯血、胸膺酸痛者；有因肝郁气滞，而见少腹气聚、滑泄频发者；因虚者常因气血亏虚，肝阴不足，而致肝火上炎、肝气不疏者。因实者多因风、痰、火为患，痰气互结，虚火灼津，聚为痰核瘰疬。在治法上，张聿青常以清热化痰、软坚散结为基础，肝火旺者常伍桑叶、菊花、牡丹皮、石决明之属，阴虚者常伍白芍、女贞子、生地黄、熟地黄、麦冬之属，痰热夹风者常加僵蚕、双钩、天麻、蒺藜之属，肝气不和者常伍香附、川楝子、郁金之属。《张聿青医案·卷十六·瘰疬》，共载有医案4例。兹选择3例点评如下：

案例 1

唐左 气血两亏，肝火夹痰，窜入少阳阳明之络，颈项结核坚硬，按之不移。脉虚弦滑。恐虚痰不化，而延入损途。桑叶 海藻 制半夏 川贝母 郁金 茯苓 丹皮 桔梗 生香附 炒枳壳 雪羹汤煎。

二诊：痰核软，加生於术。

按语：脉虚弦滑，弦为少阳气郁，滑为痰湿阻滞，虚为气血亏虚；故以半夏、海藻、川贝母、茯苓，化痰软坚散结；桑叶、牡丹皮以清肝火，桔梗、香附、枳壳、郁金以行气通络；雪羹汤由海蜇、荸荠二药组成，宣气化瘀、行痰消食而不伤正，甘、润，性凉，清肝火而不碍湿。

案例 2

张左　盘颈疬痰已久，兹则内热连绵，时见咯血，胸膺酸痛，日来腹痛便泄。脉细弦而数。阴虚木旺，虚火上炎，木乘土位。虚损情形，何易言治。金石斛（四钱）　黑豆衣（三钱）　淡秋石（一钱）　炒木瓜皮（一钱五分）　女贞子（三钱）　炙黑草（五分）　侧柏炭（二钱）　炒白芍（一钱五分）　大天冬（二钱）　海蛤粉（三钱）。

二诊：酸甘制木，以养脾阴，腹痛便泄已止。然虚火上炎，血虽未来，而咽痛音闪。脉数细弦。脏阴皆损，何易言治。大生地（三钱）　大天冬（二钱）　生熟草（各二分）　杭白芍（一钱五分，酒炒）　大熟地（二钱）　大麦冬（一钱）　女贞子（三钱，酒炒）　海蛤粉（三钱，包）　川贝母（二钱）　毛燕汤代水煎。

三诊：音声已开，咽痛亦止，而中脘犹复作痛。脉象细弦，舌质纹裂。疬痰既久，气血并亏，不能制伏肝木，致强肝克土乘脾则腹痛便泄，犯胃则脘痛呕吐。急者先治之。香附（二钱）　川楝子（一钱五分）　半夏曲（一钱五分，盐水炒）　茯苓（三钱）　白芍（二钱，土炒）　白蒺藜（三钱）　橘白（盐水炒，一钱）　盐水炒竹茹（一钱）　左金丸（五分，先服）。

四诊：痛泄已止，脘痛亦减，而右胁犹复作痛。肝木克土之余，肝风入络。再标本兼顾。阿胶珠（二钱）　醋炒香附（二钱）　柏子霜（三钱）　炒木瓜皮（一钱）　生草（三分）　白茯苓（三钱）　橘叶（一钱五分）　川楝子（一钱五分）　酒炒白芍（一钱五分）。

五诊：便泄既止，脘痛亦定，而右胸膺常觉作痛，舌苔纹裂。疬痰既久，阴伤则肝风入络。还恐损而难复。阿胶珠（二钱）白茯苓（三钱）川贝母（二钱）真猩绛（五分）海蛤粉（三钱）柏子霜（三钱）旋覆花（三钱）酒炒白芍（一钱五分）青葱管（三茎）。

六诊：脘痛便泄，原属肝阳克犯脾胃。红炉泼水，则烈焰飞腾，所以两进柔药，火冲咽痛，随药而来。然火之有余，阴之不足也。再参辛燥之品，以反佐之。阿胶珠（二钱）粉丹皮（二钱）海蛤粉（三钱）柏子霜（三钱）白茯苓（三钱）女贞子（三钱，酒炒）白芍（一钱五分，酒炒）制半夏（一钱五分）大天冬（一钱五分）。

七诊：胸膺作痛稍轻，不自觉热，而脉形带数，阴伤火炽。然痰核随处结聚，恐其流窜。再息少阳木火，参以化痰而和脏络。炙生地（四钱）海蛤粉（三钱）桑叶（一钱）炒白薇（一钱五分）白茯苓（三钱）柏子霜（三钱）丹皮（二钱）女贞子（三钱）川贝母（三钱）。

八诊：脉象稍缓，舌红苔腻。左胸膺作痛，牵引背肋，络隧不和。再宣通化痰和中。川贝母（二钱）当归（一钱五分，酒炒）白茯苓（三钱）粉丹皮（二钱）桑叶（一钱）海蛤粉（三钱）制香附（一钱五分）川断肉（三钱）盐水炙橘红（一钱）生熟谷芽（各一钱）。

按语：阴虚木旺，故以石斛、黑豆衣、女贞子、白芍、天冬养阴涵木。淡秋石为人中白炮制之品。《本草蒙筌》谓淡秋石："滋肾水，养丹田，安和五脏，润泽三焦，消咳逆稠痰，退骨蒸邪热，积块软坚，明目清心。"佐侧柏炭以凉血止血，木瓜皮以平肝舒筋。二诊时仍咽痛音闪，《灵枢·经脉》曰："肾足少阴之脉……循喉咙，夹舌本。"真阴亏虚，虚火上炎，故见咽痛音闪，故以生地黄、熟地黄、白芍、女贞子之属，滋养肝肾真阴。四诊腹痛复作，再进以疏肝平肝；胸膺作痛，肝气肝火上逆灼络，故于养阴中合旋覆花汤以通阳活血、通络止痛。七诊时痰核随处结聚，故加川贝母、牡丹皮、海蛤粉之属活血散瘀化痰。

案例 3

某　少阳木火，夹痰流窜经络，肝木从而不和，少腹时有气聚。前法参以调气平木。香附（一钱五分）　川贝（二钱）　海蛤粉（三钱）　粉丹皮（一钱五分）　郁金（一钱五分）　橘叶（一钱五分）　桑叶（一钱）　川石斛（三钱）　川楝子（一钱五分）　白芍（一钱五分，酒炒）。

二诊：脉数转缓，内热已退，而滑泄频来，环口常发疹瘩。阴虚夹湿，混淆精窍。前法参以分清。桑叶（一钱）　川贝母（二钱）　干橘叶（一钱五分）　生薏仁（三钱）　川草薢（二钱）　香附（二钱）　丹皮（一钱五分）　猪茯苓（各二钱）　大淡菜（二只）。

三诊：分清精水，滑泄未来，而右半体仍觉牵掣。良由痰阻络中，脉络从而不和。拟化痰宣络。川贝母（二钱）　制香附（一钱五分）　生薏仁（四钱）　真猩绛（五分）　丹皮（二钱）　云茯苓（三钱）　橘红络（各一钱）　炒玉竹（三钱）　旋覆花（一钱五分，绢包）　桑叶（一钱）。

四诊：神情稍振，遗泄未来。再拟化痰以宣络隧。川贝（一钱）　香附（一钱五分）　黑豆衣（三钱）　郁金（一钱五分）　橘红络（各一钱）　枳壳（八分）　海藻（一钱五分）　白蒺藜（二钱）　白茯苓（三钱）　浮小麦（一两）　红枣（二枚）。

五诊：舌纹裂渐满，红色较淡。而腿股作酸，即发遗精，腹中辘辘。湿热下行，精窍遂为混淆。再化痰而分清精水。制半夏（一钱五分）　茯苓（三钱）　橘红（一钱）　海藻（一钱五分）　浮小麦（一两）　川贝母（一钱五分）　草薢（一钱）　薏仁（三钱）　猪苓（二钱）　大淡菜（二只）。

按语：少阳木火夹痰流窜经络，故以桑叶、石斛、白芍、牡丹皮，以养阴降火；金铃子、香附、郁金、桑叶、橘叶以泻火平肝、疏肝行气。二诊时内热已退，滑泄频来，还口发疹，肝之疏泄失常兼阴虚夹湿；桑叶、橘叶、香附、牡丹皮，以平肝疏肝；川贝母、薏苡仁、茯苓，以利湿化痰；大淡菜以补虚益精止滑泄。四诊右半体仍觉牵掣，故再合旋覆花汤以化痰宣络。五诊时退股作酸，即发遗精，湿热下注；再进二陈汤、萆薢、薏苡仁之属，化痰、利湿以厘清经水。

四十六、月经病

张聿青认为，导致月经病的病因病机主要在于气血；或因气血亏虚，导致经血不下；或因气滞血瘀，导致经行腹痛、腰痛；或因气血不和，以致经行腹胀、经行头眩、经行泄泻；或因阴亏气旺，以致经行烦躁不寐……故在治法上总以调和气血为主；调气者，或疏肝理气和胃，或温经理气，或顺气止痛；用药常以香附、乌药、砂仁、香橼、广陈皮、枳实为主；调血者，或活血化瘀，或养血补血，或破血逐瘀，或凉血散血；养血常用当归、熟地黄、白芍、女贞子、墨旱莲、阿胶之属；活血常用川芎、桃仁、延胡索、泽兰、红花之属；破血则常佐土鳖虫、蓬莪术、三棱之属；凉血则常以赤芍、牡丹皮、生地黄、丹参之属。《张聿青医案》所载月经病案，包括经事不调、月事不来、经事愆期、经行腹痛、经行泄泻、经行头晕且痛、经行腰痛，以及屡次滑胎等病症。其中，以经行前后诸病症的案例居多。《张聿青医案·卷十七·调经》，共载有医案34例。兹选择12例点评如下：

案例1

陈右 久痛久呕，中脘板硬，月事两月不来。此必有形之滞，郁阻胃中。拟宣通气血。延胡索（酒炒，一钱五分） 瓦楞子（四钱，煅） 炒赤芍（一钱） 台乌药（一钱五分） 楂肉（二钱） 土鳖虫（去头足，炙，三枚） 单桃仁（去皮尖，打，三钱） 归须（酒炒，二钱） 降香片（五分）。

二诊：宣通营卫，大便解出凝而色红，脘痛势减，板硬较软，呕吐未发。再为宣通。五灵脂（酒炒，三钱）　制香附（二钱）　炒枳壳（一钱）焦麦芽（三钱）　陈皮（一钱）　薤白头（二钱）　延胡索（酒炒，一钱五分）　砂仁末（五分）　土鳖虫（去头足，二枚）　广郁金（一钱五分）。

三诊：宣通营滞，大解带黑，脘痛呕吐俱减。然咽中常觉哽阻，中脘仍然坚硬。脉象弦紧。效方扩充，再望应手。上桂心（五分）　炒桃仁（三钱）　薤白头（二钱）　干漆（炒烟尽，三分）　橘红（一钱）　土鳖虫（三枚）　延胡索（酒炒，一钱五分）　制半夏（一钱五分）　湘军（酒炒，八分）。

按语：阳明为多气多血之经，阳明之气血瘀滞，则月事不行，久痛久呕，中脘不舒；故以延胡索、瓦楞子、桃仁、土鳖虫之属活血化瘀，以乌药、降香以行气止痛。二诊，瘀血已下，气机稍通，再进活血化瘀、理气和胃；三诊，诸证皆缓，咽中仍觉梗阻，中脘仍觉坚硬，故再进桃仁、干漆、土鳖虫、大黄之属以破血逐瘀，佐桂心、薤白、半夏以温阳通络，化痰散寒。

案例2

王右　木旺脾虚，肝木克土，土不运旋，以致腹筯板硬，时为痛泄，月事不来，胸次痞闷。脉象弦硬，气血郁滞，拟宣畅气血，必得月事通行，方为稳妥也。用严氏抑气散合逍遥法。制香附（二钱）　花槟榔（八分）广皮（一钱）　川断（三钱）　砂仁（五分）　卷柏（三钱）　生牛膝（三钱）　炒枳壳（一钱）　紫丹参（二钱）　逍遥散（先服，三钱）。

按语：木旺脾虚，气血瘀滞，故以香附、槟榔、广陈皮之属疏肝理气；以续断、卷柏、牛膝、丹参以活血通经，再合逍遥散疏肝活血、理气健脾。

案例3

某右　经来淋沥，少腹作痛，腿股牵引不舒。冲瘀未清，则冲脉转难固摄，恐壅极而致崩败。淡吴萸（三分） 炒当归 苏梗 延胡索 降香 生熟蒲黄（各四分） 南楂炭 香附 炒赤芍。

按语：冲脉之气血瘀滞不通，故经来淋沥，痛及少腹腿股；故以当归、延胡索、蒲黄、赤芍之属活血化瘀，以紫苏梗、降香、香附之属行气止痛，佐吴茱萸以温通经脉，血得温则行。

案例 4

朱右 经来淋沥，少腹作痛，脉弦尺涩。冲气不调，则冲脉不固矣。制香附 生熟蒲黄（各四分） 砂仁 当归炭 茯神 乌贼骨 茜草炭 磨苏梗 广皮 台乌药。

二诊：调气和营，未尝止血而止痛也。然淋沥已定，腹痛亦止。可见血为气之配，气和则妄行者循经而不乱矣。前法再参养营。磨苏梗 杭白芍 首乌 当归 广皮 香附 炒枣仁 砂仁 茯神。

按语：冲气不调，则冲脉不固，影响经血疏泄；不通则痛，不固则漏下。故以香附、砂仁、广陈皮、乌药之属顺气止痛，以蒲黄、当归炭、海螵蛸、茜草炭之属活血止血。二诊时诸症皆缓，故再进理气活血。

案例 5

谈右 每至经行，辄块攻痛胀，甚则呕吐。气瘀交阻。姑为宣通。当归 川芎 延胡 蓬术 乌药 橘络（红花汤炒） 楂炭 桂枝 香附 青皮 猩绛 炒赤芍。

按语：气滞血瘀，故每至经行则胀痛；故以当归、川芎、延胡索、蓬莪术、猩绛、赤芍之属，活血破血，化瘀通经；以乌药、橘络、桂枝、香附、青皮，以温通经络，顺气止痛。

案例 6

陈右 经事临期，腹痛难忍。血之下也，未来则胀，将来则痛，既来则痛渐定。血虚气滞。宜补血之不足，疏气之有余。炙熟地 炒杞子 香

附　全归　乌药　砂仁　川断肉　白芍　楂炭。

按语：血虚气滞，故以熟地黄、全当归、川续断、白芍以补血活血，以香附、乌药、砂仁之属顺气止痛。

案例7

陈右　气上迫肺，心气不能下通，月事不来，所以起居如常，腹无痛胀之苦。用武叔卿加味导痰之法。中朴（一两）　云苓（三两）　制半夏（二两）　枳实（一两）　川芎（一两二钱）　雅连（三钱）　广皮（一两二钱）。研细末，以姜汤泛丸如绿豆大。每晨服三钱。

按语：《兰室秘藏·妇人门》曰："或因劳心，心火上行，月事不来者，胞脉闭也。胞脉者，属于心而络于胞中。今气上迫肺，心气不得下通，故月事不来。宜安心、补血、泻火，经自行矣。"痰阻气滞，阻郁包络，心气不能下通，故月事不来；故以半夏、云茯苓之属燥湿化痰，以广陈皮、枳实、厚朴之属降气行气，黄连以泻心火，川芎以活血通经。

案例8

林右　诸经之血会于冲脉，从冲脉而下者，谓之月经。冲气不调，经来血聚，冲气不通，所以胀势每甚。仿《金匮》温经法。人参须（一钱）　泽泻（一钱五分）　炙黑草（三分）　粉丹皮（二钱）　炒麦冬（三钱）　粉归身（二钱）　炮姜（四分）　真阿胶（一钱五分）　上瑶桂（二分，研末，饭丸，烘干，先服）。

按语：血虚寒凝，经来血聚，冲气不通；故以温经汤温通经脉，益气养血。

案例9

右　每至经行辄腰腹作痛。迩来中脘不舒，食入泛漾，头痛眩晕，凛热无时。此气滞血虚，肝胃失协。先从肝胃两和。制半夏　朱茯神　制香附　白蒺藜　香橼皮　滁菊花　广皮　杜仲　桑叶　丹皮　干荷叶边　盐水炒竹茹。

按语： 肝胃失和，肝之疏泄失常，脾之生化无力，以致气滞血虚，肝胃失和为本；故以半夏、茯神、荷叶、竹茹、香橼之属，理气化痰、燥湿和胃；以香附、蒺藜、菊花、桑叶、牡丹皮之属，疏肝理气，平肝抑阳。

案例 10

朱右　经前腹胀，带下腰酸，悸眩少寐，心中作痛。气滞血少，血不养肝，奇经之脉，隶于肝木，木旺则阳气升浮于上，带脉不固于下。拟补血之不足，疏气之有余。奎党参（五两）黑豆衣（二两）炙生地（三两）大天冬（二两）新会皮（一两）全当归（三两）炙黑草（七钱）川石斛（三两）池菊花（一两）川断肉（三两）炒山药（三两）潼沙苑（三两）厚杜仲（三两）川芎片（一两）云茯神（三两）大熟地（砂仁炒，五两）菟丝子（盐水炒，三两）野於术（二两，木香五钱，煎汁炒）炒萸肉（一两五钱）鸡头子（一两五钱）杭白芍（一两五钱）干苁蓉（一两五钱）制香附（三两，另煎，冲入）泽泻片（一两）炒枣仁（一两，研）甘杞子（三两）砂仁末（七钱，研细，收膏时和入）鹿角胶（一两）龟板胶（三两）真阿胶（三两）。上药煎净浓汁，加三胶溶化收成老膏，每晨服一调羹。

按语： 肾为先天之本，肝为经血之源，脾为气血化生之本；心主血脉，主运血行血，故调血从心、肝、脾、肾论治；膏方中菟丝子、沙苑子、熟地黄、龟板胶、鹿角胶之属，以补肝肾之精血；川芎、当归、白芍、生地黄，养血活血；党参、山药、白术、砂仁、新会陈皮，健脾运脾。

案例 11

周右　经来甚畅，瘀露得以通化，少腹痛坠已止。然积瘀虽通，而新血与之并下，自不免于玉石俱焚，所以风阳上升，耳鸣头晕。良莠既去，当植嘉禾。白归身（二钱）乌贼骨（三钱）川断肉（三钱）女贞子（三钱）　旱莲草（三钱）　黑豆衣（三钱）　阿胶珠（二钱）　潼沙苑（盐水炒，三钱）　茯神（三钱）　苏梗（二钱）　蒲黄炭（五分）　生於术（二钱）。

按语：阴亏于下，阳亢于上，故治以敛阴潜阳，滋阴补血。

案例12

朱右　天癸当至而不至，适当久热，营血干涩，以致内热火升，肌肉羸瘦，为干血劳重证也。炒全当归（二钱）　银柴胡（五分）　炒赤芍（一钱五分）　炙鳖甲（四钱）　桑叶（一钱）　紫丹参（一钱五分）　延胡索（一钱五分）　炒白薇（一钱五分）　粉丹皮（一钱五分）。

按语：《金匮翼·干血劳》曰：“干血，血瘀而干也。瘀则生热，内伤肝肺，发热咳嗽，日以益甚，不已则成劳。《金匮》所谓经络营卫气伤，内有干血，肌肤甲错，两目黯黑者是也。”阴虚内热，气滞血瘀，故以银柴胡、炙鳖甲、桑叶、白薇之属滋阴退热，以赤芍、牡丹皮、丹参、延胡索之属凉血、活血、化瘀。

四十七、带下病

张聿青认为，妇人带下，多系湿邪为患，内因多见脾肾功能失常，任脉不固，带脉失约；外因则多见感受湿热、湿毒之邪。《张聿青医案》所载带下医案中，或见带下连绵，或见带下如注，或见带下色黄，或见带下赤白相兼，或见久带液虚、头晕心悸腰楚等。张聿青在治疗带下病时，对于肝脾肾亏虚为主证，常伴见心悸、腰酸、小便不禁、气撑腹痛者；治以健脾益气、养血柔肝、固冲止带为主；对于肝经湿热、脾胃湿热为主证，症见带下色黄，或赤白相兼、带下如注者，则常以清热化湿止带、调和肝脾为主。《张聿青医案·卷十七·带下》，共载有医案17例。兹选择9例点评如下：

案例 1

梁右　带下腰酸，小便不禁，心悸火升。带脉不固，肝肾空虚，阳气上逆也。奎党参（三钱）　生山药（三钱）　潼沙苑（盐水炒，三钱）　菟丝子（盐水炒，三钱）　阿胶珠（二钱）　生牡蛎（五钱）　桑螵蛸（二钱，炙）　杜仲（三钱）　杞子（三钱）　芡实（三钱）。

二诊：带下大减，小便亦能约束，心悸火升，的是阳升而奇脉不固。效方进退。阿胶珠（三钱）　潼沙苑（盐水炒，三钱）　甘杞子（盐水炒，三钱）　煅牡蛎（五钱）　厚杜仲（三钱）　桑螵蛸（三钱，炙）　莲须（八分）　菟丝子（三钱）　於术（一钱五分）　肥玉竹（三钱）。

三诊：带脉渐能约束，火升亦定。然寐醒舌干口燥，阴液耗损不复。前法参入甘凉。石斛（四钱）　牡蛎（五钱）　天冬（二钱）　山药（三钱）　莲须（八分）　炒阿胶（二钱）　沙苑（三钱）　杞子（三钱）　桑螵蛸（炙，一钱五分）　菟丝子（盐水炒，三钱）　杜仲（三钱）。

按语： 肝肾空虚，无以上济心阴，而致心悸火升；无以下摄津精，而致带下腰酸，小便不禁；故以沙苑子、菟丝子、阿胶、杜仲、枸杞子之属补肾益精，以牡蛎、桑螵蛸以固摄精津；佐党参、山药健脾益气，以助气血之生化。二诊诸证皆缓，前法再进，加莲须以加强固肾涩精之效。三诊时寐醒舌干口燥，阴液耗损不复，故以前法参入石斛、牡蛎、天冬等甘凉之品养阴生津。

案例 2

顾右　赤带绵下，遍体作痛，小便烙热，甚则微痛，头空昏晕。脉象带数。肝火湿热沦陷于下，带脉从而不固矣。吉林参（五分，研末，麦冬汤下）　白茯苓（三钱）　川雅连（三分）　池菊花（一钱五分）　生於术（二钱）　车前子（盐水炒，二钱）　黑豆衣（三钱）　酒炒白芍（一钱五分）　愈带丸（二次服，三钱）。

按语： 肝火湿热沦陷于下，故以黄连、池菊花、白芍、黑豆衣、白芍之属清热泻火，滋阴清热；以吉林参、白茯苓、白术、车前子之属以健脾除湿止带，再佐以愈带丸益气调经，散寒止带。

案例 3

刘右　带下色黄，恶心欲呕。脾胃湿热沦陷，拟和中而化痰湿。制半夏（一钱五分）　广皮（一钱）　赤白芍（各二钱）　萆薢（一钱五分）　竹茹（一钱）　炙艾叶（五分）　公丁香（三分）　白蔻仁（七分）。

按语： 脾胃湿热有痰，痰湿热下注，故治以和中而化痰湿；以半夏、广陈皮、竹茹、蔻仁，燥湿化痰、行气和胃；艾叶、丁香温中以燥湿治带，其味芳香兼可行气和胃；佐赤白芍以养阴清热，萆薢以利尿渗湿。

案例 4

汪右　带下如注，腹满不舒。脾胃湿热，尽行下流。深恐元气难支。制半夏　川楝子　海蛤粉　赤白苓　炒椿皮　广皮　泽泻　萆薢　生薏仁　伏龙肝（一两，煎汤代水）　愈带丸。

二诊：和中分利湿热，带下仍然不减，遍体作痛。虚肝纵横，脾胃亏损，不能收摄。勉拟柔和肝木，双培脾肾。当归　川断肉（盐水炒）　菟丝子　芡实　醋炒青皮　白芍　潼沙苑（盐水炒）　破故纸　莲子　伏龙肝。

三诊：带下稍减，而肝气纵横胀满，右乳作痛。再益脾肾而疏肝木。香附　破故纸　白芍　菟丝子（盐水炒）　潼沙苑（盐水炒）　枳壳　川断肉　木香　川楝子　杜仲　伏龙肝（八钱，煎汤代水）。

按语： 元气不足，脾胃湿热下流；故以愈带丸、伏龙肝益气调经，温中止带；以半夏、海蛤粉、赤白苓、广陈皮、薏苡仁，燥湿化痰；佐金铃子、炒椿皮，清热除湿止带；佐泽泻、萆薢、薏苡仁，淡渗利湿，导湿从小便而去。二诊，带下仍不减，遍体作痛。肝主筋膜，肝虚不濡筋膜关节，则遍体作痛。故以当归、川续断、菟丝子、白芍之属养血柔肝，补益肝肾。

案例 5

张右　肝火时升时降，头胀目涩，带下赤白相兼。再清化湿热，兼泄肝火。元参　川雅连（吴萸二分，煎汁炒）　香附　白芍　柴胡（盐水炒）　丹参　龟甲心（先煎）　椿根皮（炒黑）　青皮　泽泻　牡蛎（盐水炒）。

按语： 肝胆湿热，故以玄参、黄连、椿根皮清热燥湿，以白芍、龟甲养阴清热；柴胡、青皮、黄连相伍以疏肝泻火，牡蛎、泽泻以利水行湿、止带。

案例 6

严右　肝脾肾并亏，摄纳无权，经淋带下，血虚阳升，腰酸悸眩。湿热尽从下溜，不能急切图功。西潞党（元米炒）　茯苓神　炒椿皮　厚杜仲　香附（醋炒）　菟丝子（盐水炒）　女贞子　金毛脊　於术炭　愈带丸。

按语： 肝脾肾亏虚，又兼湿热；故以党参、茯苓神、杜仲、菟丝子、狗脊之属补脾益肾；以椿皮、白术、愈带丸清湿热，止带下。

案例 7

右　不时气喘，喘则欲厥，偏右头痛，带浊绵下。脉象弦滑。此饮阻肺下，痰水之气上则逆射于肺，下则沦陷于脾。用丹溪法。於术炭　枳实　柴胡　焦苍术　制半夏　炙升麻　猪苓　广陈皮。

按语： 痰饮为患，故以半夏、陈皮、白术、苍术之属燥湿化痰，佐猪苓以淡渗利湿；柴胡、枳实以疏肝调气，气行则津行。

案例 8

右　半产之后，继以血崩，崩则八脉损伤，带脉不固，带下连绵。按月经来甚多，维护皆失其职，不能急切从事也。西党参　乌贼骨（炙）　破故纸（盐水炒）　茯苓神　莲子　阿胶珠　菟丝子（盐水炒）　潼沙苑（盐水炒）　巴戟肉。

按语： 半产血崩，精血亏损，带脉不固；故以党参、茯苓神、阿胶珠、菟丝子、沙苑子、巴戟肉、补骨脂之属，益气健脾、补肾益精、滋阴补血；佐海螵蛸、莲子以涩精止带。

案例9

右　肝经之脉环阴器。所见之象，形非枣核，似未可作阴茄论，仍是阴肿痛而已。按方书皆外治之法居多，至于内服之方，未必大备。今臆拟逍遥散法以舒木郁，略参宣畅气血之品，以备商榷。柴胡（五分）炒赤芍（一钱五分）没药（五分，去油）枳实（一钱）当归（二钱）茯苓（二钱）橘皮（一钱）。

按语：肝气不舒，气滞血瘀，瘀滞于阴器则发为阴肿；故以柴胡、枳实、橘皮疏肝理气，以赤芍、没药、当归活血化瘀。

四十八、崩漏

张聿青认为，崩漏之主要发病机理为劳伤血气，以致肝、脾、肾三脏损伤，血海蓄溢失常，冲任二脉不能制约经血，以致经血非时而下；或因"冲气不和，冲脉不固"，或因"中气虚而不摄"，或因"奇脉暗损"，或因寒客胞脉，或因痰湿阻滞。《张聿青医案》所载诸例崩漏病案中，患者或见经来淋漓不尽，满腹胀痛；或见淋带漏下，少腹自觉冷气结聚；或见经至如崩，心悸头晕；或见崩淋不止，腰府作酸；或见漏下咳频……在治法上，常根据患者病因病机之不同而辨证施治，因于寒者常以温经汤加减，温经散寒参以健脾益气、养血活血；因于虚者常以补中益气、滋阴养血兼收涩止血；兼痰湿者，常合二陈汤、旋覆代赭汤化痰降逆止呃；兼气郁者，常伍香附、香橼、川厚朴、紫苏梗之属疏肝理气。《张聿青医案·卷十七·崩漏》，共载有医案12例。兹选择5例点评如下：

案例 1

金右　淋带漏下，少腹自觉冷气结聚，气分攻撑。此冲气不和，冲脉不固，为崩败之先声也。党参　阿胶　吴萸　炮姜　炙草　茯神　当归　白芍　香附。

按语：寒凝冲脉，故少腹自觉冷气结聚；治以吴萸、炮姜之属温经散寒，阿胶、当归、白芍养血活血以止血，党参、炙草健脾益气以摄血，香附疏肝理气以行血。

案例 2

某右　崩下之势，尚算和平，而呕吐恶心，滴水不能容纳。脉细弦，苔浊质腻。此由血去过多，木失涵养，致厥阳冲侮胃土，胃中之浊阻而不降，恐致痉厥。台参须　炒竹茹　茯苓神　干姜　川连（连姜同炒）　血余炭（包）　陈皮　制半夏　旱莲草　茜草炭　炙乌贼骨　炒黑蒲黄（一钱五分）　藕节。

按语：肝木失养，湿浊中阻，故以竹茹、茯苓神、川黄连、半夏、陈皮等燥湿降浊；党参、干姜以健脾益气，温中运脾；血余炭、茜草炭、海螵蛸之属涩精止血，旱莲草以养阴涵木。

案例 3

徐右　崩带日久，脉形濡大。年近花甲，中气虚而不摄。恐难以草木奏功。党参　黄芪　冬术　生地炭　茯神　当归炭　阿胶　炙枣仁　炙椿皮　蕲艾炭（三分）　公丁香（三分）。

按语：中气虚而不摄，故以党参、黄芪、白术、茯神以益气摄血；生地炭、当归炭以收涩止血，兼以养血活血；蕲艾炭、公丁香以温中止血，椿皮以收涩止带。

案例 4

右　屡次血崩，由崩成漏，少腹作痛。冲任奇经失束，恐复崩致厥。

蕲艾炭　真阿胶　制香附　厚杜仲　公丁香　乌贼骨　沙苑子　菟丝子　川断肉　震灵丹（二钱）。

按语： 屡次血崩，真阴耗损，肝肾不足，冲任不固；故以蕲艾炭、真阿胶、海螵蛸、川续断肉，以涩精止崩，兼益阴养血；以杜仲、沙苑子、菟丝子、震灵丹，补脾肾、益精血、固冲任。

案例 5

范右　崩漏数日不止，始则少腹作痛，今则痛止而觉作酸，间数日辄成块作片而下，头晕耳鸣，面色浮黄，饮食少思，中脘不舒。脉数濡软，舌苔浮白无华。此久崩之下，肝脾并亏，统藏失职，恐血复下而致晕厥。台参须（另煎，冲，七分）　远志肉（甘草汤拌炒，五分）　朱茯神（三钱）　炮姜（四分）　炒山药（三钱）　血余炭（一钱）　熟附片（三分）　野於术（一钱五分）　木香（四分）　当归（炒透，一钱五分）　潼沙苑（盐水炒，三钱）　川断肉（三钱）　震灵丹（莲子汤送下）。

按语： 肝脾并亏，脾不统血，肝不藏血；故以党参、炮姜、山药、白术，补脾益气；以附片、沙苑子、川续断、震灵丹，温补肝肾，温阳止崩；以血余炭、炒当归，收敛止血，标本兼治。

四十九、胎前病 🕊

张聿青认为，胎前之病机，主要在于气机不和。五脏六腑各有其气，胎前之气主要与肝气、胃气、胎气、肺气、肾气、冲任之气等密切相关，即所谓"安胎以理气为先也"。气之不和，或生痰，或化火，或生湿，或胎动等，可生百变。故治疗时，或先治其标，如"疏肝理气""滋阴化火""调理气血""化痰降气"等等；或先治其本，如"理气安胎""补气固胎""养血安胎""补肾安胎"等。张聿青善用理气安胎之方药，如选用豆蔻花、广陈皮、炒白芍、半夏曲、茯苓、佛手花、檀香片、炒竹茹、老紫苏梗，疏肝理气安胎；川楝子、制半夏、缩砂仁、赤白芩、磨沉香、泽泻、益元散，开郁泻火；淡黄芩、紫菀、白芍、泽泻、当归、郁金、光杏仁，降肺通淋；熟地黄、炒萸肉、粉丹皮、炒山药、细子芩、香附、茯苓神、砂仁、泽泻，行气理血安胎；蜜炙麻黄、生甘草、制半夏、茯苓皮、煨石膏、化橘红、炒紫苏子、大腹皮，化痰降气安胎。张聿青临证不被症状所惑，始终以气之和顺为核心，详查气机之升降出入，体现出其对人体虚实把握之精确。《张聿青医案·卷十七·胎前》，共载有医案 14 例。兹选择 8 例点评如下：

案例 1

陆右　感风咳嗽，脉象弦滑而浮。怀孕在身，勿犯其下。前胡（一钱）　大腹皮（二钱）　磨苏梗（五分）　茯苓（三钱）　砂仁（五分）　木香（三分）　桑叶（一钱五分）　光杏仁（三钱）　甘菊花（一钱五分）。

按语： 胎在腹中，体弱不受强攻。故感风咳嗽，拟清宣理气之法散之。

案例 2

焦右　怀孕七月，时淋时止。太阴肺经司胎，肺气不能下输膀胱。下病却宜上取。淡芩　紫菀　白芍　泽泻　当归　郁金　光杏仁。

此人七年八胎，自云每至七月辄淋，求止胎之法。闻之师曰：有一善法，候产后，木耳炙末服，然亦不能尽效。（清儒附志）

按语： 肺主气，亦主司胎气；本七月湿土中盛，加之胎元中阻而肺气不降，故下淋不止。此上病下乱也，故当降肺气以求下安。

案例 3

金右　怀孕八月，腹痛异常，呕吐不止，腰府酸痛如折。胎从下注，有坠脱情形。川断　杜仲　党参　白术　归身　白芍。

呕而不受，即用黄连汤，宗仲景法。通降胃腑，呕吐即止，胎坠身安。（清儒附志）

按语： 肾为先天之本，亦为胎气之源。今腰府酸痛如折，乃肾元不足使然，故治以壮肾补气养血，则胎元自安。

案例4

右　怀孕两月有余，劳勚损动胎元，淋沥见红，有胎坠之虞。炙黄芪　茯神　细子芩　野苎根　上党参　菟丝子　於术　白芍　阿胶　乌贼骨　蒲黄炭　藕节。

按语： 怀孕两月，因过劳耗气而胎元不固；故急当壮肾补气，加以收摄胎气。

案例5

某右　经停三月，每月淋沥，色正赤且鲜，气攻辘辘。脉弦而滑。此气分不和，致血紊乱，胎漏之象也。熟地黄（四钱）　炒萸肉（二钱）　粉丹皮（二钱）　炒山药（三钱）　细子芩（二钱）　香附（二钱）　茯苓神（各二钱）　砂仁（七分）　泽泻（一钱五分）。

按语： 怀孕三月，本应闭经养胎，却每月淋沥；此气分不和，致血行紊乱所致。故当和气理血，养肾安胎。

案例6

某右　大腹胀大，脐下动筑。气滞不宣，先调气以觇其后。砂仁　广皮　苏梗　细子芩　土炒白芍　茯苓　香附。

此症已五六年，师云有七八年者，六味地黄丸。（清儒附志）

按语： 气滞不宣，留而成胀，故调气以安胎。然怀孕之人，不耐强攻，故以砂仁、广陈皮、紫苏梗、茯苓、香附等缓和理气。

案例7

穆右　经停五月有余，不时漏下，饮食起居，悉如平人，脉缓微滑，胎漏见象。宜和阴泄热，参以调气。阿胶珠（二钱）　粉丹皮（二钱）　地榆炭（二钱）　广木香（三分）　当归炭（二钱）　炒於术（一钱五分）　杭白芍（酒炒，一钱五分）　细子芩（一钱五分）　鲜荷蒂（三枚）。

二诊：漏下已止，脉缓微滑，起居如平人。良由血热不固，仍从胎漏主治。细子芩（一钱五分）　老苏梗（一钱五分）　缩砂仁（后下，五分）川贝母（一钱五分）　阿胶珠（二钱）　粉丹皮（二钱）　细生地（四钱）地榆炭（二钱）　鲜荷蒂（三枚）　杭白芍（酒炒，一钱五分）。

按语：初诊，胎气化热，阴血耗伤，故和阴泄热，参以调气。二诊，漏下虽止，然血热不散，故再凉血调气以固胎。

案例8

沈右　妊娠素体阴亏，泄泻久延，脾阳损伤，而复汗多亡阳，肝肾之阴，愈加耗损。经崇山先生叠投温摄，泄泻顿止。然阴分既耗，何能遽复。遂致木失涵养，风阳大动，每至欲寐，辄梦魇纷纭，唇燥口噤，四肢牵强，不能举动，忽笑忽哭，所谓风善行而数变也。虚火风上浮，津液为之蒸炼，则凝滞为痰。痰阻肺胃之间，甲木更难下降，是直两木同升，所以吐出凝痰，则诸恙稍减。胎系于脾，而养胎者血也。今病久而致血虚风动，腰酸胎坠，亦所必至。脉象虚弦，舌绛无苔。若不期而产，虚之再虚，定有不堪之境。为今之计，惟有养阴以潜伏阳气，补气以固胎息，而以镇护化痰参之。能否应手，留候崇山先生商定。生龟板　生牡蛎　杭白芍　朱茯神阿胶珠　生鳖甲　台参须　杜仲　酸枣仁（川连二分，同炒）女贞子　上濂珠　川贝母（二味研细，先服）。

按语：阴阳互根互用，阴伤而至阳虚，血虚痰生而引风动。此当本而标之，以期滋阴伏阳而化风祛痰。

五十、产后病

张聿青认为，产后之病机，属本虚标实。虚者，责之于气虚、血虚、精血亏虚、冲任亏虚、肝肾亏虚等；实者，责之于瘀血、恶露、暑、湿、热、营卫阻滞等。简而概之，产后多虚多瘀。尽管以虚为本，治疗之时，张聿青从不以滋补为要，而以除瘀宣通为先，如"宣通营卫""行气化瘀""散寒除湿""通瘀除恶""除陈布新，宣通络坠""和营调气""逐阴通阳"等等。待邪除络通，再予补救，如"养血祛风""补气和营""育阴润肠""调补冲任"等等。张聿青善用宣通营卫、行气化瘀、补气养血，固守冲任之方药，如选用延胡索、蒲黄、桃仁、红花、炒赤芍、泽兰叶、肉桂、川芎，宣通营卫气血；选用奎党参、炒木瓜皮、杭白芍、厚杜仲、炙甘草，补气和营；选用炙生地黄、酒炒归身、制香附、川厚朴、川续断肉、缩砂仁、炒赤芍等，调补气血；选用怀牛膝、当归、桑寄生、红花、川续断、丹参、泽兰、茜草炭、白蒺藜、海螵蛸、紫丹参，推陈致新；光杏仁、生牛膝、炒川续断肉、大贝母、卷柏、延胡索、桃仁、橘络、红花汤，调补冲任，等等。又常随病机之不同，和入楂炭砂糖丸、资生丸、子和玉烛散、回生丹、金匮肾气丸等，体现出对方剂运用之娴熟，对中药剂型运用之巧妙，对产后患者体质虚实把握之准确。《张聿青医案·卷十七·产后》，共载有医案 25 例。兹选择 9 例点评如下：

案例 1

右　胎前痛痢，因病而产。产后痢仍不止，里急后重，粕腻色赤而黑。气瘀交阻，极重之证。备方以冀造化。延胡索（一钱五分）　砂仁（后入，七分）　茯苓（四钱）　楂炭（三钱）　乌药（一钱五分）　煨木香（五分）　广皮（一钱）　赤砂糖（五钱。上三味同炒枯，研末，绢包入煎）　泽兰（二钱）　伏龙肝（一两，煎汤代水）。另用楂炭三钱，赤砂糖六钱，二味同炒枯，研末，米饮为丸如桐子大。每服三钱，药汁送下。

二诊：痛坠已退，腹满亦减，然痢数仍在十次以外。气瘀未化，而脾虚气弱，不克分清。虽见转机，尚不足恃。於术（土炒，二钱）　煨木香

（五分） 延胡索（酒炒，一钱五分） 土炒陈皮（一钱） 泽泻（一钱五分） 茯苓（四钱） 桂枝（五分） 赤芍（土炒，一钱五分） 泽兰叶（二钱） 伏龙肝（一两五钱，煎汤代水），仍用前法楂炭砂糖丸。

三诊：恶露稍齺，痛痢渐止。出险履夷，殆所谓天授，非人力也。土炒於术（二钱） 酒炒延胡（一钱五分） 楂炭（三钱） 炮姜（五分） 砂仁（七分） 泽兰叶（二钱） 茯苓（三钱） 丹参（二钱） 降香（一钱五分） 桂枝（五分）。

按语： 初诊，产前浊气相和，气机逆乱而痛。产后，气虚相和，恶露不净，故急当通气驱浊，以求安保。二诊，气机稍缓，然气瘀未净，气虚脾弱加重，遂于前法之中参以补气健脾。三诊，气虚邪实而得苟安，实乃天幸，效如前法，必当归愈。

案例 2

马右 新产之后，气逆如喘，痰多白腻，不能着卧，心悸汗出，耳鸣头晕，悉与气逆之轻重而为出入。夫产后发喘，历代名贤咸以为阴虚，虚火克金，肺气欲绝，最为危险之候。救援之法，则有生脉。阅前方按法施治，应验不验。详询起居，知胎前与初产之时，曾以湿巾揩身，窍毫疏泄，百脉弛张之际，其水寒之气袭于外则应于内。《内经》谓形寒饮冷则伤肺，以其两寒相感，中外皆伤，故气逆而上行。经文如此，与病大致相符。今诊六脉虚微，右寸关沉弦。半身以上疹瘔密布。外无感触，安得有此？云翁先生所见独精，药归平淡，转比生脉等方稍有起色。兹从其意，略再扩充，作背城之一。但病在危急，平反前方，济与不济，非所计也。方草商之。旋覆花（二钱） 光杏仁（三钱） 川桂枝（五分） 地骨皮（一钱五分，与川桂枝同炒） 紫丹参（二钱） 僵蚕（一钱五分） 茯苓（四钱） 橘红（一钱）。

按语： 湿巾揩身，寒湿于外，产后阳损，内外合而攻肺则喘。故当以淡渗温通之法，以驱寒湿外出。

案例3

某右　产后腹痛有形，临圊更甚，自汗便秘。此恶露未清，营郁气滞也。延胡索　川楝子　焦楂炭　炒赤芍　火麻仁　乌药　香附　归尾　香橼皮　上瑶桂（饭丸）。

凡产后瘀行之期，男胎约半月，女胎须一月，恶露方清。稍稍自汗，不妨。汗则血之所化，自汗而并无烦扰之象者，不必治其汗也。（清儒附志）

按语：孕妇产后，恶露内留，临圊欲下排之而不通，遂以上攻，逼汗外出。此属营郁气滞，故治以通营行气。

案例4

韦右　小产之后，气血两亏，胃呆少纳，头痛眩晕心悸，腰酸带下。拟补气和营息肝。奎党参（三钱）　炒木瓜皮（一钱五分）　杭白芍（酒炒，一钱五分）　厚杜仲（三钱）　炙甘草（三分）　酒炒当归（二钱）　茯苓神（各二钱）　生熟谷芽（各二钱）　黑豆衣（三钱）　玫瑰花（二朵）。

二诊：甘以益胃，酸以制木，胃纳稍起，心悸眩晕亦减，然带下不止。前法再参固摄。奎党参（三钱）　生山药（三钱）　黑豆衣（三钱）　炙黑草（三分）　厚杜仲（三钱）　炒木瓜皮（一钱五分）　煅牡蛎（五钱）　潼沙苑（盐水炒，三钱）　池菊（一钱五分）　茯神（三钱）。

三诊：心悸已定，胃纳不馨，带下眩晕。再和中健脾，以退为进。制半夏（一钱五分）　范志曲（炒，一钱五分）　陈皮（一钱）　砂仁（五分）　莲须（一钱）　炒山药（三钱）　炒於术（二钱）　潼沙苑（盐水炒，三钱）　资生丸（四钱，二次服）　煅牡蛎（四钱）。

按语：初诊，产后气血两伤，胃气虚弱而肝阳不制而动，上攻而致头晕、心悸。故治以补气养血，兼以息肝。二诊，产后气血耗损过大，不能速回而不固，遂带下不止。不可急图之，故于原法之中参以固摄，以待气回。三诊，气血已回，胃气尚弱，故再和中健脾，功成名就。

案例5

周右　产后恶露未行，气血凝滞，腹中有形作痛，临圊更甚，脉细关弦。气升汗出不止。此营滞阻气，气滞为液，液泄为汗。宜宣通和化，所谓通则不痛也。延胡索　川楝子　焦楂炭　炒赤芍　火麻仁　乌药　香附　归尾　香橼皮　上瑶桂（饭丸）。

汗为血之液，夺血者无汗，此指脱血者言也。产后瘀露，乃有余之血，非脱血可比。初产百脉沸腾，阴虚阳亢，啜热汤饮而津津汗出者，此卫气流通，阳从汗泄，身体自觉舒和。《金匮》云：亡阴血虚，阳气独盛，故当汗出，阴阳乃复，此之谓也。若绝无汗，则卫气闭塞，必将有发热之症矣。所以产妇宜微汗而不宜无汗，宜有汗而不宜多汗。案中荣滞阻气数语，得古圣之粗髓而融化之，言言金玉，字字珠玑，直足与《金匮》相颉颃矣。（文涵志）

二诊：上逆之气稍平，而临圊仍然腹痛，大便艰涩，血燥气滞。前法参入子和玉烛散出入。炙生地　酒炒归身　制香附　川楝子　延胡索　川朴　缩砂仁　炒赤芍　酒炒上湘军（后入，二钱）　瑶桂（饭丸）。

三诊：脉弦稍收，便稍转润，临圊作痛亦减。足见血燥气滞，腑浊因而不泄。前法再参破浊。川楝子　九节菖蒲　川朴　郁金　藿香　延胡　磨沉香　炒赤芍　香附　砂仁　火麻仁。

四诊：痛势已定，惟临圊尚觉不爽。的是血凝气滞，不能上交少阳，而反下陷于太阴也。前法再进一筹。醋炒柴胡（五分）　川楝子（一钱五分）　楂炭（三钱）　香附（二钱）　杭白芍（三钱）　醋炒青皮（一钱）　当归（二钱）　砂仁（五分）　乌药（一钱五分）。

按语：初诊，产后本当恶露下行，然气与之相结而不行，即不通则痛。

下行不畅，遂上受之而出汗，故治以宣通营气，下平则上安。二诊，上气微和，然血虚气滞而不通，故宜养血和润，行气通下。三诊，便难大减，确为血虚燥结不通，故前法再参破浊。四诊，大局已定，当引血归位少阳，则太阴安之。

案例6

卢右　胃痛日久不止，经来淋沥，少腹坠痛，两足酸楚，不能步履。营血不足，营滞未楚，调治不易。生熟蒲黄　元胡索　茜草炭　乌贼骨　制香附　白蒺藜　全当归　川断肉　川芎　乌药　降香。

服此方后，下血球形如长芋，坠痛乃减，盖小产也。小产亦宜服苦草汤。（正蒙附志）

二诊：热势渐退，少腹痛坠亦定。再和营而除陈布新。当归　川芎　桑寄生　酒炒荆芥　白蒺藜　秦艽　丹参　炒川断　茯神　泽兰。

三诊：少腹坠痛渐定，营卫渐通，手足酸痛大退。再除陈布新，宣通络坠。怀牛膝　酒炒荆芥　当归　秦艽　川芎　桑寄生　酒炒红花　川断　丹参　泽兰。

四诊：小产仅二旬耳，当风纳凉，视同儿戏。言者谆谆，听者藐藐，岂值头疼身热而已哉。姑以轻剂疏之。川芎　当归　秦艽　续断　丹参　桑寄生　牛膝　僵蚕　玉竹　苏子　酒炒荆芥。

按语： 初诊，腹中似有阻塞之物，而脉之营血不足，故难以断定，攻补兼施。二诊，服后大下陈瘀，故再遵前法，以期除陈生新。三诊，经络再通，乃瘀除邪退之症，故再除陈布新，待功而收。四诊，陈祛体弱而强与受风，实自作自受，与疏风轻剂以安之。

案例7

朱右　产后匝月，少腹坠痛，腿股腰尻作酸，带下阵阵，向来并有结块同下，腹满不舒，胃钝少纳，脉象弦紧。此由旬日之间恶露停留，旋虽复至，而脉络已滞，遂令瘀浊化带，恐其崩败。全当归（酒炒，二钱）川断肉（三钱）茜草炭（一钱）白蒺藜（三钱）茯神（三钱）川贝（一钱）乌贼骨（三钱）紫丹参（二钱）泽兰叶（一钱五分）南枣（三枚）。改方：加炒熟地四钱，乌药一钱五分，香附二钱。

二诊：带下稍减，少腹仍痛，还是瘀浊未清。全当归（二钱）白蒺藜（三钱）制香附（二钱）乌贼骨（三钱）川断肉（三钱）紫丹参（二钱）台乌药（一钱五分）茜草炭（一钱五分）生熟谷芽（各一钱）鲍鱼片（酒洗，二钱）。

三诊：稍下紫瘀，少腹坠痛已定，带下亦减。然胃仍少纳，头巅作痛。再参和中泄木。白蒺藜（三钱）乌贼骨（三钱）全当归（酒炒，二钱）川芎（一钱）黑豆衣（三钱）茜草炭（一钱五分）佩兰叶（一钱五分）池菊（一钱五分）生熟谷芽（各一钱）鲍鱼（酒洗，二钱）。

四诊：瘀露通行，带下已止，而外感风邪，咳嗽痰多音塞。肝气郁发，胸脘作痛。再平肝调气，参以疏风。粉前胡（一钱）象贝（二钱）乌贼骨（二钱）冬桑叶（一钱）陈香橼皮（一钱）炒杏仁（三钱）橘红（一钱）牛蒡子（三钱）制香附（二钱）砂仁壳（五分）。

按语：初诊，产后数月，恶露未净。由于瘀浊阻络，遂令瘀浊化带。二诊，瘀浊稍除，故再与排化。三诊，恶露日久，胃亏肝乘，固当再补胃泻肝，兼通下浊。四诊，瘀恶已通，大局已定，但风邪郁气尚在，故再疏风平肝。

案例 8

郑右　因痢而产，产后痢仍不止，腹痛，里急后重，恶露不行，少腹按之硬痛，所下之色夹杂瘀黑，杳不思纳，胸脘不舒，脉滞而硬。此暑湿热三气郁阻肠中，瘀露不行，腑气更加郁结。胎前下痢，产后不止之条，古人言之郑重，非虚语也。勉拟通化一法，以希天佑。木香（七分）乌药

（一钱五分）　泽兰（二钱）　土炒白芍（二钱）　五灵脂（酒炒，二钱）　生蒲黄（五分）　乳香（去油，六分）　延胡（二钱）　山楂（四钱，赤砂糖七钱拌炒，绢包）　赤白苓（各二钱）　炮姜（五分）　伏龙肝（一两五钱，煎汤代水），又楂肉（四钱）　赤砂糖（七钱。二味拌，炒枯，研细为丸，每服三钱）。

二诊：投剂之后，屡下紫黑瘀块，少腹亦舒，圊数顿减其半。然临圊犹然后重，气坠不爽，全不思纳，胸中似乎有物哽塞，由此而饮食更觉妨碍。脉虚无力，苔白少华。恶露既通，腑中之阻滞稍宣，而中阳结痹。虽得转机，尚不足恃也。台参须（六分）　乌药（一钱五分）　广皮（一钱）苏木（五分）　酒炒延胡（一钱五分）　赤砂糖（五钱）　楂炭（二钱，与砂糖同炒，包煎）　熟附片（五分）　公丁香（二分）　茯苓（二钱）　乳香（五分）　粳米（一两，包煎）　伏龙肝（一两，煎汤代水）。改方：服方哽塞处觉灼热微痛，去参须、丁香。

三诊：头面遍身发出赤痦，口渴较前稍定。暑热之气，藉得外越。无如少腹结块虽消，而按之尚觉作痛；下痢虽大减疏，然昼夜犹然在二十次左右。少腹之痛松，则胸中之痛甚，上下互相联络。良以冲瘀未清，则冲气逆上。盖冲脉起于气街，而布散于胸中，所以此响而彼应也。鼓棹迎风，茫茫涯岸。再为宣瘀，以冀冲脉得通，胸中得旷，若能安谷则昌。细生地（姜汁炒炭，四钱）　酒炒归尾（二钱）　生牛膝（三钱）　五灵脂（酒炒，三钱）　炙乳香（五分）　单桃仁（去皮尖，打，三钱）　台乌药（一钱五分）　元胡索（一钱五分）　生蒲黄（七分）　赤白苓（各二钱）　生米仁（四钱）　生熟木香（各三分）　人参回生丹（一丸，分二次化服）。

改方去回生丹，加橘白一钱，香稻根须五钱，玫瑰花二朵，得效。（正蒙附志）

按语： 初诊，产后本多虚多瘀，暑湿热三气郁阻肠中，瘀露不行，腑气更加郁结；遂拟通化之法以下之。二诊，下脐已通，然胸中气虚阳结，上可及下也，不得不管，故再补气开阳。三诊，下脐虽通，然冲瘀仍在，沿其络路而犯上下，故再为逐瘀，期冲脉通畅。

案例 9

徐右　小溲畅利，腹胀满不舒，心背掣痛。阳气不能流畅，致阴气凝聚，内藏外腧皆阻。产后当此，险如朝露也。大熟地（四钱）老生姜（二钱，与熟地同炒）制川乌（四分）延胡索（酒炒，二钱）炒蜀椒（二分）川郁金（一钱五分）全当归（酒炒，二钱）单桃仁（去皮尖，打，三钱）熟附片（四分）制香附（二钱，研）人参回生丹（一丸，分二次服）。

二诊：心胸作痛已止，恶露亦得稍通，是分娩至今未有之事也。但腹胀如前，虽得稍稍宣通，还是车薪杯水，尚难恃为稳当。炮乌头（四分）酒炒蜀椒（三分）大熟地（四钱）老生姜（二钱，与熟地同炒）炒全归（二钱）川郁金（三钱）熟附片（四分）延胡索（酒炒，二钱）川芎（一钱）五灵脂（酒炒，四钱）泽兰叶（三钱）炒茺蔚子（四钱）人参回生丹（半丸，药汁送下）。

按语：本案患者，产后阳虚而阴凝，气机逆乱而痛，恶露亦无力外排。此危难之境也，当助阳除寒以通瘀。二诊时，稍得宣通，然力难撼动，故重用炮乌头、酒炒蜀椒、老生姜，欲以大辛大温之热以除沉寒痼瘀。

张聿青

后世影响

一、历代评价 🐦

　　民国江苏海虞人俞钟銮在《张聿青医案·序》中曰："无锡张聿青先生，上世工医，少承家学，生平寝馈于仲景诸书，论治疏方，不尚奇异而深中病机……先生以晚年游沪上，名大噪，上海一隅地，交通中外，人气阗溢，其淫佚机巧，亘古未有。所发之病有《灵》《素》不及思议者。先生治反古之疾，曲岊旁通，极于变化。"

　　张聿青弟子常熟萧蜕，在《张聿青传》中论述到："无锡张聿青先生……论病处方，变化万端，非姝姝守一先生之言者。平生论述甚多，散佚不存，仅得其诸论一二。……晚年居沪上，名益重，远方求治者踵相接。当是时，天下大医群萃上海，青浦陈莲舫、武进费绳甫尤著。其人善媚富贵……然其术至劣，……先生初至，少知者。一日海关道林某喘作，人有言先生至，御医陈莲舫在焉，慢不为礼，视其方，皆玉蝴蝶、混沌衣、厚朴花等一派似药非药者。先生曰：下材浅薄，请有所问，厚朴花性味何等也。陈曰：本草详之耳。曰：本草多矣。若某某，若某某，吾皆诵习之，未见有此药也，敢问何出。陈语塞，久乃言曰：大约与厚朴相似耳。先生正色曰：愿君诚之。治病非儿戏，凡不录于经方及本草者，幸勿入方。陈唯唯不能答。先生遂定方，用熟地、肉桂等。陈与病家皆难之。先生毅然曰：如不信，啜二之一，夜半知，明日继进，失事抵吾命可也。如其言，尽剂而安。由是论者翕然，金谓先生之学，实有本矣。……凡先生治验，就所知者止此，及门百人，或更有悉其详，及神于此者。要其剖析豪铓，洞彻癥结，原本经论，超然神解，不外乎此。……萧蜕曰：予二十七岁时，负笈先生门。观其丰神清峻，音词朗巤，辄心仪之，以为近世杰士隐于艺者，岂偶然也。医虽小道，非有高世拔俗之想，轻财重义之风，不可以言深造。先生治病，遇贫贱者不取一钱，皆随手效。昆季八九人皆早世，卵翼群从，各有名业。清光绪间诏征天下名医，诸贵人推毂，先生力却之。凡此皆人所难，即其志可以审其艺矣。"萧蜕曰："先生卒年六十余，至今称张氏医法。"（《张聿青医案·张聿青先生传》）张聿青临床疗效卓著，选方用药求精戒繁，轻灵实用，屡屡救起危急病症。张聿青的中医理论和治疗特色被其门人称之为"张氏医法"。

门下士江阴吴文涵，在《张聿青先生传》中论述到："先生生有异禀，出就外傅，聪慧异常儿，博览经史，通晓大义，遭时之乱，承家学为医。……先生一无所苦，其见义勇为如此。……居锡数十年，医声翕然，门下士从游者日益众。……先生妙解经脉，治病必探其本，皆随手效。贫者或不持一钱，以故数百里间，造访者踵相接也。……先生之临财不苟，与少年时之见义勇为，其律身制行，超卓磊落。吾知百世之下，必当有闻风兴起者矣。……先生以旷世之才，壹志于医，视其气宇轩昂，议论雄辩，盖豪侠士也。及其诊脉处方，每一语出，倾人肺腑，沁人心脾，又何见之精而效之神也。扁鹊之见垣一方，孙子心小胆大，先生其庶几乎。先生内行修备，昆弟早世，抚某遗孤，皆得成立，锡之人至今称之。盖其笃于伦纪，明于大义，当世士大夫或有难能，然则先生岂第医足称乎哉。"

邵正蒙之同乡郭汇泰，自幼即钦慕张聿青之医学造诣"称聿青先生审病之精，处方之当"，行医后则有"搜求张氏医案"之志。后与邵正蒙一起发心整理聿青之医案。

侄孙张克成在《张聿青医案·跋》中曰："从祖父聿青公，医名垂四十年，著录弟子籍者，率多高才博文之士。其学能参酌古今，冥心默契，不拘墟，不徇俗，戛然独造，上追缪喻，平揖薛叶，活人之方，遍于遐迩，非近世盗名者流也。"

民国常熟张谔在《张聿青医案·跋》中曰:"其（张聿青）人幼而读书,长而敏悟,本平生之学,据理施法以定方,一剂而瞑眩,再剂而霍然,如老吏断狱之明,有立竿见影之效。"

张聿青自幼勤奋不辍,立志学医。据《锡金续识小录》记载:"同治癸酉（1873）冬,锡城恢复,一应府院试,归即屏弃举业,锐志攻医,名其斋曰'师竹'。年余不窥园庭……"张聿青从17岁习医开始,在无锡从医30余年,颇有声名,从其学者众多。

张聿青先生为人磊落,见义勇为,大医精诚,临财不苟。其入室弟子萧蜕云:"先生治病,遇贫贱者不取一钱,皆随手效。"吴文涵亦云:"贫者或不持一钱,以故数百里间,造访者踵相接也。"

张聿青自幼承家学习医,博览医学经典,融诸家学说之长,医术大增,临床疗效显著,医德高尚,早年行医于无锡,后定居上海,足迹遍及苏州、常州、嘉兴、宁波等地,医名远播于苏、浙、沪。《张聿青医案》被民国时代以降诸多医家视为珍宝,在近代中医医案专著中享誉极高。

近人徐湘亭曰:"聿青先生生当清末,太平军兴,少年播迁流离,备尝艰苦,其一生行事,具于自著《如梦录》一编,……观其随父静济天义之病,在少年而有此胆气,何其勇,与瞿生甫论疾,如老吏断狱,何其智。在荡口苦攻医学,得王戴杨之助,日夜抄录吟诵,何其勤。在锡城开业之时,识者固知其将来能以医鸣,而庸俗之夫掉首不顾,反遭店伙之白眼。但先生不因此而灰心,仍坚持其业,于寒窗风雪中,终日伏案,虽疾病而犹不惬,真如秦姚臣所销天之所以琢之也。吾意凡医师成名,绝不偶然,其经历艰苦者,则其成就愈大,其钻研愈深者,其所得更多,观先生之遗事,更足使人景仰矣。"聿青成良医之楷模,吾辈应宜影从,忍其所不能忍,始能顽石堪琢,美玉方成。

南京中医学院附属医院徐景藩先生将《张聿青医案》作为临床常用参考书籍，在临证之余，时时参读《张聿青医案》，并受益匪浅。认为"读张案与读其他医书一般，贵在取其之长，一切从临床实际证候出发，详为诊查，四诊合参，审证施治。然张案经验所集，有其一定独到擅长，仍不失其可贵之处"。由此可见，张聿青之作始于临床，终于临床，多有发挥。

近现代著名医家金寿山先生认为《张聿青医案》将治不好的或者在治疗过程中走了弯路的医案都认真记载下来，是不可多得的好医案。浙江中医药大学连建伟教授在《构筑名中医成才之路的十八字诀》一文中指出，要想成为好中医，《张聿青医案》需认真研读。《张聿青医案》临证价值极高，值得我辈认真钻研学习。

二、学派传承

（一）流派归属

张聿青生活于清朝末年，正是温病学说趋向鼎盛时期，温病学说逐渐趋于完善，如叶天士创立卫气营血学说，吴瑭发挥了温病的三焦辨证，王孟英重视伏气温病，临证擅长治痰。张聿青吸收了先贤医家的温病学思想，折中诸家学说，对叶天士、薛生白等医家思想尤为推崇，善于治疗温病，形成了独具特色的治疗温病大法。在《张聿青医案》中，张聿青将温病分为风温、湿温，风温下附冬温、温热、秋燥，湿温下附瘟疫。张聿青在《张聿青医案·卷十八·论著》中，从病因、病机方面认真探讨风温与秋燥之区别。上文已有张聿青工于温病的论述，兹不赘述。纵观《张聿青医案》，除了相关治疗温病病案，张聿青治疗妇科、儿科等疾病，善于使用温病药物灵活配伍，可谓是清末著名温病大家，为温病流派注入了新鲜血液。

（二）弟子传人

张聿青门人弟子甚众。诚如《且休馆侍讲图》所云："三十余年之中，生徒数十人，各分南北，领袖一方。"《清代名医医案大全·张聿青医案》载："张聿青先生，……父故工医，遂承其学，潜心探索。治疾多奇中。门下从游者数十人，自四方来，皆精其业以去。"张聿青门人最著名者有：江阴吴玉纯、邵清儒、常熟萧蜕、无锡周镇等。

1. 吴玉纯（1865—1928）

吴玉纯，字文涵，号壶隐、保真子，原籍江阴顾山。为黉门秀才，后随张聿青先生学医，"负笈先生门尚在锡邑，两阅寒暑"，尽得其传。光绪二十九年（1903）迁至常熟行医。三十一年加入"琴南医学研究社"。1922年当选为常熟医学会副会长，兼任《常熟医学会月刊》编辑。为《张聿青医案》主要编辑者之一，并终成其事，撰有《张聿青先生传》，《张聿青医案》中有其按语若干条。（《张聿青医著大成·张聿青医学学术思想研究》）

2. 邵清儒（？—1906）

邵清儒，字正蒙，江阴人。附贡生，喜吟咏，有《正蒙诗草》。曾受业于张聿青之门，为编辑《张聿青医案》的最早发起者。张聿青殁后，邵氏不忍师之医术不传，乃会同江阴郭汇泰汇集整理。惜天不假年，事未告竣，于光绪三十二年（1906）忽然去世。后由郭汇泰、吴文涵等终其遗愿。

3. 萧蜕（1876—1958）

萧蜕，江苏常熟人。初名敬则（一说守忠），后改名嶙，字退闇、蜕公、中孚（一作盅孚），别署蜕、盦、蜕安、退庵、本元、叔子、寒蝉、寒叟、苦绿、听松庵行者、本无居士、旋闻室主等。清代廪生，性耿介，博通经史、六书、舆地等学。早年参加同盟会和南社，晚年定居苏州。工书法，精篆隶，善治印。著有《小学百问》《文字学浅说》《音韵发伏》《小晴云论书》等。父、祖三世皆业医，27岁时曾师从张聿青习医，为先生高足

之一。寄居上海时，教书兼以悬壶，曾被推为上海中医公会副会长。萧氏
为著名学者、书法家，又为张聿青入室弟子，故《张聿青医案》由其题签，
并撰有《张聿青先生传》。

4. 周镇（1876—1942）

周镇，字伯华，又字明生。因父名莘农，后又改名小农。江苏无锡
人。17岁随同乡邓羹和学医，复得张聿青之传授，后行医于沪。宣统三年
（1911），回无锡任《医钟》月刊编辑。曾积极参加全国中医界反对余云岫
等废止中医提案的抗争活动。后任中央国医馆名誉理事。擅长肝病、温病
证治。撰有《惜分阴轩医案》4卷（1921）。另著有《周小农医案》（1962
年印行）、《周氏集验方续编》等。曾整理前贤医著、医案多种，如《王旭
高医书六种》《张聿青医案》等。

在张聿青的临证带徒过程中，再现了他的医学学术价值:《张聿青医
案·张谔跋》载:"盖以孔子之盛，始有七十二子之贤，有其师者，必有其
徒。玉纯吴君，先生之高足也，学问渊邃，法理精通。小农周君，亦先生
之高足也，淹博书籍，文辞洋溢。其徒如此，其师可知。虽云青出于蓝而
胜于蓝，然观案甫初版，行即售罄，海内医家，景慕可知。玉纯先生拳拳
服膺，一再排印，其心折乃师又可知。"

张聿青医术精湛，不仅是一位医学家，更是一位教育家。他的医学学
术思想，亦通过其临证带教过程中传播开来。门人周小农在《且休馆医
案·弁言》中谈到张聿青为学生讲课的情况，"循循善诱，读书由浅而深
奥。脏象中西并重；病理则《内经》、巢氏，脉学则取李氏，药学从吴氏，
兼参轻疏；温病则以叶、吴、王氏为主；杂症以《张氏医通》《冯氏锦囊》
等为重。比较其得失，抉择其精华。课余则令阅经验方书，以济正方之
不逮"。

《张聿青医案》亦因其弟子而被整理梓行并传承下来。《吴中名医录》

载："清末光宣间，郭汇泰与同乡邵正蒙先生时相过从，邵系前清秀才，尝受业于无锡张聿青先生之门。张氏既殁，邵以不忍没其德，立意为师辑集医案而刊行之，商于汇泰，同事辑录，汇泰允之，由是与邵氏之过从益密，每日诊毕，晚膳后，汇泰则灯下操笔，为之誊录，非至子夜不息。期年之后，邵正蒙忽罹疾患，未久谢世。誊写之任，遂落在汇泰一人之肩，暮夜不足，继以鸡鸣，夙夜匪懈，几忘寝食。更以张案散佚于外者尚多，故复东西奔波，搜罗遗案，苟获一二，视同拱璧，缘是不特瘁其心力，且又重耗其资。丙辰年（1916），得逅张聿青又一弟子吴玉纯于琴城，汇泰以辑集张案之事告之，玉纯感之，缅怀夙昔师生之情，愿共襄斯举，以竟大业。因之邮筒往返。又越两年，厥功告成，卒三人之心血财力，历二十余载之岁月，于戊午（1918）之秋，成《张聿青医案》，刊行于世。"由上文记载可知，《张聿青医案》能流传于世，诚属不易，是郭汇泰、邵正蒙、吴玉纯等人，历二十余载之岁月，呕心沥血而成。《张聿青医案》载案千余首，是张聿青学术思想的集中体现，张氏医法亦因之而得到传承，并代有发展。

三、后世发挥

《张聿青医案》涉及外感、内伤、妇科、儿科、男科等各类疾病，其医论评注字斟句酌，病案记载详备完整，病机描述切中肯綮。张聿青渊博的学识、精纯的医术、独特的辨证精神，影响了无数医家。清末以降，各位名家争相研习之。如秦伯未先生，博取前贤经论效方，遍览清代名家医案，长于内科杂病的治疗。曾编纂《清代名医医案精华》一书，书中载录张聿青医案，共计21种病名。现以病名为分类，简要介绍当代医家对张聿青学术思想的发挥。

（一）不寐

张聿青熟读经典，临证之时常能灵活运用经典理论指导临证。如其治疗失眠善以《内经》理论为指导治疗不寐，如阴阳水火升降失调理论、"胃不和则卧不安"等。处方以《内经》半夏汤、半夏秫米汤等辨证加减治疗。在《张聿青医案·不寐》门中二十二个病案中，无论是肝胃不和、胆胃不降、肝郁化火、肝木乘脾、心肾不交、病久体虚等病机均以《内经》理论为大法，尤其善用半夏汤加减以调和阴阳。张聿青临证少用成方，师古而不泥古，临证在辨证论治的基础上，善用半夏，随病机之不同，或化痰，或潜阳，或和胃等，处方以温胆汤、天王补心丹、桑螵蛸散、桂枝汤等加减，启示了后世无数医家。如连建伟自幼学习张聿青医案，临证常在辨证基础上使用温胆汤加广郁金等治疗失眠。王士福善用半夏秫米汤加减治疗失眠，其用半夏常用至 15 ～ 30 克。赵进喜受《张聿青医案》影响，善用温胆汤加减治疗失眠，躁扰不宁者加青礞石，大便干、心烦者加炒山栀，治疗失眠屡有佳效。张聿青指出，"经云胃不和则卧不安，古圣于不寐之病，不曰心肾，独曰胃不和，岂无意哉？中枢之论，非臆说也，明者当能察之"。卢祥之读《张聿青医案》深受启发，临床以和胃法治疗不寐，常获桴鼓之效。刘艳骄以张聿青失眠理论为指导，指出导致失眠的若干原因。即：胃不和则卧不安，脏腑失和则卧不安，湿痰阻滞则卧不安，阴阳不和则卧不安，体丰多湿之人易不寐，病后体虚常不寐，瘙痒使人不寐等，用药既抓住主证，又兼顾辅证，强调病因病机变化。张聿青治疗不寐案例，其治疗经过详细，病机论述确当，方药化裁巧妙，影响了当代无数临床医生，吾辈亦当效法之。

（二）胃脘痛

徐景藩（1927—2015），从事中医临床教学 40 余年，擅长脾胃病的诊疗工作，其常读《张聿青医案》，并以之为指导临床处方用药，其云："《张聿青医案》，为晚近常用的临床参考书籍。个人在临证之余，时时参读，受益匪浅。"徐景藩治疗胃脘痛以《张聿青医案·卷九·脘痛》为指导思想，总结出张聿青治疗脘痛的三大特点：①叙症简要，突出主症主脉。《脘痛》篇19例病案对脘痛主症均有简要的记述，如疼痛的性状、程度、与饮食的关系以及伴有症状等。其叙述确切生动，如"中脘有形作痛，痛引背脊"，"脘痛气撑腹满"，"中脘作胀，而且巨痛"等，张聿青对脘痛病症重视关脉，脉症合参，有利于正确的辨证施治，对临床颇有现实指导意义。②脘部作痛与肝胃密切相关。《脘痛》篇病机与肝有关者约半数，其中使用理气药入肝经者有16味。张聿青治疗肝胃同病所致胃脘痛，或偏于治胃，或以调肝为主。张聿青治疗胃脘痛善用理气药砂仁、薤白、香橼等。张聿青治疗胃脘痛以理气定痛为要。③汤散结合，重视炮制。张聿青治疗胃脘痛，常有散剂配伍使用，如丁香、蔻仁"研末"使用，丁香、沉香"研细先服"等，汤散结合，以增药效。徐景藩虽然对张聿青治疗胃脘痛的经验大加赞赏，同时指出，现在治疗脘痛与过去有所不同，由于新、旧社会老百姓的生活、卫生状况和医疗条件有着天壤之别。张聿青行医时期，胃脘痛病情多比较严重，甚或是急腹症，患者疼痛缓解后多不再服药，且当时中医没有集体医疗机构和现代辅助诊断设备。而现代社会，脘痛多为慢性疼痛，虚证居多，且劳动人民生活改善，医疗卫生保健事业不断发展，病人能得到早期诊疗，脘痛发作剧甚者固然有之，但一般能获得中西医双重诊断和恰当处理，痛缓后每多再诊。故以张聿青思想指导临床当取其长，以发展的眼光对待之，实为肺腑之言，对当今临证具有重要现实指导意义。

（三）五更泻

明代龚廷贤的《寿世保元》最早叙述了五更泻，其载："泄泻，脾肾虚弱，清晨五更作泻，或全不思食，或食而不化，大便不实者，此肾泄也。凡饭后随即大便者，盖脾肾交济，所以有水谷之分，脾气虽强，而肾气不足，故饮食下咽，而大腑为之飧泄也。"龚廷贤言其病机为肾虚，故又称"肾泻"，即黎明前作泄。《医学三字经》有云："脾肾泻，近天明；四神服，勿纷更。"故不少医家临床多以肾虚论治本病。然张聿青认为，"肝病亦有至晨泄者，以寅卯属木，于旺时辄乘土位也"。治疗五更泻，独辟蹊径，另立大法，从肝论治，以逍遥散加黄连、陈皮、防风等治疗，每获良效。

五更泄病因多端，临床多责之为脾肾阳虚致胃肠功能失常。但是，因肝而致五更泄，临床亦不鲜见。陈兆洋喜读《张聿青医案》，指出五更泻非皆属阳虚，其以张聿青语佐证之，并举例说明，其曾治患者张某，女性，四十岁，1985年3月15日初诊。晨起腹泻半年余，近因心情不舒，病情加重，黎明必欲登圊，泻后疼痛缓解，伴腹胀少食，胸闷太息等，经用补肾法治疗，收效甚微。诊其脉两关皆弦，故以抑肝扶脾法治疗，三剂而收佳效。刘延庆以张聿青思想为指导，临证之时，对于因肝木过旺克脾土所致五更泻，以抑肝扶脾、升阳化湿为正法，用逍遥散加减治疗。如其治疗王某患者，女性，2015年4月24日初诊，晨泄四年，脉左关弦、右关细弱，以逍遥散加防风、薏苡仁、生麦芽治疗，而泄减，后以六君子汤调理而安。林素财学习《张聿青医案》，以调肝理气之法治疗一孕妇五更泄泻，以痛泻要方加减，四剂而泄止。五更泻发于寅卯之时，五行属木土之时，临床治疗五更泻，当辨证论治。"熟读王叔和，不如临证多"，五更泻病机多端，临证之时不可囿于陈规，泥于套法，必须知常达变，方能提高临床疗效，进而突显中医治疗特色。

张聿青临证经验颇丰，后世医家研究其学术思想者众多。除上所论不寐、脘痛、五更泻外，后世有以张聿青治疗少腹痛思想为指导，治疗异位疼痛的溃疡病，病系肝木侮土所致。《张聿青医案·卷九·腹痛》云："少腹痛冲及胃脘，当治肝胃。"故有医家用正气天香散（香附、乌药、陈皮、紫苏叶、干姜）治疗溃疡病疼痛在少腹者。若疼痛剧烈者加芍药甘草汤，嘈杂心烦明显者加左金丸，上冲明显者多合桂枝加桂汤，以平上冲之气。《张聿青医案·卷十·泄泻》载："上则嗳气，下则便泄，厥气不和，克制脾土。"黄文东以张聿青治疗泄泻思想为指导，治疗慢性泄泻也多从肝脾入手。他认为慢性泄泻的主要病理变化是脾虚肝旺，肠有湿热，甚则下伤于肾，致肾关不固。治疗当以温中健脾、清肠化湿为主，并兼用抑肝、温肾、固涩等法，主方以理中丸、痛泻要方、白头翁汤、四神丸、附子理中汤等加减。

《张聿青医案·卷二·湿温》云："湿遏气津，渴甚。"现今研究张聿青学术思想的临床医家以张聿青思想为指导，治疗糖尿病以化湿为大法。宋福印等认为糖尿病乃因素体湿盛，或感受湿邪，湿阻气机，津失上承所致。湿邪得化则脾运得健，气行津布则烦渴自解，糖尿病余症亦相应得缓，因"湿为阴邪，非温不化"，故常以辛温为大法，用苍术，佩兰、藿香、川厚朴等。

《张聿青医案·卷一·中风》曰："体丰者多湿多痰，所以治痰在先。"张聿青指出形体肥胖之人多湿多痰，其体质类型多偏于痰湿。痰湿体质易患中风，其体质特点为"气虚多湿之体"，"体丰于外，气弱于内"，"年近古稀，气血亏损"，"痰湿素盛"，"第体丰者多湿多痰"。形体肥胖之人，其体质类型多偏于痰湿。现代医家以张聿青思想痰湿学说为指导，治疗肥胖症。吴志远认为多饮多食，脾失健运，壅湿生痰，或水谷精微超过机体的生理需要，滞留体内而聚湿生痰。盖"饮食自倍，肠胃乃伤"，可见脾气虚弱，运化功能失健，以致痰湿内生，是肥胖人痰湿体质的内在根源。而现代医学认为，肥胖人以体内脂肪堆积和血脂升高为主要特征。现代生活方式渐趋西化，高脂、高糖饮食，是肥胖症的重要原因之一。肥胖人嗜好高脂、高糖饮食，使体内脂肪不断堆积，血脂急骤升高，形成恶性循环，是肥胖人多痰湿的病理基础。随着血浆脂质含量的增高，血浆黏度也相应增高，血流速度减慢，血小板的黏附聚集性增加，容易形成血液淤滞而成血瘀，故肥胖者痰浊内盛常兼有血瘀之证。

池建淮、万毅从《张聿青医案》对腻苔的分类、辨证意义等方面进行分析。指出，张聿青对腻苔的描述颇为详尽。其中，腻苔的颜色分为白、黄、灰、白黄相兼、白灰黑相兼、黄黑相兼等六种。腻苔的性状有九种情况，即微腻、薄腻、厚腻、黏腻、腻浊、垢腻、干腻、糙腻、揩腻等。腻苔之分布有满布、根腻、中心腻等。腻苔的动态变化有部分已化，或其他舌苔转化为腻苔等。辨别腻苔的特色，在于与脉、症合参。如苔已黄腻而仍辨为湿或痰，苔白腻而辨为湿热、痰火，均是结合脉、症的有无热象而确定。舌脉合参，尤其是在区别因虚而形成腻苔时，更为必要。如气虚湿浊不化，苔腻多与脉沉细、重按无力同见。若阴虚胃中浊气随虚火上浮形成腻苔者，脉象多为细数。对于腻苔的成因，除了湿、痰之外，还提出了阴虚而致"胃中之浊随虚火升浮"之说，且重视腻苔之变化，如灰腻苔多提示湿痰郁闭较盛，有神志不清的症状，湿痰有郁而化火的趋势。本文指出，张聿青对腻苔有独到见解，具有较高的临床辨证价值。

综上所述，张聿青生于清朝末年社会动荡之时，自幼体弱多病，随父亲张甫崖学医，又耳濡目染三兄行医，特殊的社会环境促使其很好地继承家学，并成长为清末一代名医。《张聿青医案》是张聿青临证学术思想的集中体现。张聿青临证诊疾处方，尊奉《内经》理论，法善医圣仲景，旁参诸家经验，形成了独具特色的学术思想。周明道曰："一脉薪传授受多，生徒门下往来过，只因风土宜江浙，不重外科重内科。"（《中国历代名医传咏·张乃修》）张聿青作为清末著名临床内科大家，其学术思想价值颇高。《张聿青医案》载案完整，论述详备，是清代末年中医医案的上乘之作。张聿临证诊病重视整体观念、辨证论治，用药轻灵，舌脉经验独树一帜，临床依据病情之不同，使用汤、丸、散、膏、丹、露等不同剂型。他擅长内科，尤工温病，其对于湿温病的治疗经验迄今对临床仍具有重要指导意义。后世医家受张聿青思想启发者甚多，时至今日，研究其学术思想者亦数不胜数，吾辈亦当仿效之，认真挖掘个中精髓，下以救民疾苦，中以保身长全，上以弘扬我中华国医！

张聿青

参考文献

著作类

[1] 张聿青.无锡张聿青先生医案：卷1-3［M］.石印本.金陵：曾氏，1935（民国二十五年）.

[2] 张聿青.张聿青医案［M］.上海：上海科学技术出版社，1963.

[3] 张乃修.中医临床必读丛书：张聿青医案［M］.苏礼，王怡，卢棣，整理.北京：人民卫生出版社，2006.

[4] 张乃修.中医非物质文化遗产临床经典名著：张聿青医案［M］.国华，校注.北京：中国医药科技出版社，2014.

[5] 张仲景.中医临床必读丛书：金匮要略［M］.何任，何若苹，整理.北京：人民卫生出版社，2005.

[6] 张仲景.中医临床必读丛书：伤寒论［M］.钱超尘，郝万山，整理.北京：人民卫生出版社，2005.

[7] 洪遵.洪氏集验方［M］.宋咏梅，张云杰，点校.上海：上海科学技术出版社，2003.

[8] 张元素，李杲.珍珠囊、珍珠囊补遗药性赋　附脏腑标本寒热虚实用药式、药类法象、用药心法［M］.北京：学苑出版社，2011.

[9] 李东垣.李东垣医学全书［M］.太原：山西科学技术出版社，2012.

[10] 王好古.汤液本草［M］.张永鹏，校注.北京：中国医药科技出版社，2019.

[11] 朱丹溪.格致余论［M］.施仁朝，整理.北京：人民卫生出版社，2005.

［12］王履.医经溯洄集［M］.邢玉瑞，阎咏梅，注释.上海：上海浦江教育出版社，2011.

［13］李时珍.本草纲目［M］.马美著，校点.武汉：崇文书局，2017.

［14］龚廷贤.龚廷贤医学全书［M］.太原：山西科学技术出版社，2016.

［15］龚廷贤.经典医学名著：寿世保元［M］.孙玉信，朱平生，点校.上海：第二军医大学出版社，2006.

［16］张景岳.景岳全书［M］.李玉清，校注.北京：中国医药科技出版社，2011.

［17］倪朱谟.明代本草名著校注：本草汇言［M］.郑金生，点校.北京：中医古籍出版社，2005.

［18］叶天士.中医临床必读丛书：临证医案指南［M］.苏礼，整理.北京：人民卫生出版社，2006.

［19］徐彬.中医古籍名家点评丛书：金匮要略论注［M］.北京：中国医药科技出版社，2020.

［20］吴仪洛.本草从新［M］.任华，宋白杨，校注.北京：中国医药科技出版社，2020.

［21］黄元御.长沙药解［M］.北京：中国医药科技出版社，2016.

［22］林之翰.中医临床实用经典丛书：四诊抉微［M］.北京：中国医药科技出版社，2018.

［23］左季云.伤寒论类方汇参［M］.张宗祥，整理.北京：中国中医药出版社，2017.

［24］秦伯未.膏方大全［M］.方公溥，参校.上海：中医书局，1929.

［25］秦伯未.清代名医医案精华：张聿青医案精华［M］.上海：上海卫生出版社，1958.

［26］秦伯未.清代名医医案精华1［M］.上海：上海卫生出版社，1958.

［27］太平天国历史博物馆.太平天国史料丛编简辑：第4册［M］.北京：中华书局，1963.

［28］苏州市地方编纂委员会办公室，苏州市档案局.吴中名医录（内部发行）［M］.苏州：1985.

［29］周明道.中国历代名医传录［M］.杭州：浙江省中医学会医史分会，1986.

［30］章振华.《无锡论坛》丛刊：太平军在无锡［M］.无锡市哲学社会科学联合会，1987.

［31］中国中医研究院中国医史文献研究所.中医人物词典［M］.上海：上海辞书出版社，1988.

［32］任实.青少年国情教育手册［M］.南京：南京大学出版社，1990.

［33］郑天挺，荣孟源.中国历史大辞典：清史卷（下）［M］.上海：上海辞书出版社，1992.

［34］中国人民政治协商会议江苏省无锡市委员会，文史资料委员会.无锡文史资料：第26辑［M］.无锡：无锡县人民印刷厂，1992.

［35］雷载权.中药学［M］.上海：上海科学技术出版社，1995.

［36］祁晓华.吴地名医［M］.南京：河海大学出版社，1999.

［37］赵法新.中医文献学辞典［M］.北京：中医古籍出版社，2000.

［38］江一平.古医籍各家证治抉微：古医籍图书抉微//杨进：张聿青与如梦录［M］.北京：中医古籍出版社，2000.

［39］北京中医药大学中医基础教研室.中医歌诀白话解丛书：濒湖脉学白话解［M］.3版.北京：人民卫生出版社，2002.

［40］严世芸.中医各家学说［M］.北京：中国中医药出版社，2003.

［41］高国强，蔡贵方.吴文化名人谱：无锡编［M］.哈尔滨：黑龙江人民出版社，2003.

［42］中国社会科学院近代史研究所近代史资料编辑部.近代史资料：第三期［M］.北京：知识产权出版社，2006.

［43］陈潮祖.中医治法与方剂［M］北京：人民卫生出版社，2009.

［44］金寿山.金寿山论外感病［M］.上海：上海中医药大学出版社，2009.

［45］陈亦人.伤寒论译释［M］.上海：上海科学技术出版社，2010.

［46］裘沛然.壶天散墨［M］.3版.上海：上海科学技术出版社，2011.

［47］余瀛鳌.未病斋医述［M］.北京：中医古籍出版社，2012.

［48］孟景春.童话中医：孟景春解析古今名医趣案［M］.长沙：湖南科学技术出版社，2013.

［49］马贵斌，张树栋.中国印钞通史［M］.西安：陕西人民出版社，2015.

［50］顾一平.邗上杂记：下［M］.扬州：广陵书社，2015.

［51］张健.清代徽州藏书家与文化传播研究［M］.芜湖：安徽师范大学出版社，2015.

［52］赵进喜.国家中青年名中医赵进喜［M］.郑州：中原农民出版社，2015.

［53］李云.中医人名大辞典［M］.北京：中国中医药出版社，2016.

［54］左季云.伤寒论类方汇参［M］.张宗祥，整理.北京：中国中医药出版社，2017.

［55］尤虎，苏克雷，熊兴江.历代名医时方一剂起疴录［M］.北京：中国中医药出版社，2017.

［56］贾成祥，徐江雁.话说国医：河南卷［M］.郑州：河南科学技术出版社，2017.

［57］陈仁寿.话说国医：江苏卷［M］.郑州：河南科学技术出版社，2017.

［58］李经纬，梁峻，刘学春.中华医药卫生文物图典：竹木卷　1［M］.西安：西安交通大学出版社，2017.

［59］孙冰.临床医学 5+3"十三五"规划教材：中医学［M］.2 版.南京：江苏凤凰科学技术出版社，2018.

［60］梁湛聪.中医基础与临床［M］.广州：中山大学出版社，2018.

［61］刘更生.张聿青医著大成［M］.北京：中国中医药出版社，2019.

［62］张挺，陈慧娟，朱凌凌.医道探骊：揭开中医思维之秘［M］.上海：上海科学技术出版社，2019.

［63］朱文锋.中医诊断学［M］.北京：中国中医药出版社，2019.

论文类

［1］徐湘亭.清代名医无锡张聿青先生轶事［J］.江苏中医，1957（2）：39-41.

［2］金里千."三拗肺露"治哮症实验［J］.江苏中医，1963（10）：39.

［3］林宗广.探讨张聿青治疗脘痛的规律（《张聿青医案》脘痛门医案分析）［J］.江苏中医药杂志，1966（1）：28-30.

［4］王少华，王淑善，王卫中.《张聿青医案》咳嗽证治的探讨［J］.广西中医药杂志，1980（2）：31-38.

［5］郑金生.旋覆花汤中的新绛考［J］.辽宁中医杂志，1982（1）：42-43.

［6］阴斌.王士福老师应用加味半夏秫米汤经验介绍［J］.天津中医学院学报，1982（1）：39-40+32

［7］徐景藩.《张聿青医案》脘痛篇初析［J］.南京中医药大学学报（自然科学版），1983（2）：5-6.

［8］郑敏.张聿青治喘经验初探.福建中医药，1986，17（6）：61-62.

［9］陈兆洋.也谈五更泻非皆属阳虚［J］.北京中医杂志，1986（4）：51.

［10］彭清华.对张仲景所制丸剂的研讨［J］.中成药杂志，1987（10）：

33–34.

[11] 卢祥之. 张聿青治不寐［J］. 中医药研究杂志，1987（1）：39.

[12] 朱复南. "聿青末药"初探［J］. 江苏中医药杂志，1988（5）：27–30.

[13] 谢红梅. 张聿青温病学说与治疗特色［J］. 韩山师范学院学报，1988，
   33（6）：100–104.

[14] 雷天德. 张聿青医案治肝法初探［J］. 新疆中医药，1990，（4）：10–14.

[15] 程磐基. 浅谈张仲景的丸剂煎煮法［J］. 中成药杂志，1991（5）：37.

[16] 池建淮，万毅.《张聿青医案》腻苔的探析［J］. 上海中医药杂志，
   1993（2）：30–35.

[17] 徐景藩. 张聿青诊治气郁证学术思想分析［J］. 江苏中医，1994，15（8）：
   39–40.

[18] 宋福印，何续良. 辛温药在糖尿病治疗中的运用［J］. 黑龙江中医药，
   1995（4）：21–22.

[19] 姜兴俊. 荷叶（含荷蒂、荷梗）古今应用概说［J］中国中药杂志，
   1997，22（6）：374–377.

[20] 刘艳骄.《张聿青医案》中失眠症的诊治特色［J］. 安徽中医临床杂志，
   1998，10（2）：123–125.

[21] 杨杰. 五更泄泻从肝论治谈［J］. 实用中医内科杂志，1998，12（1）：
   26.

[22] 刘艳骄.《张聿青医案》中失眠症的诊治特色［J］. 安徽中医临床杂志，
   1998，10（2）：123–125.

[23] 吴志远. "肥人多痰湿"探讨［J］. 浙江中西医结合杂志，2004，14（10）：
   620.

[24] 唐瑞，程坦. 温病用药轻灵辛散［J］. 四川中医，2005，23（8）：17.

[25] 马玉方，龙一梅，李遇春. 辛开苦降法探析［J］. 浙江中医杂志，

2006，41（2）：66-68.

［26］陈德春．张聿青膏方赏析［J］.中医药文化，2008（1）：26-28.

［27］张志峰．朱邦贤.《内经》阴阳升降观探析［J］.江苏中医药，2009，
41（3）：13-14.

［28］林素财，罗燕.浅析五更泻从肝论治［J］.中国民间疗法，2009,17(3)：
56.

［29］张雨.郁金治疗小儿肺炎喘嗽［J］.中医杂志，2009，50（4）：333.

［30］张子臻.郁金治疗咳嗽型哮喘［J］中医杂志，2009，50（3）：240.

［31］连暐暐.张聿青运用瓜蒌薤白半夏汤之经验［J］.山西中医学院学报，
2012，13（3）：92-93.

［32］王正山，张其成.略论清代温病诸师的阴阳观［J］.湖北中医药大学
学报，2014，16（6）：59-61.

［33］弓明燕，邓婷，孙中堂.《皕宋楼藏书志医家类》初探［J］.中国中
医药图书情报杂志，2015，39（1）：55-59.

［34］袁海波，张丹，谢春光.从《张聿青医案》简析张氏学术特色［J］.
四川中医，2016，34（3）：27-28.

［35］吴雷，易欢，杜义斌.《张聿青医案·咳嗽》用药规律研究［J］.江
苏中医药，2016（1）：12-14.

［36］白钰，陈永灿.《张聿青医案》胃脘痛遣方用药经验撷拾［J］.浙江
中医药大学学报，2016，40（12）：914-916.

［37］董颖敏，沈劼.《张聿青医案·不寐》中的《内经》元素浅析［J］.
时珍国医国药，2018，29（5）：1168-1170.

［38］崔海镇，储全根.《张聿青医案》运用仲景经方特点探讨［J］.陕西
中医药大学学报，2018，41（1）：6-8.

［39］刘延庆，应栩华.从肝论治五更泄案例5则［J］.江苏中医药，2018，

50（6）：53-55.

［40］胡云凯，茹清静，孙涛．基于数据挖掘探析《张聿青医案》治疗虚劳用药规律［J］.新中医，2019，51（8）：37-39.

［41］宋清雅，郑丰杰，张兰鑫．清代医家对"露"的运用规律与特点分析［J］.河南中医，2020，40（1）：17-20.

汉晋唐医家（6名）

张仲景　王叔和　皇甫谧　杨上善　孙思邈　王　冰

宋金元医家（19名）

钱　乙　刘　昉　陈无择　许叔微　陈自明　严用和
刘完素　张元素　张从正　成无己　李东垣　杨士瀛
王好古　罗天益　王　珪　危亦林　朱丹溪　滑　寿
王　履

明代医家（24名）

楼　英　戴思恭　刘　纯　虞　抟　王　纶　汪　机
薛　己　万密斋　周慎斋　李时珍　徐春甫　马　莳
龚廷贤　缪希雍　武之望　李　梴　杨继洲　孙一奎
吴　崑　陈实功　王肯堂　张景岳　吴有性　李中梓

清代医家（46名）

喻　昌　傅　山　柯　琴　张志聪　李用粹　汪　昂
张　璐　陈士铎　高士宗　冯兆张　吴　澄　叶天士
程国彭　薛　雪　尤在泾　何梦瑶　徐灵胎　黄庭镜
黄元御　沈金鳌　赵学敏　黄宫绣　郑梅涧　顾世澄
王洪绪　俞根初　陈修园　高秉钧　吴鞠通　王清任
林珮琴　邹　澍　王旭高　章虚谷　费伯雄　吴师机
王孟英　陆懋修　马培之　郑钦安　雷　丰　张聿青
柳宝诒　石寿棠　唐容川　周学海

民国医家（7名）

张锡纯　何廉臣　陈伯坛　丁甘仁　曹颖甫　张山雷
恽铁樵